Chiropractic

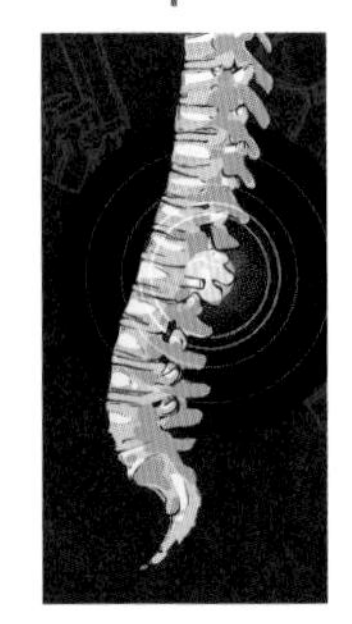

웰니스
카이로프랙틱

웰니스
카이로프랙틱

지 은 이 | 서우수 · 신순철
펴 낸 이 | 김원중

편집주간 | 김무정
기　　획 | 허석기
편　　집 | 손광식
디 자 인 | 옥미향
제　　작 | 박준열
관　　리 | 차정심, 정혜진
마 케 팅 | 박혜경

초판인쇄 | 2020년 5월 22일
초판발행 | 2020년 6월 05일

출판등록 | 제313-2007-000172(2007.08.29)

펴 낸 곳 | 도서출판 상상나무
상상바이오(주)
주　　소 | 경기도 고양시 덕양구 고양대로 1393 상상빌딩 7층
전　　화 | (031) 973-5191
팩　　스 | (031) 973-5020
홈페이지 | http://smbooks.com
E-mail | ssyc973@hanmail.net

ISBN 979-11-86172-63-6(93510)
값 35,000원

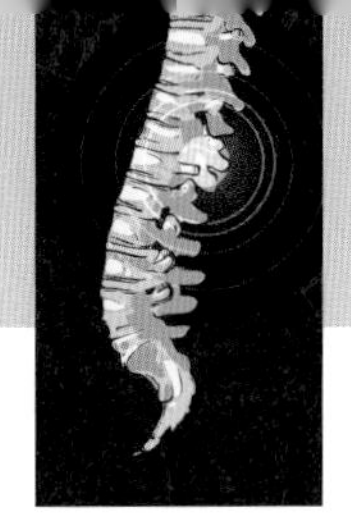

집필진

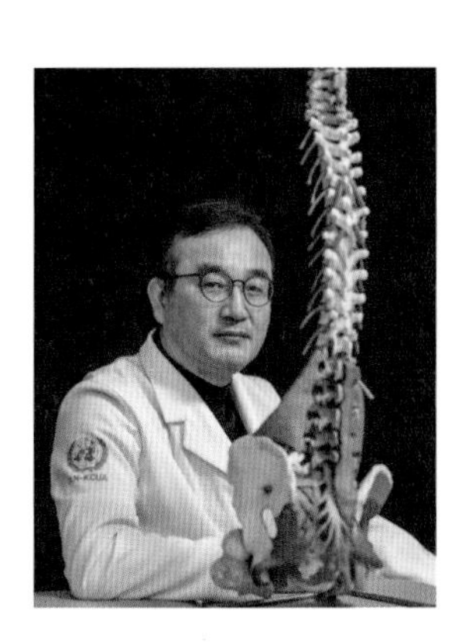

서우수

–2007년 고려대학교(사) CHIROPRACTIC(척추신경교정학) 전문가 및 최고위 과정 수료
–2007년 세계보완대체자연치유교육연합회CEO 과정 수료 및 정회원
–2010년 미국버나딘대학교 대학원 졸업 자연치유학(카이로프랙틱) 석사
–2010년 자연치유시술사(미국 공익법인 세계자연치유학회)
–현재 AKCA 카이로프랙틱 전국 총회 강남지회장

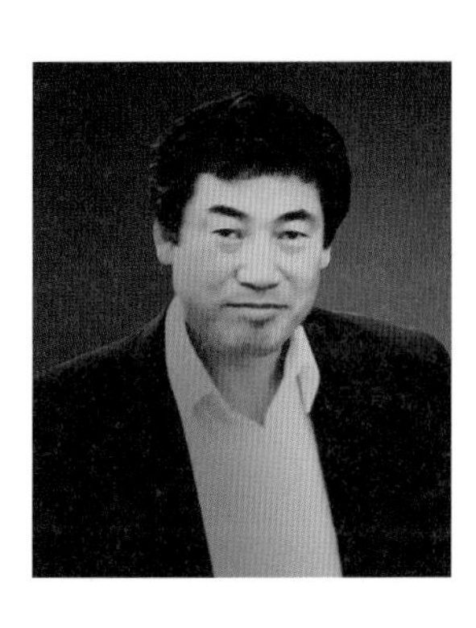

신순철

–1994년 경희대학교 체육과학대학원 수료
–1995년 한국척추교정운동학회 부회장
–2003년 장신대학교 자연치유대학원 겸임교수
–저서: 『척추 교정 교본(1985)』, 『드롭 척추 교정 방법』, 『최신 카이로프랙틱(2002, 2008)』

• 사진: 중앙일보 사진 전문기자 권혁재
• 모델: 물리치료사, 삼성병원 임상시험연구원 김민채

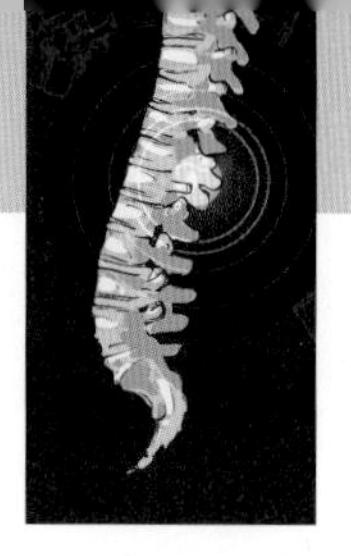

머리말

현대인의 삶의 질을 높이는 카이로프랙틱 책이 되길…

한국인은 세계 최고의 손 기술을 가진 민족이다. 이러한 손 기술은 최고의 두뇌에서 나온다. 이런 의미에서 웰니스 카이로프랙틱은 골반, 척추뿐만 아니라 두개골까지 같이 교정하는 것이며 수기요법계의 최고 인체 교정 기술이 될 것이다.

세계적으로 수기요법은 미국의 카이로프랙틱, 일본의 정체 요법, 중국의 추나, 유럽의 터치 요법 등 여러 가지 신체교정요법 기술이 있지만 배우기가 매우 복잡하고 어렵다.

복잡한 것은 잡술이라고 했다. 진짜 기술은 간단명료하여야 하며 교정 즉시 효과가 있어야 한다.

웰니스 카이로프랙틱은 본 저자의 스승이신 신순철 선생님이 개발하신 골격 교정 기술이다. 신체의 관절 구조를 지렛대의 원리로 힘 안 들이고 간단명료하게 교정할 수 있는 방법이다.

본 저자는 스승 신순철 선생님과 같이 골격 교정 방법을 지금껏 연구해왔다. 연구 결과 인체공학에 근거하여 변이된 관절 부위를 교정하는 최고의 신체 교정 기술이 웰니스 카이로프랙틱임을 알게 되었다. 나아가 이 연구를 바탕으로 책을 저술하게 됨을 영광으로 생각한다.

현대 의학, 한의학에서는 '머리가 부었다, 엉덩이가 부었다' 하면 안 믿을 것이다. 그렇지만 이것은 분명 골격의 변형 때문에 생기는 현상이다. 두개골의 변형으로 머리가 붓게 되고, 골반의 변형으로 엉덩이가 붓게 되는 것이다. 그래서 두개골의 변형은 신체의 전체적인 변형을 일으키게 된다. 한편 골반의 변형은 신체의 받침대를 기울어지게 하여 신체의 전체적인 변형을 일으킨다. 그리고 골반과 머리가 삐뚤어지면 척추도 자연적으로 삐뚤어진다.

웰니스 카이로프랙틱은 머리, 척추, 골반을 교정하는 삼위일체 교정 기술이다. 이 중 하나라도 빠지면 제대로 된 교정을 할 수 없다. 삼위일체의 전반적인 신체 교정이 이루어져야만 완벽한 신체 교정이 될 수 있다.

사람의 얼굴을 자세히 보면 양 눈의 높낮이가 다른 사람이나 입술이 삐뚤어져 있는 사람을 많이 보았을 것이다. 그리고 사람이 걸어가는 뒷모습을 보면 좌우 발걸음이 다른 사람이나 엉덩이가 이상하게 씰룩이는 사람을 보게 될 것이다. 이 모두 골반, 척추, 머리 중 어느 한 곳이라도 탈이 났다는 의미다.

척추는 골반과 머리를 연결해 주는 나무 기둥 같은 통로 역할을 한다. 이렇게 중요한 척추의 변형은 두개골과 골반의 변형으로 인해 나타나게 된다. 그래서 두개골과 골반을 바로잡아 주면 기둥이 튼튼해지게 된다. 아울러 튼튼한 기둥은 머리와 골반의 신경과 혈액까지 정상적으로 잘 통하게 한다. 이른바 삼위일체 교정 원리이다.

최근 의학계에 대사증후군이라는 말이 있다. 대사증후군은 신체적으로 별다른 이유 없이 여기저기 안 아픈 데가 없이 다 아픈 것이 특징이다. 대사증후군은 대부분 골격의 변형 때문에 생기는 현상이다. 특히 골반의 변형은 직접 허리 디스크의 원인이 되며 성기능 장애 및 신체의 전체적인 균형에 변형을 초래하게 된다. 두개골의 변형은 뇌의 신경 장애를 유발하게 되므로 고혈압, 당뇨병, 심혈관계 질환 및 여러 가지 암 증상의 원인이 된다. 결국 신체의 골격을 바로잡으면 자연스럽게 신체의 대사 활동이 원활하게 된다.

지금껏 신순철 선생님과 본 저자의 연구 결과에 따르면 현대인의 대사증후군 치료 또한 웰니스 카이로프랙틱이 더할 나위 없는 대안이 될 것이라 사료된다. 차제에 삼위일체 웰니스 카이로프랙틱을 바탕으로 현대 의학과 한의학 종사자들이 대사증후군에 관한 활발한 연구를 이어가기를 바란다.

누구나 쉽게 배울 수 있게 기술 시연을 담은 사진 위주로 책을 갈무리했다. 이 책을 보시는 독자분들도 웰니스 카이로프랙틱을 쉽게 배울 수 있게 하는 데 주안점을 두었다. 너나없이 몸을 바로 세워 건강한삶을 영위했으면 하는 바람으로 이 책을 세상에 내놓는다.

아울러 이 책이 나오게끔 물심양면으로 도와주셨으나 미처 출간을 보지 못하고 유명을 달리하신 신순철 스승님께 이 책을 바친다.

또한 교정 장면을 열성적으로 촬영한 중앙일보 사진 전문기자 권혁재와 모델을 자청해 준 삼성병원 물리치료사이자 임상시험연구원 김민채에게도 깊은 감사를 전한다.

저자 서우수·신순철

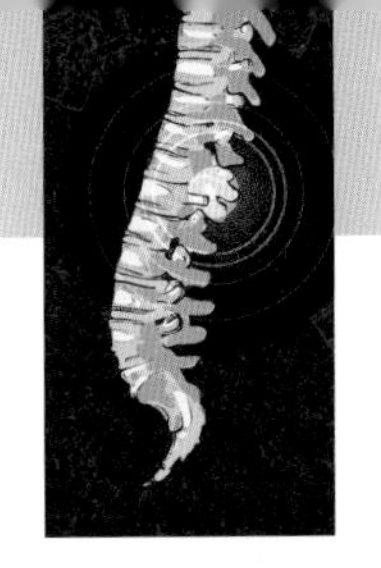

추천사

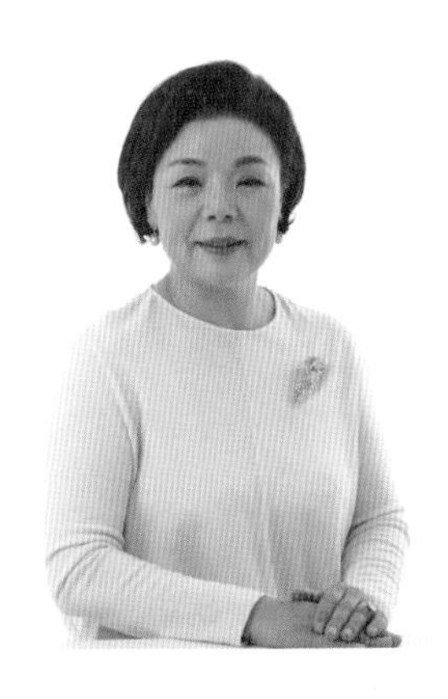

전 세계적으로 인구 고령화가 빠르게 진행되고 소득 수준 향상으로 건강에 대한 관심이 높아짐에 따라 항노화 산업이 빠르게 성장하고 있으며 국가 사회적 측면에서도 그 중요성이 높아지고 있습니다.

항노화는 우리의 미래입니다. 항노화 산업을 통해 기대수명과 건강수명의 격차를 줄여 삶의 질을 높이고 경제 인구 증대와 일자리 창출을 주요 발전 방향으로 세워 사회적 비용을 경감시키고 나아가서 초고령 사회를 대비해야 합니다.

건강한 수명연장을 위해서는 행복(Happiness)과 건강(Fitness)을 뜻하는 관리된 웰니스(Wellness)가 되어야 할 것입니다. 즉, 육체와 정신은 물론 사회적으로 조화롭게 되어야만 합니다.

이러한 의미에서 카이로프랙틱은 건강 자연치유의 시대에 현대인들에게 신체적인 부분에서 큰 역할을 하여 건강한 수명연장을 하는 데 기여도가 매우 높을 것입니다.

카이로프랙틱은 노화와 관련된 습관, 증상 및 질환의 적극적인 진단, 예방, 관리, 치료 등을 통해 나이에 따라 손실되는 기능과 노화되는 현상을 지연하고 유지하는 항노화에 꼭 필요한 부분이라고 사료됩니다.

또한 현대인들의 건강 수명연장을 통해 초고령 사회의 의료비 절감, 경제 수명연장, 일자리 창출에 큰 기여를 하리라 봅니다.

이번 서우수 선생님(공저자 신순철 선생님)의 웰니스 카이로프랙틱 책의 출간을 통해 100세 시대의 항노화(Anti-aging)에 일조하는 카이로프랙터가 많이 배출되길 기원합니다. 많은 사람들이 기술을 익히고 그 기술을 베풀었으면 합니다. 그리고 이 기술 서적 출간이 현대인들에게 바르게 된 육체로 건강한 정신을 이끌어서 사회적으로 정서적으로 조화롭게 되고 나아가서 현대인들의 삶의 질을 높이는 계기가 되었으면 합니다.

사단법인 한국항노화협회 협회장 윤경순

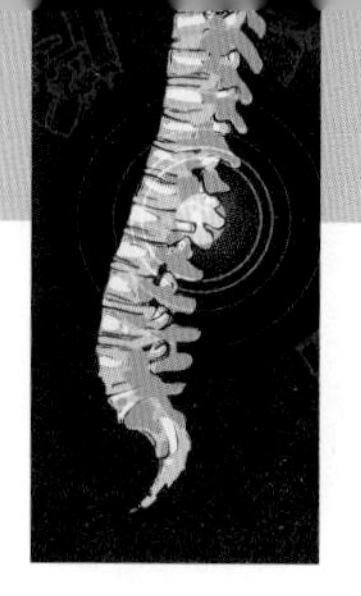

목차

PART I
Chiropractic 척추 교정의 기본 이해

PART II
Chiropractic 교정 원리와 기술

척추의 부위별 이상에 따른 영향과 증상들

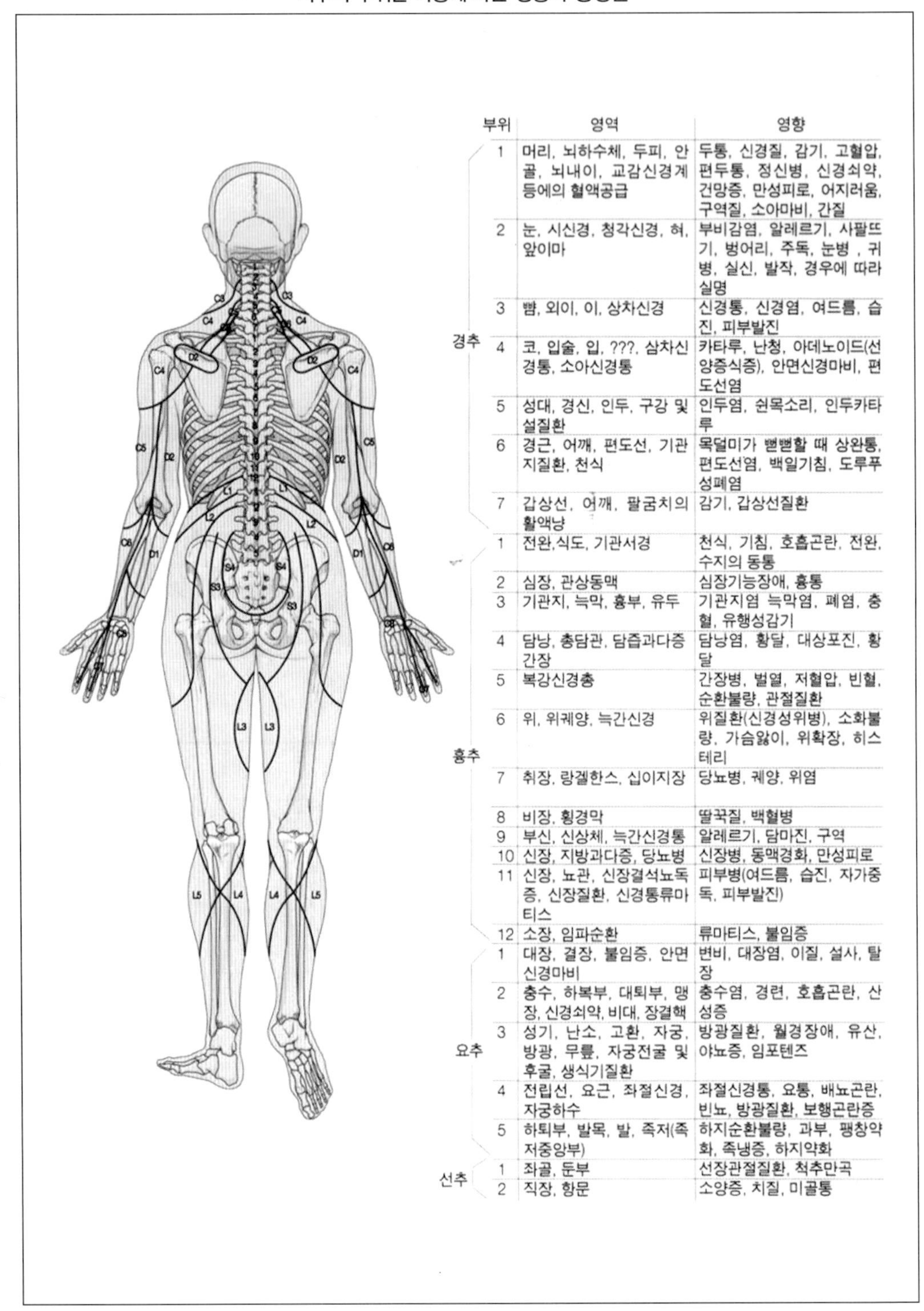

	부위	영역	영향
경추	1	머리, 뇌하수체, 두피, 안골, 뇌내이, 교감신경계 등에의 혈액공급	두통, 신경질, 감기, 고혈압, 편두통, 정신병, 신경쇠약, 건망증, 만성피로, 어지러움, 구역질, 소아마비, 간질
	2	눈, 시신경, 청각신경, 혀, 앞이마	부비감염, 알레르기, 사팔뜨기, 벙어리, 주독, 눈병 , 귀병, 실신, 발작, 경우에 따라 실명
	3	뺨, 외이, 이, 상차신경	신경통, 신경염, 여드름, 습진, 피부발진
	4	코, 입술, 입, ???, 삼차신경통, 소아신경통	카타루, 난청, 아데노이드(선양증식증), 안면신경마비, 편도선염
	5	성대, 경신, 인두, 구강 및 설질환	인두염, 쉰목소리, 인두카타루
	6	경근, 어깨, 편도선, 기관지질환, 천식	목덜미가 뻔뻔할 때 상완통, 편도선염, 백일기침, 도루푸성폐염
	7	갑상선, 어깨, 팔굼치의 활액낭	감기, 갑상선질환
흉추	1	전완,식도, 기관서경	천식, 기침, 호흡곤란, 전완, 수지의 동통
	2	심장, 관상동맥	심장기능장애, 흉통
	3	기관지, 늑막, 흉부, 유두	기관지염 늑막염, 폐염, 충혈, 유행성감기
	4	담낭, 총담관, 담즙과다증 간장	담낭염, 황달, 대상포진, 황달
	5	복강신경총	간장병, 벌열, 저혈압, 빈혈, 순환불량, 관절질환
	6	위, 위궤양, 늑간신경	위질환(신경성위병), 소화불량, 가슴앓이, 위확장, 히스테리
	7	취장, 랑겔한스, 십이지장	당뇨병, 궤양, 위염
	8	비장, 횡경막	딸꾹질, 백혈병
	9	부신, 신상체, 늑간신경통	알레르기, 담마진, 구역
	10	신장, 지방과다증, 당뇨병	신장병, 동맥경화, 만성피로
	11	신장, 뇨관, 신장결석뇨독증, 신장질환, 신경통류마티스	피부병(여드름, 습진, 자가중독, 피부발진)
	12	소장, 임파순환	류마티스, 불임증
요추	1	대장, 결장, 불임증, 안면신경마비	변비, 대장염, 이질, 설사, 탈장
	2	충수, 하복부, 대퇴부, 맹장, 신경쇠약, 비대, 장결핵	충수염, 경련, 호흡곤란, 산성증
	3	성기, 난소, 고환, 자궁, 방광, 무릎, 자궁전굴 및 후굴, 생식기질환	방광질환, 월경장애, 유산, 야뇨증, 임포텐즈
	4	전립선, 요근, 좌절신경, 자궁하수	좌절신경통, 요통, 배뇨곤란, 빈뇨, 방광질환, 보행곤란증
	5	하퇴부, 발목, 발, 족저(족저중앙부)	하지순환불량, 과부, 팽창약화, 족냉증, 하지약화
선추	1	좌골, 둔부	선장관절질환, 척추만곡
	2	직장, 항문	소양증, 치질, 미골통

척추

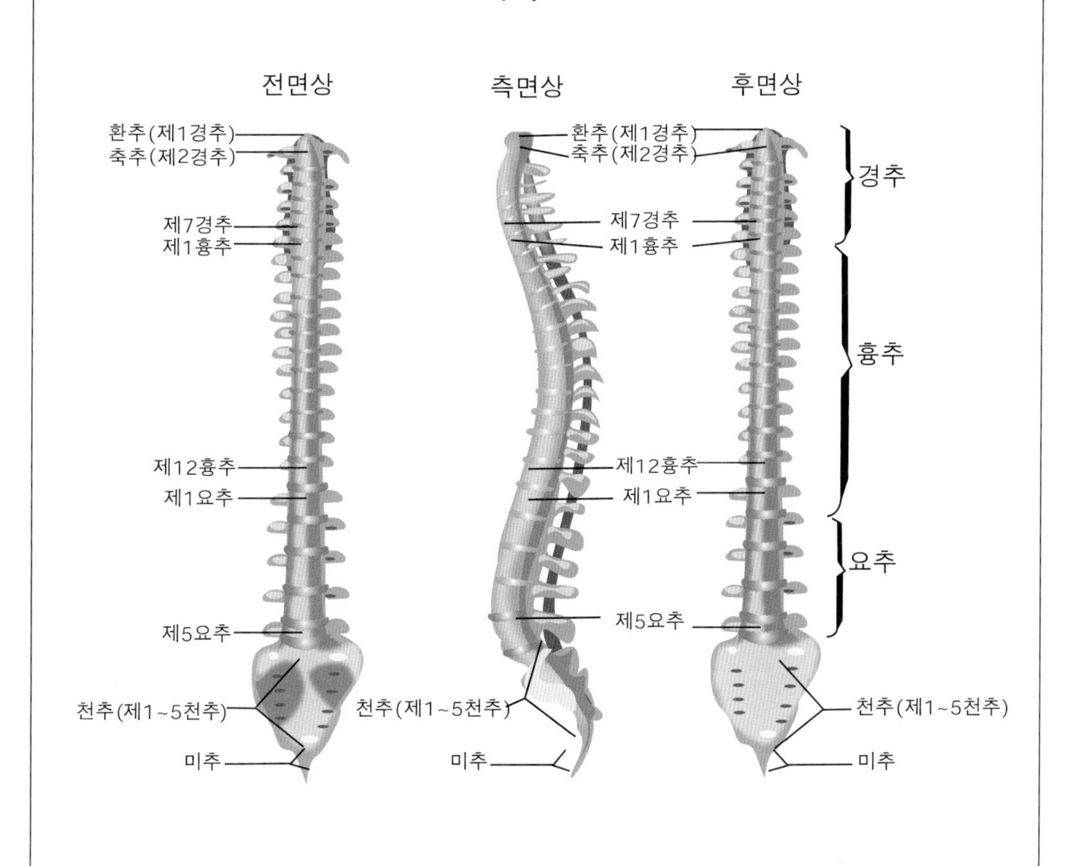

전면상
측면상
후면상
환추(제1경추)
축추(제2경추)
제7경추
제1흉추
제12흉추
제1요추
제5요추
천추(제1~5천추)
미추
경추
흉추
요추

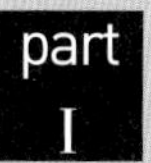

척추 교정의 기본 이해

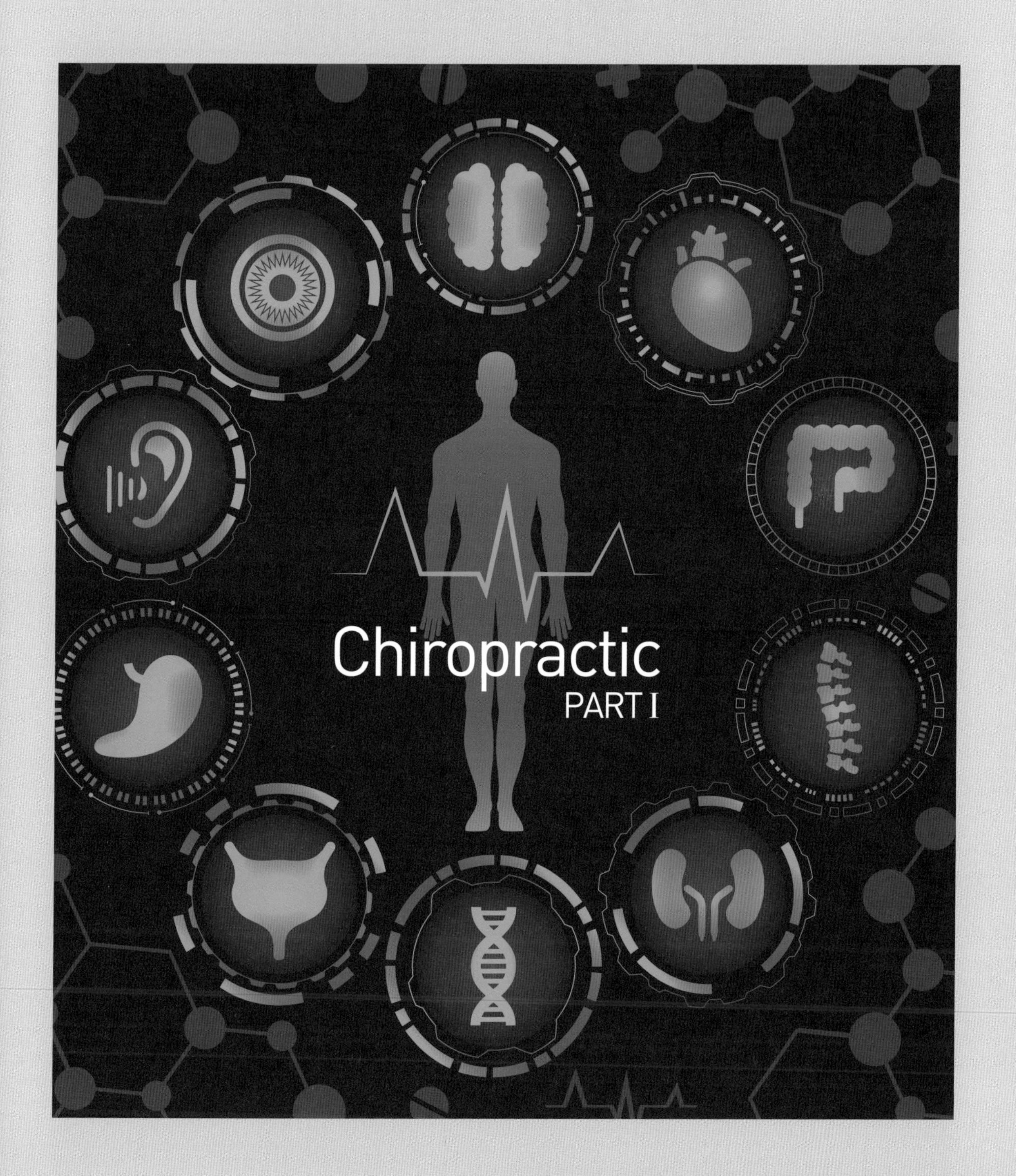

Chiropractic 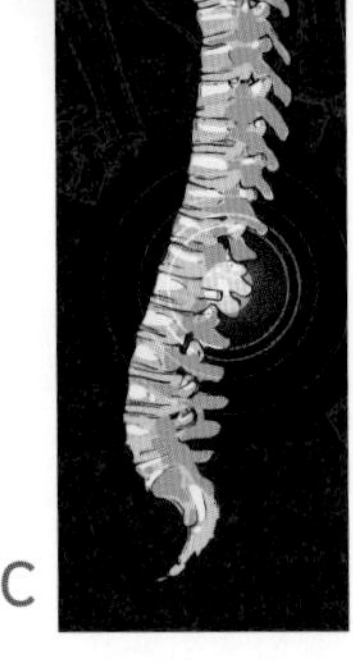 PART I

척추 교정의 기본 이해

1. 삼위일체 교정 방법

웰니스 카이로프랙틱의 삼위일체 교정 원리는 신체 전체라 해도 과언이 아닌 두개골 척추 골반의 3대 요소를 같이 교정한다는 것이다.

신체는 두개골, 척추, 골반의 3대 부분이 같이 교정되어야만 전신의 신경과 혈액이 정상적으로 순환될 수 있다. 그래서 삼위일체 교정 방법이라고 칭한다.

인체의 구조는 크게 머리, 몸통, 골반으로 분류할 수 있고, 신체를 구성하고 있는 골격의 뼈는 206개이며, 골격의 관절은 86개로서 척추 24개, 양쪽 팔 다리 12개, 양쪽 손과 발에 50개의 유동관절로 이루어져 있다. 신체는 척추를 기준으로 상부에는 머리가 있고 중간 부위에는 몸통이 있으며 하부에는 골반이 있다. 이 3대 구조물은 환추의 축, 대추의 축, 골반의 축 이렇게 3대 관절의 축을 기준으로 신체의 골격이 움직이게 된다.

관절과 기관의 염증 및 통증은 대부분 골격의 변형 때문에 발생하는 사례가 많으며, 골격의 변형은 신체의 대사장애를 일으킨다.

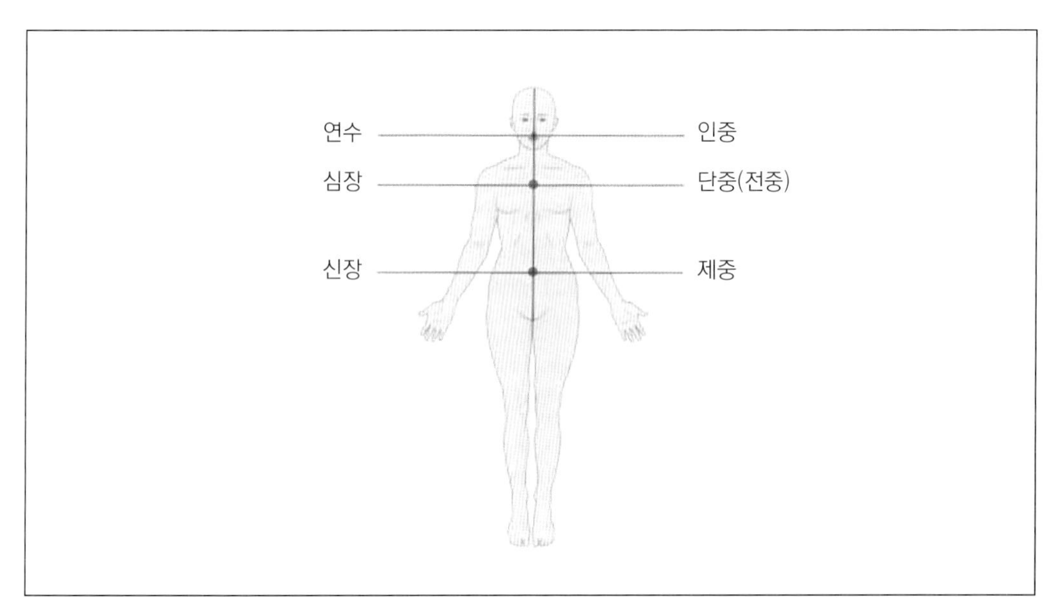

삼위일체의 교정 원리
신체 기능은 3대 기관의 축을 기준으로 한다.

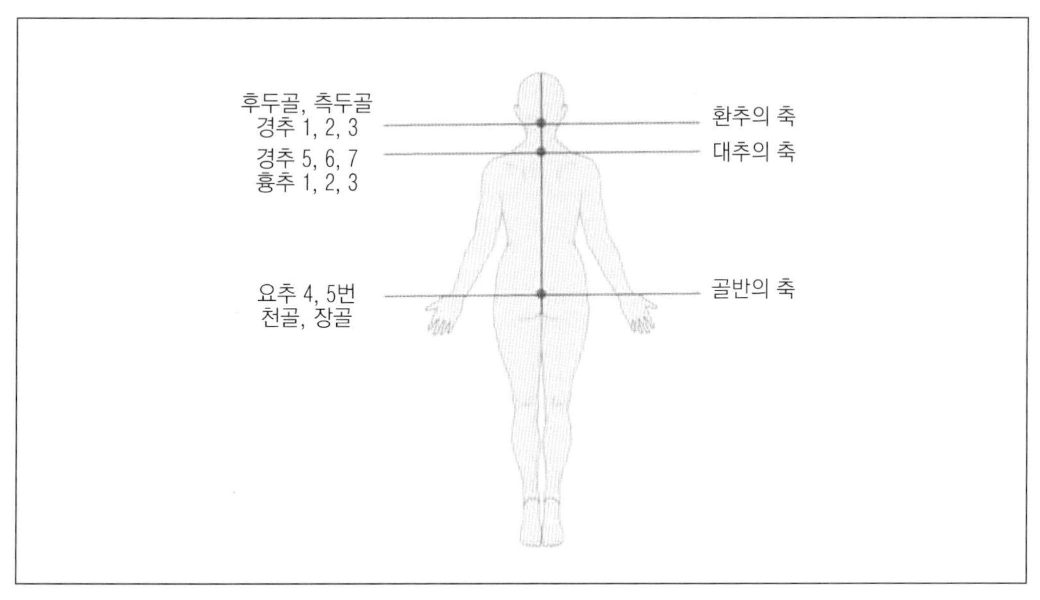

삼위일체의 교정 방법
신체의 골격은 3대 관절의 축을 기준으로 형성되어 있다.

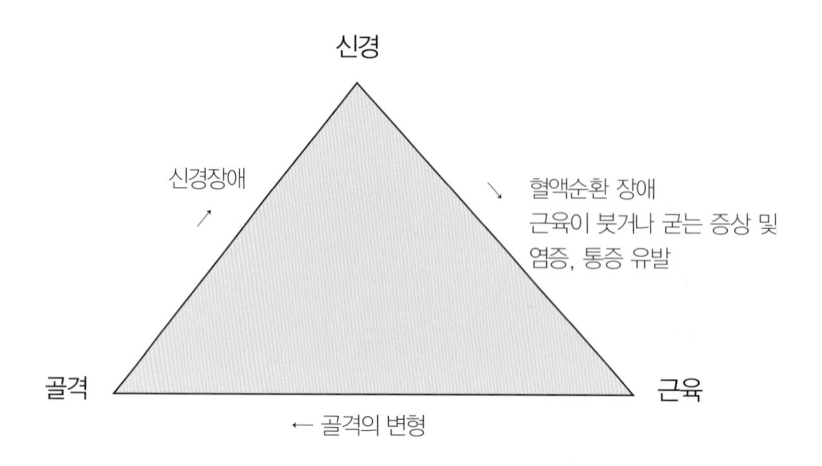

1) 골격의 변형은 관절과 기관에 신경 장애를 일으킨다.
2) 관절과 기관의 신경 장애는 신체의 관절과 기관에 혈액순환 장애를 유발하여 근육이 붓거나 굳는 증상이나 염증을 일으킨다.
3) 관절과 기관의 혈액순환 장애는 관절과 기관이 붓거나 굳는 증상, 염증 및 통증을 유발한다.

관절과 기관의 병증은 대부분 신경 장애와 혈액순환 장애 때문에 발생한다. 따라서 머리가 붓거나 골반이 붓는 증상은 골격의 변형으로 발생한다.

인체의 골격은 관절의 작용에 의해 움직이고, 관절은 근육, 건, 인대, 수액 등에 의하여 관절을 펴고 구부리는 등 기능을 다 하는 것이다. 관절을 움직일 수 있는 힘은 근육에 저장되어 있고 건은 근육과 뼈를 연결해 주는 강한 조직섬유이며, 인대는 뼈와 뼈 사이에 관절로 견고하게 연결해 관절운동을 원활하게 할 수 있게 하는 결체섬유이다. 수액은 뼈와 뼈 사이에 관절의 기능을 정상적으로 움직일 수 있게 하는 윤활유 같은 역할을 하는데 수액이 없으면 관절을 움직일 수 없는 것이다.

두개골을 교정하면 얼굴이 작아지고 생기가 돌며 예뻐진다. 골반을 교정하면 커다랗던 엉덩이가 작아지고 뱃살이 빠지며 드럼통같이 굵던 다리가 가늘어지며 몸매가 날씬해진다.

척추는 골반과 두개골을 연결하는 연결선이다. 따라서 골반과 두개골의 골격이 정상화되어야만 척추의 변형이 정상화될 수 있다. 실제 척추측만증은 머리와 골반의 변형 때문에 발생하는 것이다.

삼위일체 교정 방법에서 제일 먼저 해야 할 곳은 골반 부위이다. 골반은 우리의 인체가 태어나는 생명의 원천이다. 자궁에서 정자와 난자가 만나 최초로 태아가 생성할 때 태아는 항문부터 생성된다고 하며, 시초선은 척추로 이행하고 그다음에 머리가 형성된다. 따라서 삼위일체 교정 원리는 제일 먼저 골반이 되어야 하고 그다음이 척추선이며 마무리는 머리가 되는 순서로 되어야 한다.

골반은 집의 주춧돌과 같은 존재로서 지반이 삐뚤어지면 지반에서 지붕을 연결하는 기둥 역할을 하는 몸통이 삐뚤어지게 된다. 척추는 몸통 역할을 하는 것이다. 몸통이 삐뚤어지면 지붕 역할을 하는 머리도 삐뚤어지게 된다. 지붕이 삐뚤어져서 고장이 나면 비가 새고 바람에 기왓장이 날아가듯이 쓸모없는 집이 된다. 두개골의 균형이 무너지면 뇌에서 신체 전신에 전달하는 신경이 장해를 받게 되어 많은 병의 원인이 된다.

다시 말하면 골반이 삐뚤어지면 두개골로 연결되는 척추도 삐뚤어지게 된다. 두개골에서 시작되는 전신의 신경은 몸통을 거쳐 골반에도 신경 장애를 유발하게 되는 것이다. 따라서 머리, 몸통, 골반의 신경 장애는 뇌의 기능 장애 및 몸통의 기관 고장, 하지 관절 고장, 성기능 장애를 유발하기도 한다. 골반이 변형되는 이유는 대부분 앉는 자세의 불량이나 잠자는 자세의 불량 때문이다.

부인들의 병증은 대부분 아기를 출산하는 과정에서 골반이 변형되는 데서 발생한다. 장골의 변형은 천골의 변형을 유발하고 천골의 변형은 요추 5, 4, 3번의 변형을 일으킨다. 그래서 요추 DISC(디스크)나 좌골신경통, 무릎관절염, 성기능장애를 유발하게 된다.

몸통을 유지하는 척추의 변형은 복강 내부에 여러 가지 병증을 유발하며, 어깨를 형성하고 있는 견갑골의 변형은 목 DISC(디스크)나 오십견 등 어깨, 팔, 손 저림 등의 병증을 유발한다.

신체의 모든 기능은 뇌의 신경에 의해서 조절된다. 따라서 두개골의 변형은 머리에서 척추를 통해 골반으로 하행하는 신경선의 장애를 유발하여 팔다리, 허리, 무릎 등 관절의 통증을 일으키게 된다. 내부적으로는 경동맥 협착증으로 인하여 뇌에서 발생하는 자

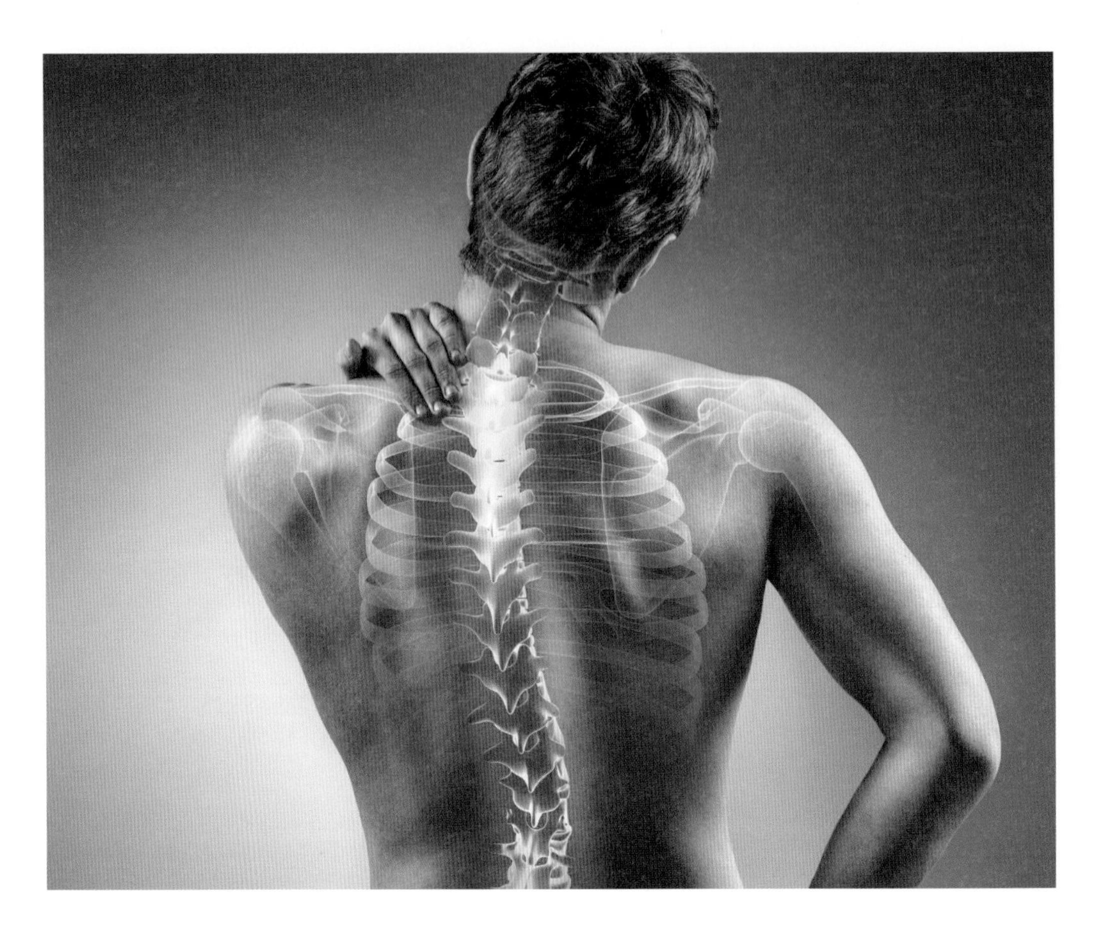

율신경과 미주신경의 압박은 고혈압, 당뇨병, 뇌경색, 갑상샘염 등 여러 가지 병의 원인이 되기도 한다. 암 역시 통하지 않는 대사장애 때문에 기관이 굳어지게 되면 발병하는 것이다.

신경 장애 교정법 중에는 특수한 미골 교정법이 있다. 미골 교정은 골반 교정의 일부로서 미골을 자극하면 뇌에 직접 반응하게 된다. 따라서 교정 즉시 머리가 맑아지고 굳었던 근육이 풀리며 소변이 시원하게 잘 나온다. 이는 정맥에서 동맥으로 대사하는 신장 기능에도 반응한다는 의미이다. 신장에서 대사하는 혈액 순환이 잘되어야만 건강한 신체를 유지하게 된다.

삼위일체 교정 방법은 환추의 축, 대추의 축, 골반의 축 이렇게 신체 골격의 3대 관절의 축을 교정하면서 인체의 전체적인 균형을 올바르게 해주는 치료술이다. 삼위일체 교정 방법을 배울 수 있는 사람은 신체의 머리 부분, 척추 부분, 골반 부분에 대하여 구조적 기능과 해당 역할에 대하여 정확히 알아야 하며 각 부속 관절의 구조와 기능에 대해서도 잘 알아야 한다. 신체의 구조적 기능과 역할을 모르고서는 교정 시술을 할 수 없으며, 신체 골격의 귀소본능 원칙과 자연치유 능력을 깨달아야만 신체를 가볍게 치료해도 잘 나을 수 있으며, 어떠한 병의 증상이라도 잘 고칠 수 있게 된다. 그리고 치료는 간단명료하여야 한다. 환자의 말에 끌려 다니지 말고 시술자가 의도하는 대로 간단명료하게 치료해야 할 것이다.

삼위일체 교정 요법은 현대 의학, 한의학과는 다른 새로운 수기요법 치료 기술이다. 따라서 현대 의학과 한의학에서 해결되지 않는 대사증후군 치료에 획기적인 기술이 될 수 있다. 다운증후군 환자의 커다란 머리통이 작아지고, 척추측만증 환자의 60도까지 삐뚤어진 척추가 바로 잡히며, 커다란 엉덩이가 작아지고, 삐뚤어진 골반을 바로 잡을 수 있는 것은 수기요법 시술이 아니면 가능하지 않다. 이 기술은 신순철 선생님과 본 저자가 직접 임상으로 경험한 것이다. 이런 임상 결과에 의하면 웰니스 카이로프랙틱은 앞으로 자연 의학의 대체 치료 기술이 될 잠재성이 무궁무진한 것이다. 아울러 웰니스 카이로프랙틱은 백세 시대의 주 관심사인 항노화*에도 탁월한 치료 기술이 될 것이다.

※ **항노화:** 노화와 관련된 습관, 증상 및 질환의 적극적인 진단, 예방, 관리, 치료 등을 통해 나이에 따라 손실되는 기능과 노화되는 현상을 지연하고 유지하는 것.

2. 척추측만증에 대하여

척추측만증을 치료할 수 있다면 목디스크나 허리디스크는 물론이거니와 팔, 다리, 허리 통증은 아주 쉽게 치료될 것이다.

척추측만증은 골반에서부터 척추를 통하여 두개골까지 신체의 전체적인 균형이 변형되었기 때문에 생기는 증상으로서 아무리 악성 증후군이라고 하더라도 어렵지 않게 교정할 수 있다. 실제 본 저자는 환자를 교정하면서 하루하루 좋아지는 현상을 보며 희열을 느낀 적이 한두 번이 아니다.

현대 의학에서 척추측만증은 못 고치는 병으로 되어 있으며, 고친다고 해도 수술 요법으로 척추를 고정해서 척추의 움직임이 원활치 못하게 한다. 이로써 또 다른 병을 유발하기도 한다.

웰니스 카이로프랙틱 척추측만증 교정법은 순수한 자연 교정 요법으로서 칼이나 약이 필요하지 아니하며 맨손으로만 치료하는 것이다.

척추측만증의 원인은 골반의 불균형 때문에 발생하는 것으로서, 잠자는 자세나 앉아 있는 자세가 불안정하면 머리와 골반의 연결선인 척추의 변형을 초래하게 된다.

척추측만증 환자의 얼굴을 보면 대부분 얼굴이 삐뚤어져 있는 것을 발견하게 된다. 신체의 모든 기능은 뇌의 신경에 의해서 조절된다. 얼굴이 삐뚤어져 있는 것은 두개골이 변형되어 있기 때문이다. 그래서 두개골 속의 뇌 기관 위치 변형 때문에 머리가 붓거나 두통이나 어지럼증, 불면증 등 여러 가지 뇌 질환이 생기는 것이다. 이런 상태에서도 역시 척추측만증 치료를 잘하면 즉시 머리가 맑아지고 몸이 편안해진다.

두개골의 변형은 측두골과 후두골 사이에서 시작되는 척주기립근의 시초점에서부터 잘못되어 하행하면서 경추, 어깨, 흉추, 요추, 골반까지 변형되는 것이다.

저의 스승님은 두개골 교정을 모르고서는 카이로프랙틱을 한다고 이야기하지 말라고 했다. 그런데 현재 카이로프랙틱을 하는 대부분의 사람이 두개골 교정의 중요성을 모르고 있으며 두개골이 왜 변형되며 두통이나 불면증이 왜 오는지를 모르고 있다.

인체공학적으로 골반이나 미골이 삐뚤어지게 되면 요추, 흉추, 경추가 자연스럽게 변형되면서 두개골 역시 삐뚤어지게 된다. 특히 척추측만증 환자는 대부분 미골이 변형되어 있으며, 미골을 교정해주면 굳은 근육이 풀리면서 척추의 교정이 용이해진다. 미국 카이로프랙틱에서 척추측만증을 못 고치는 이유는 척추가 구부러져 있는 부위의 근육이 뻣뻣이 굳어서 아무리 교정하고 근육을 풀어도 풀리지 않는 데 있다. 그런데 미골 교정을 하고 척추를 교정하게 되면 굳었던 근육이 유연하게 풀리면서 척추 교정이 용이해진다.

척추의 변형 위치는 대부분 흉추 4, 5, 6번 부위가 되며, 흉추 11, 12번, 요추 1번 부위에도 근육이 굳어지면서 변형되기 쉽다. 이것을 찾는 방법은 육안으로도 가능하다. 등 뒤의 흉추 11, 12번, 요추 1번 사이의 극돌기 부분에서 근육이 거무스름하게 변색되어 있는 것을 찾으면 된다. 그 부위의 근육은 반드시 굳어 있다.

환자에게 미골 교정 4~5회 정도만 해줘도 흉추 11, 12번, 요추 1번 사이의 근육 색깔

이 맑아진다. 나아가 신장 부위에서 대사 작용이 원활해져서 굳었던 근육이 풀리고, 변형된 척추의 균형이 정상화되며, 변형되어 굳어있던 두개골의 균형이 정상화되면서 머리가 맑아지고 삐뚤어져 있던 얼굴이 예뻐진다.

아무리 골반 교정을 열심히 잘해도 골반의 균형이 안 잡히고 고생만 하는데 미골 교정 후 골반을 교정해 주면 교정이 잘되는 이유는 뭘까? 그것은 골반의 굳었던 근육이 풀리고 부어있던 근육이 가라앉는 데 있다. 이로써 엉덩이가 작아지면서 골반의 골격이 정상화되는 것이다. 골반 교정을 하더라도 골반의 수축이 안 되면 아무 소용이 없다.

두개골 교정에서도 부어있던 머리의 부기가 빠지게 되면 얼굴이 작아진다. 머리가 붓게 되면 두개골의 봉합선이 벌어지면서 두개골이 변형되고 골격의 변형으로 인하여 뇌에 신경 장애와 혈액순환 장애를 유발하게 된다.

그래서 척추측만증 치료는 머리, 척추, 골반을 종합적으로 교정해 주어야 하는 치료술로서, 척추측만증을 치료할 수 있다면 목디스크나 허리디스크 등 팔, 다리, 허리, 무릎 아픈 것을 치료하는 것은 쉬운 일이다.

실제 흉추가 30% 측만되어 서울대학교병원에서 수술을 권유하였던 16세 여학생은 1회 시술 후 머리가 맑아지고, 5회 시술 후 등이 바로잡혔다. 이에 학생의 엄마는 감격하여 울기까지 하였다.

3. 대사증후군에 대하여

대사증후군은 골격의 변형 때문에 생기는 증상이라고 필자는 생각한다. 대사증후군은 신체에 전체적인 영향을 미치며 여러 가지 성인병이 복합적으로 나타나는 현상으로서 고혈압, 당뇨병, 심혈관계 질환 및 암의 원인이 될 수 있으며 관절의 변형 및 신체 각 기관의 기능 장애와 통증을 유발한다. 결과적으로 通則不痛(통즉불통), 不通則痛(불통즉통), 즉 통하면 아프지 않고, 통하지 않으면 여러 가지 만성병의 원인이 발생하는 것이다.

골격의 변형은 신체 각 관절이나 각 기관에 신경 장애를 유발하며 혈액순환 장애를 초래하게 되며, 신체의 관절이나 기관에서 발생하는 혈액순환 장애는 관절이나 기관이 붓고 굳는 증상이나 염증 및 통증을 유발한다. 상식적으로 의학자들은 엉덩이가 부었다, 머리가 부었다고 하면 안 믿을 것이다. 그렇지만 엉덩이가 붓게 되는 것은 골반이 삐뚤어져 있기 때문에 발생하는 것이며, 머리가 붓게 되는 것은 두개골의 변형 때문이다.

골반의 변형은 직접 허리디스크의 원인이 되며, 성기능장애 및 신체의 전체적인 균형에 변형을 초래하게 된다. 두개골의 변형은 뇌의 신경 장애를 유발하게 되므로 고혈압, 당뇨병, 심혈관계 질환 및 여러 가지 암 증상의 원인이 된다.

신체의 모든 기능은 뇌의 신경에 의해서 조절되는 것으로서 중추신경은 후두골 구멍을 통해 하행하면서 신체의 전체적인 기능을 조절한다. 자율신경과 미주신경은 접형골 하부 구멍을 통해 측두골 앞면, 귀밑샘 부위를 거쳐 척추의 좌측과 우측의 전근을 따라 하행하면서 신체의 기능을 조절한다.

두개골 속의 혈액은 심장의 혈액이 추골동맥, 경동맥을 거쳐 뇌에서 순환하는 것으로

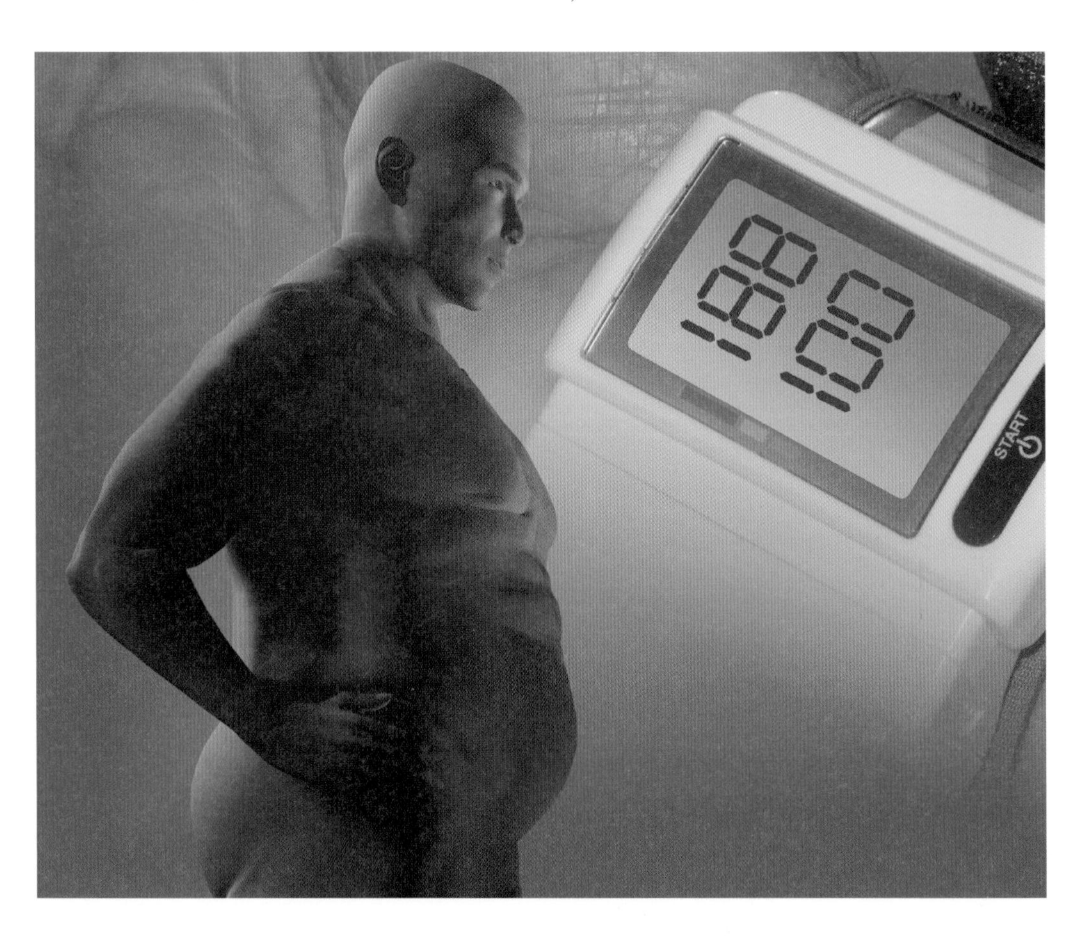

서 뇌 혈액순환 장애는 많은 병의 원인이 되기도 한다.

특히 경동맥에 관한 건강보험 심사 평가원 통계에 따르면 경동맥협착증 환자는 2012년 31,606명에서 2016년에는 그보다 두 배가 많아졌다고 한다. 경동맥협착증을 모르고 놓아두면 경동맥이 점점 좁아지다가 뇌로 가는 혈류가 막혀 뇌졸중이 발생할 수 있다. 환자 246명을 분석했더니 78%가 고혈압 환자이며, 43%가 당뇨병 환자, 24%가 이상지질혈증을 앓고 있었다고 한다. 많은 사람이 경동맥협착증에 대한 정보가 부족하고 경각심이 적은 편이라서 자신에게 경동맥협착증이 있다는 사실을 모르고 사는 사람이 태반이다.

경동맥협착증은 두개골의 변형 때문에 발생하는 현상이다. 이런 두개골의 변형은 신경장애와 심장에서 뇌로 혈액이 정상적으로 순환되지 않는 현상을 일으킨다. 환자들의 좌우 측두골을 촉진해보면 한쪽 측두골의 근육이 부어 있거나 굳어 있는 것을 알 수 있게 된다.

경동맥은 좌우 측두골의 전면에서 귀밑을 통해 뇌로 상행하는 동맥이다. 뇌의 정맥 역시도 귀밑을 통해 하행하는 것이다. 뇌의 동맥과 정맥이 통하는 부분의 근육이 붓거나 굳어 있게 되면 혈관이 압박되며 뇌에 혈액순환 장애를 초래하게 되어 많은 병의 원인이 된다.

몇 해 전 미국 LA에서 온 한의사 한 분이 필자의 스승님에게 경동맥협착증 교정 기술을 배우고 가면서 이것 한 가지만 배우고 가도 한국에 왔다 가는 보람을 느낀다고 하였다. 실제 두개골을 교정하고 뒷목만 잘 풀어 주어도 즉시 머리가 맑아지고 나아가 경동맥협착증 또한 근본적인 치료가 가능함을 알았다고 했다.

이것은 수많은 사람을 치료한 임상 경험에 의한 것으로서 아무리 뒷목이 돌덩이처럼 굳어 있다 해도 가볍게 풀릴 수 있다. 북한의 김일성이나 김정일, 김정은의 경우, 뒷목을 보면 살이 쪄 있는 것처럼 보이지만 그것은 찐 것이 아니라 부어있는 것이다.

경동맥협착증은 목디스크나 오십견 혹은 팔, 손 저림 등의 원인이 될 수 있다. 이렇게 굳어 있거나 부어 있는 근육이 풀리면 목디스크나 오십견은 자연스럽게 풀린다. 머리와 뒷목만 교정해 주어도 다리까지 시원해진다는 사람도 있다.

골반의 변형은 척추와 두개골에 직접적인 영향을 미친다. 이를테면 골반의 미골 교정은 뇌에 직접 반응하여 머리를 맑게 하고, 굳어 있던 근육을 풀리게 한다. 실제 휠체어를 타고 온 어지럼증 환자가 즉시 걸을 수 있게 된 사례도 있다. 모르핀으로도 해결되지 않는 두통이 해결되기도 한다. 무엇인가 막혀있던 부분이 풀리면서 신진대사가 원활해지니 두통이 자연스레 낫게 되는 것이다. 나아가 어지럼증과 불면증도 해소되기 마련이다.

결과적으로 대사증후군은 신체의 굳었던 부분이 풀리고 부었던 근육이 풀리면 해결된다. 다시 말해 신체 각 관절이나 기관이 정상적으로 대사가 잘되면 대사증후군은 자연스럽게 해결되는 것이다.

골격은 근육의 힘으로 조절된다. 따라서 근육이 잘 풀려야 골격 교정이 잘된다. 골격이 변형되면 그 주위의 근육이 굳어지거나 붓게 된다. 이곳을 엄지손가락으로 꾹 누르면 몹시 아파하기 마련이다. 그 아픈 부위를 가볍게 꾹 누르고 2~3분 정도 지나면 서서히 근육이 풀리면서 극통이 사라지고 쾌통이 온다. 이곳저곳 여러 부위를 주물러주고 비벼준다고 잘 풀리는 것은 아니다. 제일 아픈 포인트를 정확히 잡고 엄지손가락으로 가볍게 꾹 눌러주면 그 부분이 풀리면서 주위 근육도 풀린다.

한 예로 우리 몸의 신장은 배꼽 양쪽 옆에 있는데, 신장을 엄지손가락으로 꾹 누르고 2~3분 지나면 몹시 아프던 통증이 사라지고 쾌통이 오면서 근육이 풀린다. 신장은 우리 몸의 대사를 조절하는 기관으로서 신장이 굳어지면 신장을 못 쓰게 된다. 현대 의학, 한의학에서는 속수무책이지만 자연 의학에서는 이렇게 손가락으로 자극만 해주어도 굳었던 근육이 풀리면서 굳어 있던 신장도 풀리게 되는 것이다.

골반 교정은 신체의 전체적인 균형을 올바르게 치료하는 것으로서 골반의 균형이 정상화되어야 척추도 올바르게 되며 두개골의 균형도 올바르게 되는 것이다.

특히 미골 교정은 골반 교정의 일부로서 미골 교정 후 소변이 시원하게 잘 나오게 된다. 이는 신장에 미골 교정이 직접 반응한다는 의미이다. 소변은 신체의 동맥과 정맥의 대사가 이루어지는 과정에서 생성되는 것이다. 소변이 시원하게 잘 나온다는 것은 신장에서 신체의 대사가 정상적으로 이루어진다는 의미이다. 흔히 '소변 발이 서야 정력도 좋다'고 말한다. 이는 신장의 대사가 원활해야 정력이 좋아지며 또한 건강해진다는 의미이다.

4. 여성병을 해결할 수 있는 치료법이 있다면 대박이다

전 세계 성인 여성의 80%가 환자이다. 여성병은 새 생명을 탄생시키면서 생긴 병증이다. 인류를 유지하기 위해서 여성은 계속 아기를 낳아야 하며 인류가 유지되는 한 여성병은 계속될 것이다.

'현재 세계 최고의 유망 산업은 건강 산업이다.'

미국에서 발표된 책의 내용을 보면 여성병은 현대 의학적으로 속수무책에 가깝다고 한다. 그렇지만 해결책은 아주 간단한 데 있다. 자연의 원리를 무시하고 현대 의학적으로만 해결하려 하기 때문에 어려움을 겪는 것이다. 자연의 원리를 깨우치게 되면 여성병은 어렵지 않게 해결될 수 있다.

미국에서 발표된 책의 내용 중 일부 발췌

우리가 치료하는 골반 통증의 개선 혹은 해결은 한 세기 이상의 기간 동안 의학 분야의 최고 두뇌들을 곤란하게 만들어 왔다. 이 책을 읽는 대부분의 사람은 만일 현재의 의학적 치료를 통해 도움을 받을 수 있다면 이 책을 읽지 않았을 것이다. 앞에서도 언급했지만 골반 통증을 가진 사람들은 지속해서 통증을 경험하거나 수년 동안 증상이 왔다 갔다 하는 증상에 시달린다. 이 의사 저 의사를 찾지만 거의 도움을 못 받는다. 현재까지 이 문제에 대한 간단한 해결책은 없으며 대부분 도움이 될 만한 것도 거의 없다. 그리고 이러한 점이 우리가 치료하는 골반 통증을 가진 사람들이 처한 상황이다.

– 『전립샘염과 골반통증의 새로운 치료법』(군자출판사)

서구 선진국에서는 현대문명의 건강 산업으로서 신약 개발과 수술 요법 등으로 인간의 수명이 연장되었지만, 병증은 현대 의학을 비웃기라도 하듯 더 강력한 것으로 많은 사람을 고통 속으로 몰아가고 있다. 그러나 인간이 자연의 원리에 순응하면 스스로의 복원 능력으로 병증을 자연스럽게 치료하게 될 것이다.

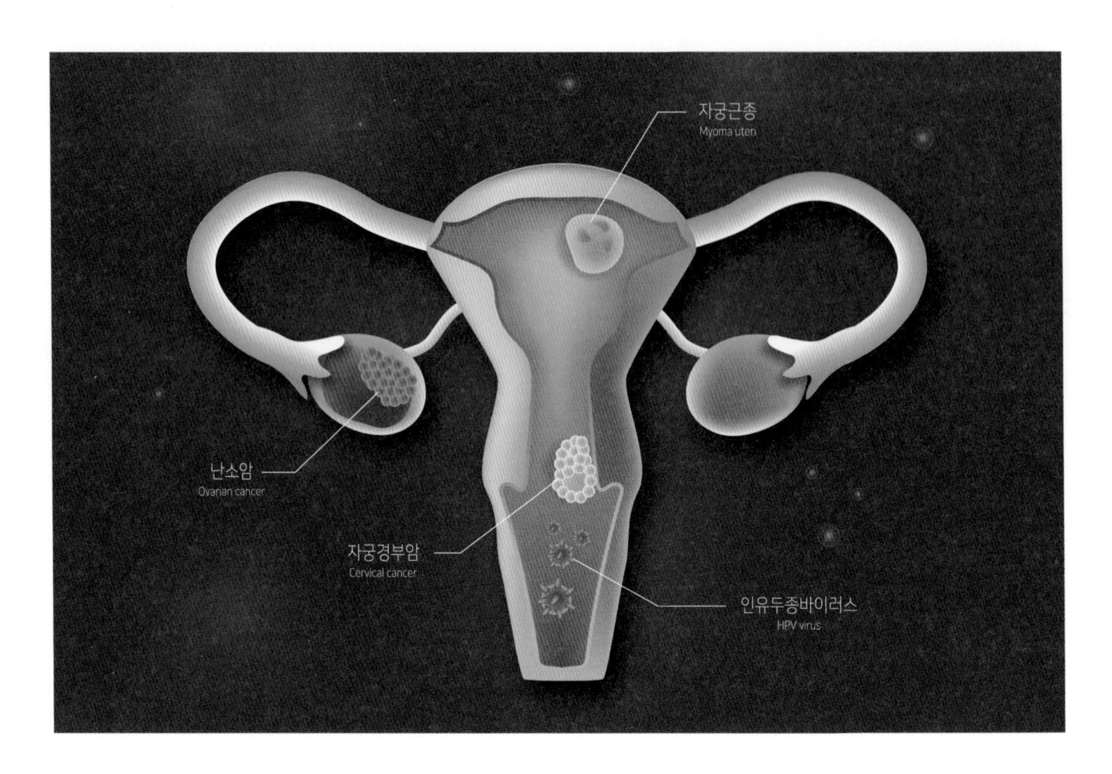

여성이 아기를 출산할 때쯤이면 체중이 15~20kg쯤 증가하면서 배의 근육이 늘어나며 골격이 벌어지고 몸을 가누기가 힘들어진다. 그리고 출산을 하게 되면 골반의 치골이 100mm 이상 벌어지면서 직경 2~3cm의 작은 질을 통해 3.5kg의 커다란 아기를 출산한다. 여자의 질이 고무줄도 아닌데 이렇게 많이 벌어지면서 아기를 출산할 수 있다는 이것이 인체의 자연현상이다. 하지만 이 과정에서 곧잘 문제가 발생한다. 자연에 의해 골반의 골격이 정상화되어야 하는데 산모의 자세에 따라 골반의 균형이 변형되면서 여러 가지 병증이 생기게 된다.

옛말에 '여성은 자궁에 병이 없으면 병이 없다'고 했다. 여성병은 주로 골반의 변형 때문에 생기며 산부인과에서는 자궁후굴이 되면 아기를 못 낳는다고 한다. 골반 골격이 변형되면 골반강 내에 신경 장애가 발생하여 자궁 속이 붓거나 굳어서 염증 및 통증을 유발하기 때문이다. 이런 이유로 요실금이나 성기능장애, 불임증, 자궁근종, 생리통, 자궁암 등이 생기게 되는 것이다. 그리고 자궁에 병이 생기면 직접 뇌에 신경 장애를 일으키기 때문에 부부간의 성생활에도 문제가 생기게 된다. 나아가 성생활의 기쁨이 없으면 삶의 의미를 잃게 되고 의부증이나 두통, 노이로제, 불면증, 우울증 등으로 고생하면서 삶의 질이 떨어지게 된다.

여성병은 간단하게 해결할 수 있다. '골반의 균형을 올바르게 교정해 주는 것'이 최선의 해결책이다.

골반 수축 교정과 미골 교정을 하면 환자의 얼굴에 즉시 생기가 돈다. 자궁에 애액이 고이고 성욕이 생기게 된다. 사랑하는 마음이 생기기 때문에 삶의 기쁨이 생기게 된다. 사랑하는 사람과의 성적 기쁨은 인간 최고의 기쁨이며, 이러한 기쁨 가운데 여러 가지 여성병은 자연적으로 없어진다.

골반 수축 교정과 미골 교정을 하면 엉덩이가 작아지고 뱃살이 빠지며 몸매의 균형이 잡힌다. 온몸에 생기가 돌기 때문에 얼굴색 또한 활기차게 된다. 결과적으로 모든 것이 활기차고 생동감이 넘치게 되어 활력 넘치는 삶을 영위하게 될 것이다. 이것이 자연 치유 의학이며 웰니스 카이로프랙틱의 자연 교정 요법이라고 하겠다.

5. 골반의 구조와 골반 교정

골반은 우리 신체의 가장 큰 구조물이며 성적 작용 때문에 우리의 신체가 태어나는 육신의 원천으로서 골반의 변형은 신체 내에서 여러 가지 병의 원인이 된다.

우리의 신체 구조에서 태아가 최초로 생성될 때 난자에 정자가 착상되는 순간 배아가 터지면서 항문부터 생성된다. 이어 원시선은 꼬리뼈에서 척추로 이행한다. 그래서 골반은 신체의 시초점이다. 그러므로 신체의 시초점인 골반에서 병의 원인을 찾으면 무리 없이 해결될 것이다.

씨앗의 배아가 터져 나올 때 뿌리와 줄기가 동시에 생성하듯이 사람의 인체도 자연의 현상에 의해 골반을 기준으로 하체와 상체가 형성되는 것이다.

골반은 신체의 받침대 역할을 하는 것으로서 받침대가 기울어지면 신체의 상체와 하체가 동시에 변형된다.

받침대 위로는 요추 4, 5번에서 흉추, 경추, 어깨, 머리가 형성된다. 아래로는 골반의 천추 1, 2번에서 꼬리뼈 4, 5번과 양쪽 장골이 형성되며, 고관절을 통해 다리의 무릎과 발이 형성된다.

척추측만증, 목디스크, 허리디스크, 오십견, 좌골신경통 등은 골반에서부터 교정해야 한다. 척추측만증을 치료할 수 있다면 실제 여러 가지 관절병에 대하여 신경 쓸 필요가 없다.

척추측만증은 골반의 변형 때문에 생기는 병으로서 머리에서부터 목, 어깨, 흉추, 요추, 골반, 다리까지 전체적인 교정이 필요하다. 비록 까다로운 듯 보이지만 교정의 원리를 깨닫게 되면 누구나 손쉽게 치료할 수 있다.

60도까지 돌아간 척추측만증 환자를 고칠 수 있다고 하면 믿지 못할 것이다. 그렇지만 필자의 스승님은 위와 같은 원리로 고친 사례가 있다.

골반에서 멀리 떨어져 있는 목이나 머리는 물론 무릎이나 발목 등 여러 가지의 하지 불안증 같은 이상한 증상들도 대부분 골반이 변형되었기 때문에 발생하는 것이다. 무릇 골반은 척추뿐만 아니라 목, 머리, 무릎, 발목 등 전체적인 균형을 좌우한다고 할 수 있다.

웰니스 카이로프랙틱에서는 좀 더 실체적인 접근을 한다. 실제 요추와 골반의 움직임은 장요근에 의해서 조절된다. 장요근은 흉추 1, 2번과 요추 1, 2, 3, 4, 5번의 전외측면을 따라서 대퇴골 소전자에 이르는 것으로서, 고관절 굴곡과 외전, 외회전에 작용하여 요추의 움직임을 주도하는 것이다. 요추의 장요근을 움직이는 것은 골반의 좌우에 있는 장골에 의해서 조절된다. 특히 장요근은 장골 내측에 붙어 있는 커다란 장요근 뭉치의 힘으로 요추와 고관절을 움직인다.

요추의 장요근에서 좌우 대칭의 균형이 깨지면 요추가 변형되며 또한 장골이 변형되면 고관절의 변형을 초래하기 때문에 좌골신경통이나 무릎관절염 등 다리 통증을 유발하게 된다.

골반은 요추 1번에서부터 시작되는 척수의 마미총 신경의 지배를 받는다. 이는 요추와 골반 내측의 자율신경과 교합하여 골반의 기능을 조절하는 것으로서 골반의 변형은 골반 내의 신경 장애를 유발하여 골반에 연관된 근육과 기관에 혈액순환 장애를 유발하게 된다.

골반에 연관된 근육과 기관의 신경 장애와 혈액순환 장애는 골반에 연관된 근육이 붓거나 굳어서 염증 및 통증을 유발하게 된다. 그래서 다리가 붓고 종아리가 굳게 된다.

또 자궁근종처럼 자궁 내에 단단한 덩어리나 물혹 등이 생기며, 성교 통증, 자궁염증 등 여러 가지 병이 생기는 것이다.

골반 수축 교정을 하면 하루가 다르게 골반이 작아지면서 다리가 날씬해진다. 또 자궁의 질이 수축하고 분비물이 많이 돌며, 얼굴이 작아지면서 머리가 맑아지고 균형 잡힌 몸매가 될 것이다. 이것이 웰니스 카이로프랙틱의 진수이다.

미국 카이로프랙틱은 “요통(Low Back Pain) 및 각종 Pain의 원인을 PI 단족 현상 때문에 나타난다”고 보고 있다. 즉, 장골의 변위가 Pain의 원인이다.

그런데 장골의 변위는 4가지뿐이다. 즉, PI, AS, IN, EX 등이다. 이것들이 조합을 이루어 복합 변위를 일으킨다. 이 중에서 Thompson은 PI 장골을 중심으로 Case를 8가지로 분석하여 System을 만들고 Drop을 이용한 치유법을 제시했다.

이것은 좌우 어느 한쪽만을 선택적으로 치료하는 것이다. 따라서 2가지 문제점이 나타난다. 첫째, 양쪽 모두에 문제가 있는 경우에는 어떻게 할 것인가? 둘째, PI, AS, IN, EX가 복합적으로 나타나는 경우에는 어떻게 할 것인가? 이것에 얽매이다 보면 치료에 고생을 많이 하게 된다.

미골과 천골 교정 그리고 골반 수축 교정은 저자의 스승 신순철 선생님께서 환자를 치료하는 과정에서 개발하게 된 것이다. 미골과 천골을 교정하면 굳었던 근육이 풀리며 통증이 완화된다. 골반 수축 교정을 하면 골반이 현저하게 작아지면서 자궁의 질이 빠근해지며 수축된다. 그리고 괄약근에 힘이 생기면서 요실금, 성기능장애 등 여성 질환이 자연적으로 해결된다.

실제로 골반이 수축되면 긴 다리는 짧아지고 짧은 다리는 길어지면서 골반이 처녀 때의 몸매처럼 예뻐지는 것이다. 이것이 골반 교정의 진수이며 자연의 원리이다.

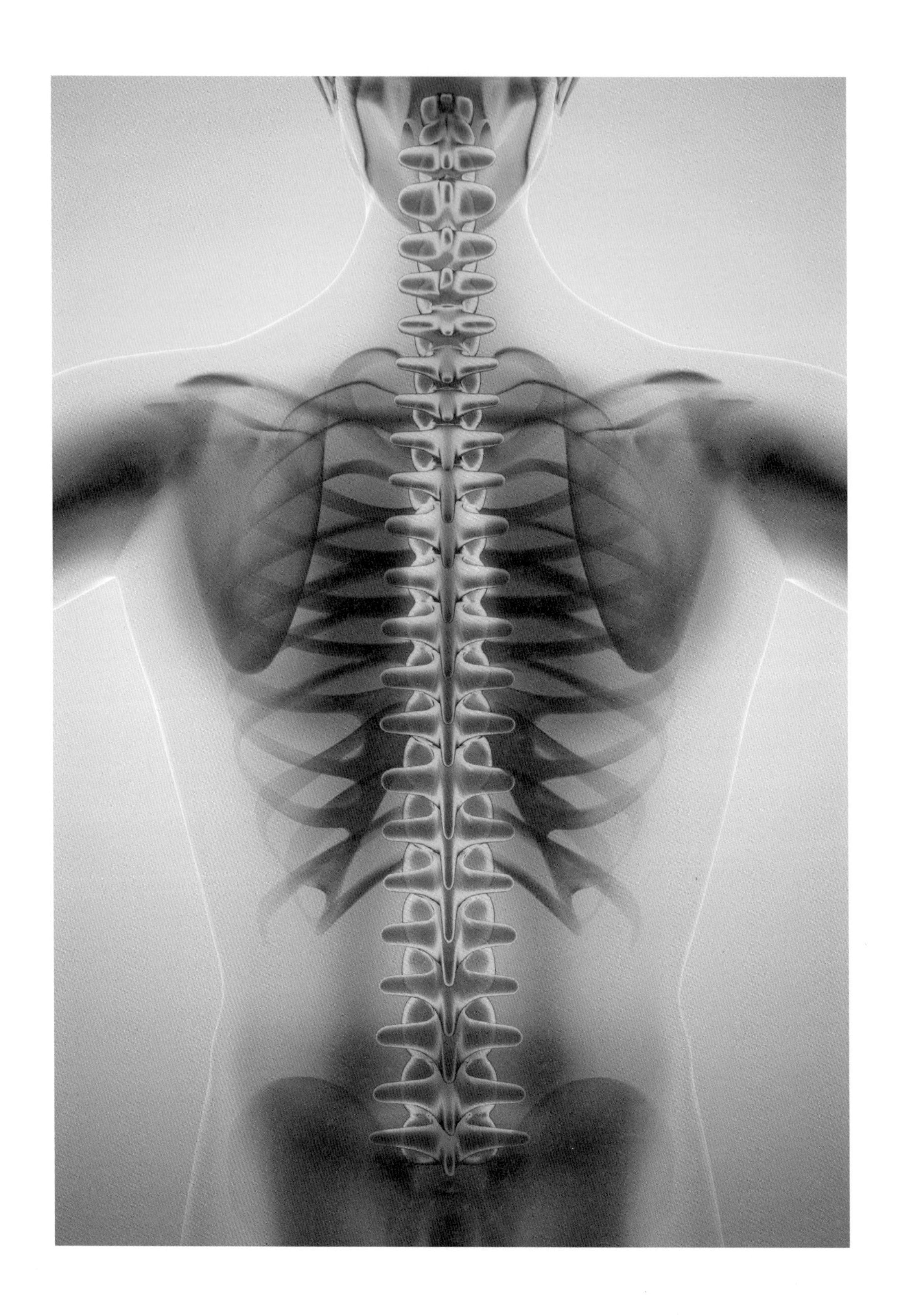

6. 통하지 않으면 병이 온다

현대 의학에서는 배에 가스 차는 것이 가장 어렵다고 한다. 이것은 신체 어딘가가 통하지 않기 때문에 생기는 증상으로서 막힌 것이 뚫려야 배에서 가스가 빠져나가게 될 것이다.

팔·다리·허리·무릎·어깨가 아픈 것도 신경이 통하지 않기 때문으로, 아픈 부위가 붓거나 굳어서 염증 및 통증을 유발하게 된다. 따라서 신경 장애가 풀리면 혈액순환이 잘 되게 되므로 통증 및 염증은 자연스럽게 나을 수 있게 된다.

고혈압, 당뇨병, 심장병도 무엇인가 통하지 않기 때문에 생기는 병증이다. 중풍이 걸릴까 걱정하고, 성기능 장애로 삶의 기쁨을 상실하며, 가슴이 답답하거나 송곳으로 찌르는 듯이 아프며, 몸이 붓고, 어디가 아픈지 안 아픈지도 모르게 전신이 피곤하면서 의욕이 상실되는 이 모든 것도 신체에 신경과 혈액이 잘 통하게 하면 낫게 할 수 있다.

우리는 통상 氣가 무엇인지도 모르면서 기가 막힌다는 말을 많이 한다. 氣란 공간 에너지로서 물체와 물체 사이의 공간에는 보이지 않는 서로의 에너지가 서로 교차하면서 우주의 기능을 조절한다. 인체의 소우주에서는 기관과 기관 사이의 공간에 보이지도 않고 만져지지도 않는 에너지의 흐름이 신체의 기능을 조절하는 것이다.

공간 에너지란 상대성 원리에 의해서 무한한 공간 사이에도 서로 당기고 밀고 하는 무한한 에너지가 있기 때문에 수증기가 하늘로 올라가서 비가 되고 눈이 되어 땅에 떨어져서 오곡백과가 풍성해지는 것과 같은 자연의 원리이다. 사람의 인체 또한 자연의 원리에 의해서 유지되는 것이다. 자연을 잘 관리하면 좋은 환경이 되듯이 신체를 잘 관리하면 건강하게 되는 것이다.

인체의 공간과 공간 사이의 氣의 흐름에 장애가 생기면 병이 온다. 예를 들면, 복부의 횡격막을 중심으로 가슴이 답답할 때 꺽 하고 트림을 하든지 입을 쫙 벌리고 하품을 하면 상부의 나쁜 가스가 빠져나가면서 가슴이 시원해지고 머리가 맑아지듯이 방귀를 뽕뽕 뀌고 나면 횡격막 아래쪽 배 속의 가스가 빠져나가면서 배가 시원해진다. 몸속의 나쁜 공기가 잘 빠져나가야 건강해지듯 이런 원리로 신체가 통해야 하는 것이다. 통하지 않는다는 것은 신체의 어딘가 막혀있다는 징조로서 고여 있는 물이 썩듯이 통하지 않으면 신체에 병이 오게 되는 것이다.

7. 척추 교정의 진짜 기술은 단순하고 간단한 데 있다

병은 단순한 원인에서 시작되므로 병이 생기면 낫는 방법도 간단한 데 있다.

정골이란 골격의 균형을 올바르게 한다는 것이다. 목이 좌측으로 삐뚤어져 있을 경우 머리를 우측으로 돌리면 목이 정상으로 돌아오는 이치처럼 허리가 우측으로 삐뚤어져 있을 경우 엉덩이를 좌측으로 밀어주면 허리가 똑바르게 되는 원리와 같다. 이것이 바로 교정의 원리이다.

미국식 카이로프랙틱과 자연 정골 요법에는 분명한 기술 차이가 있다. 미국식 카이로프랙틱으로 시술하게 되면 엄청난 대미지를 받게 되며 시술받는 사람이 긴장하게 된다. 하지만 자연 정골 요법으로 시술하게 되면 자연스럽게 교정되기 때문에 시술받는 사람이 편안함을 느끼게 된다.

미국의 카이로프랙틱 기술은 골격의 모형을 근간으로 골반의 작동 상태에 따라 다리의 길이가 변하는 것을 보고 골반 교정 방식을 만들었다. 이는 척추 교정을 어렵게만 생각하고 복잡하게 교정 방법을 연구한 결과다. 결국 이것은 실체가 아닌 가공의 공식으로 진실이 아니기 때문에 교정에 어려움을 겪게 된다.

Cranio Sacral Technique(두개골 천골 교정법), Sacro Occipital Technique(천골 두개골 교정법) 방법도 배우기가 매우 어렵다. 두개골과 천골의 관계에 대하여 일리 있는 이론을 정립했지만, 실제는 아니다. 두개골은 부분별로 아무리 잘 교정해도 정상화될 수 없다. 두개골 교정은 두개골이 전체적으로 교정되어야만 진정한 교정이 이루어진다. 즉, 두개골이 전체적으로 수축되어야만 하는 것이다.

어떤 사람은 교정 즉시 얼굴이 작아지고 머리통이 작아지는 것을 느끼게 될 것이다. 그렇지만 진짜 교정은 단단한 베개를 베고 좌우로 마음대로 굴러다니면서 잠을 자는 과정에서 두개골이 자연스럽게 교정되는 것을 의미한다고 말할 수 있다. 사람이 잠을 잘 때는 전신이 이완된 상태에서 귀소본능의 원칙에 의해 자연스럽게 정상화되므로 베개의 선택이 중요한 역할을 한다.

수기요법 기술은 무궁무진한 치료 기술이다. 강남의 큰 병원에서는 암 환자도 치료할 수 있다고 한다. 실제 여성병인 자궁근종은 매우 단단한 덩어리이다. 침으로 찔러도 잘 안 들어가는 단단한 덩어리가 3~4회 정도 치료하면 물렁물렁해지면서 침이 부드럽게 들어간다. 암도 이렇게 단단한 덩어리인데 안 풀릴 이유가 없다. 결국은 붓거나 굳거나 해서 통하지 않기 때문에 병이 오는 것이다.

골반 교정은 한 가지 동작으로 요추, 장골, 고관절이 동시에 교정되는 기술로서 이 기술은 저자의 스승님께서 지렛대의 원리를 응용하여 개발하신 것이다. 이 기술은 누구든지 한번 보면 다 할 수 있다. 교정의 원리는 단순하고 치료 방법 역시 간단하다.

어깨 교정도 한 가지 동작으로 경추, 흉추, 어깨가 동시에 교정되는 기술이다. 이 기술도 지렛대의 원리를 응용하여 개발하신 것으로 목디스크나 오십견 등은 가볍게 치료할 수 있다. 많은 환자의 대추 부위가 지그재그로 삐뚤어져 있는 것을 볼 수 있다. 이것은 경추와 흉추가 서로 반대 방향으로 삐뚤어진 것으로 본 치료 기술이 아니면 이것을 교정할 수가 없다.

척추측만증 역시 머리에서부터 어깨, 가슴, 허리, 골반까지 신체가 지그재그로 삐뚤어져 있는 것이다. 현대 의학은 못 고치는 병으로 되어 있지만, 어느 핵점을 교정하면 신체의 전체적인 균형이 자연스럽게 정상화된다. 신체의 굳어 있는 부분이 풀려야 척추 골격의 삐뚤어진 부분이 자연스럽게 펴질 수 있다. 누구든지 신체의 자연적인 원리를 깨닫게 되면 아무리 심한 측만증이라도 가볍게 치료할 수 있다. 척추측만증을 치료할 수 있으면 목디스크나 허리디스크, 오십견 등 신체의 모든 관절 병증을 해결할 수 있다. 이것은 미국, 일본, 중국 등의 수기요법 기술로는 상상도 못 하는 치료 기술이다. 이렇듯 진짜 기술은 단순하고 간단한 데 있다.

8. 두개골이 변형되는 원인과 미골, 천골과의 관계

두개골 변형은 대부분 잠자는 자세 때문에 발생하며, 두개골이 교정되기 위해서는 미골, 천골 교정이 우선되어야 한다.

잠을 잘 때는 신체의 전체적인 기능이 이완된 상태에 있기 때문에 잠자는 상태에 따라 두개골이 변형될 수 있거나 변형된 두개골이 정상화될 수도 있다.

최근 알려진 가장 올바른 잠자는 자세는 '가장 나쁜 잠자는 자세'이다. 하늘을 보고 반듯하게 누워서 잠을 자게 되면 머리의 후두골이 압박을 받게 되며 뒤통수가 납작해지고 얼굴은 빈대떡처럼 넓어지게 된다.

베개의 선택도 올바른 잠자는 자세에 영향을 미친다. 사람은 누구나 하루의 1/3을 베개와 같이 생활한다. 잠은 우리에게 고단한 하루의 피로를 풀어주는 역할을 하며, 자연치유력을 향상시킨다. 그래서 조금 아픈 증상은 한잠 자고 나면 나을 수도 있다.

잠자는 자세와 더불어 중요한 것은 베개의 소재이다. 푹신한 베개나 스펀지 베개는 베지 말고 단단한 베개를 베고 자야 한다. 푹신한 베개는 머리 무게에 눌려서 머리의 공기소통이 원활히 되지 않는 원인이 된다. 이런 이유로 머리에 열이 발생하면서 두개골의 변형을 초래하여 불면증이나 두통의 원인이 된다. 단단한 베개를 베면 머리 무게에 의하여 두개골이 자연스럽게 교정된다. 처음 단단한 베개를 베고 잘 때 머리가 매우 아픈 사람은 두개골이 많이 변형되었다는 뜻이다. 보통 7~10일 정도 베고 자면 서서히 익숙해져서 머리가 안 아프고 두통이나 불면증이 해소될 것이다.

2500년 전 공자는 '침, 불, 시'라고 하여 시체처럼 반듯하게 누워서 잠을 자게 되면 마(魔)가 침범한다고 하였다.

이를 두고 허준은 '동의보감'에서 이렇게 설명한다.

'몸을 옆으로 하고 무릎을 구부려 누워 자면 심기(心氣)를 보호해주며, 잠이 깨어 다리를 바로 뻗으면 정신이 흩어지지 않는다. 다리를 쭉 뻗고 자면 마귀와 도깨비가 범접하게 된다.'

공자는 옆으로 누워 자는 것이 건강에 더 좋다는 것을 이미 알아챘던 듯하다. 사실 건강한 사람은 하룻밤 사이 20~30회 몸을 뒤척거리며 잔다고 한다. 건강한 아이의 경우 온 방 안을 헤집듯이 몸을 움직이며 잔다. 그러니 시체처럼 반듯하게 누워 자는 사람은 기력(氣力)이 쇠한 몸 상태라고 해석할 수 있을 것이다.

반듯하게 누워 자는 사람들은 두개골의 변형이 와서 두개골과 목의 근육이 붓거나 굳어지게 되어 뇌에 신경 장애와 혈액순환 장애를 유발하게 된다. 따라서 시체처럼 반듯하게 자는 자세는 신체 건강에 가장 나쁜 잠자는 자세가 되는 것이다. 또한 신체의 자연적인 골격의 균형이 파괴된다. 후두골에서부터 척추, 골반까지 전만과 후만의 인체공학적인 곡선이 유지되어야 하는데 일직선으로 골격의 곡선이 변형되는 것이다.

특히 후두골의 소뇌 부위가 납작하게 변형되면 골격의 변형에 의해 뇌에서 하행하는 중추신경 및 자율신경, 미주신경에 신경 장애를 유발하고, 뇌하수체에서 하행하는 내분비 기능 장애도 유발하게 된다. 그리고 심장에서 뇌로 올라가는 내경동맥, 외경동맥, 추골동맥의 혈액순환 장애는 머릿속이 붓거나 굳거나 해서 염증 및 통증을 유발하여 많은 병의 원인이 된다.

측두골의 변형은 한쪽으로만 잠을 자는 습관 때문에 생기는 현상으로서 귀밑샘 부위를 통과하는 자율신경과 미주신경 장애를 가져온다. 따라서 귀밑샘 부위가 붓거나 굳어짐으로써 뇌에 신경 장애나 혈액순환 장애를 유발하여 고혈압, 당뇨병의 직접적인 원인이 되며, 교감신경과 부교감신경의 기능 장애는 또 다른 많은 병의 원인이 된다.

두개골 교정은 미골 교정과 밀접한 관계가 있다. 미골 교정은 두개골의 굳었거나 부어 있는 근육을 풀어주는 역할을 한다. 따라서 두개골 근육이 풀려야 골격이 자연스럽게 풀릴 수 있다.

미골을 자극하면 왜 근육이 풀리는지 과학적으로 증명된 것은 없지만 본 저자도 그렇고 스승님께서는 수많은 사람을 임상 경험했고, 스승님께 배운 많은 한의사도 즉시 체험한 기술이다. 압구정동의 한 한의사 말에 의하면 모르핀 약으로도 안 듣던 두통이 미골 교정으로 해결됐다고 한다. 이는 미골과 두개골이 밀접한 관계가 있다는 것을 의미하는 것으로 두개골 교정은 미골 교정이 우선되어야 한다고 말할 수 있다.

9. 미골과 천골이 변형되는 원인

미골과 천골은 골반의 일부분이다. 양쪽 장골 중앙에서 신체의 전체적인 균형을 조절하는 역할을 한다.

산부인과에서는 여자가 자궁후굴이 되면 아기를 못 낳는다고 한다. 자궁후굴은 골반 변형 때문에 생기는 현상이다. 자궁후굴이 되면 불임이나 자궁외임신이 되거나 임신을 해도 아기가 자꾸 떨어진다. 자궁후굴이 일어나면 골반이 삐뚤어지면서 자궁도 자연적으로 삐뚤어지고 골반 안에서 많은 신경 장애가 발생하게 된다. 그래서 미골 천골의 변형은 불임증뿐만 아니라 요실금, 불감증, 자궁 염증 등 많은 병을 유발하며, 직접적으로 만성두통, 노이로제, 우울증 등 뇌 질환의 원인이 되기도 한다.

40~50대 여성의 60~70%가 성기능 장애가 있다고 하며 성인 여성의 70~80%가 환자이다.

여성은 아기를 출산하는 과정에서 골반과 미골 천골이 변형되며, 골반 내의 변형은 자궁병 이외에 뇌 질환의 원인이 되기도 한다. 이것은 인체의 자연적인 현상이다. 따라서 골반의 균형을 올바르게 잡아주고 천골과 미골을 교정해 주면 여성병은 물론이고 머리에서부터 어깨, 골반, 발끝까지 여러 가지 병들이 나을 수 있다.

일반적으로 미골 천골이 다치는 예는 빙판길에서 넘어지거나 엉덩방아를 몹시 찧었을 때, 애들이 스케이트를 타면서 세게 넘어지거나 엉덩방아를 세게 찧었을 때, 높은 데서 떨어졌을 때, 군대에서 몽둥이로 잘못 맞았을 때 등이다. 꼬리뼈는 다칠 때만 머리가 핑 돌면서 별이 반짝반짝하며 몸을 움직일 수 없을 뿐 잠시 지나면 괜찮아지지만 후유증은 서서히 온다.

초등학생이 다른 아이에 비해 키가 안 자라고 몹시 약해 보이면 미골을 의심해 보아야 한다. 이런 아이는 미골 교정 즉시 밥을 잘 먹으며, 얼굴에 생기가 돌고 키가 쑥쑥 잘 자라게 된다.

미골을 다칠 때는 대부분 골반부터 변형이 온다. 꼬리뼈는 연골로 되어 있기 때문에 개꼬리가 마음대로 흔들리듯 사람의 꼬리뼈도 호흡 조절에 의해 마음대로 움직이게 된다. 그래서 꼬리뼈에는 별다른 충격이 없는 대신 천골 하단부에 큰 충격을 받게 된다. 대부분의 사람은 천골은 통짜로 되어있는 것으로 알고 있다. 하지만 사람이 어릴 때는 천골이 5마디로 되어있다. 나이가 들면서 서서히 굳어져서 성년이 되면 한 덩어리로 단단하게 굳어진다. 따라서 천골 5마디가 함께 붙어 있기에 천골 하단부에 충격을 몹시 받으면 천골 하단부가 깨지거나 부서지는 것이 아니라 우그러지거나 찌그러지게 되어 변형이 일어나게 된다. 그래서 밑에 있는 꼬리뼈가 삐뚤어지며 변형되는 것이다.

꼬리뼈가 바짝 꼬부라져 있을 때 이것을 펴준다고 애를 써도 꼬리뼈는 펴지지 않을 것이다. 미골(꼬리뼈) 교정은 호흡 조절에 의해서 이루어지는 것으로서 천골 하단부의 우그러진 천골을 교정하면 꼬리뼈는 자연스럽게 쭉 펴질 것이다. 그래서 천골 교정과 미골 교정은 동시에 이루어져야 한다.

또한 미골과 천골에 문제가 생기면 골반은 자연적으로 삐뚤어지게 되어 있으며 골반의 균형이 잘 잡혀야 미골 천골의 균형도 정상화되는 것이다. 그리고 미골 천골의 변형은 직접적으로 뇌에 반응하여 만성 두통이나 노이로제, 불면증이나 우울증 등 뇌 질환의 원인이 된다.

신체의 모든 기능은 뇌의 신경에 의해 조절된다. 따라서 뇌의 기능을 조절하는 미골 천골 교정은 현대 의학에서 해결되지 않는 많은 병증 치료에 무궁무진한 치료 효과를 나타내고 있다고 해도 과언이 아니다. 이것이 본 저자의 스승님이신 신순철 선생님께서 최초로 발견한 자연 의학이며 미골 천골 교정의 신비이다.

part
II

교정 원리와 기술

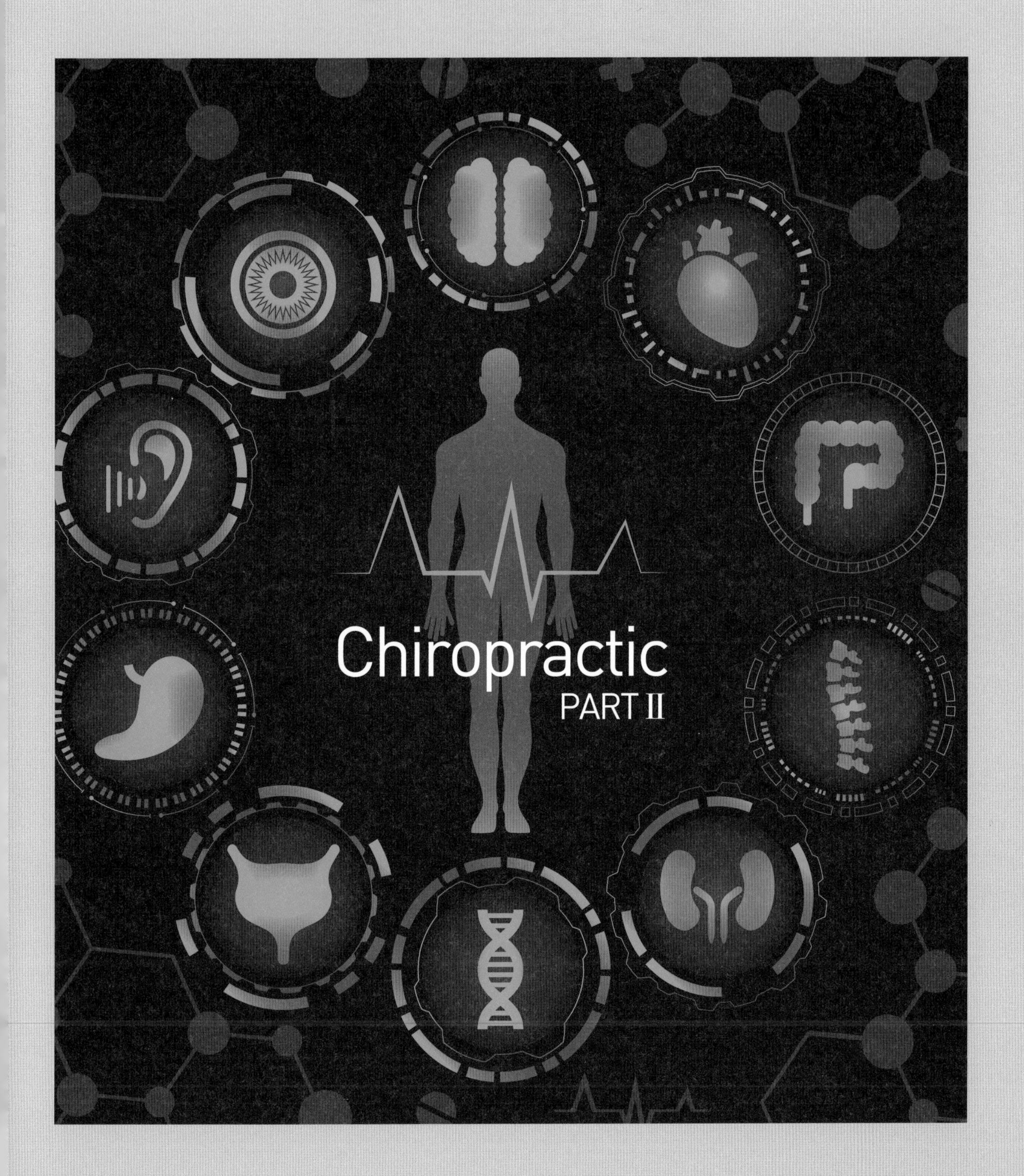

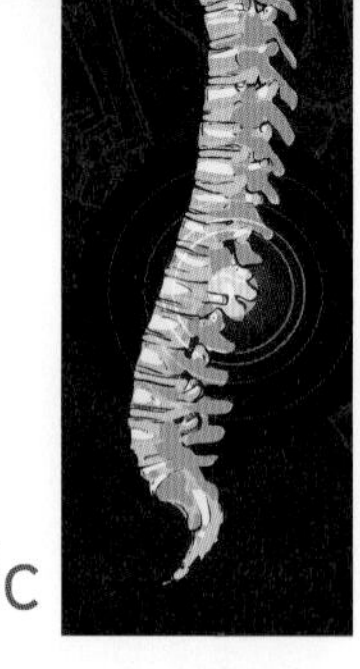

Chiropractic PART Ⅱ

교정 원리와 기술

1. 골반 교정

골반 교정은 신체의 전체적인 균형을 정상화하는 역할을 한다. 신체의 많은 기능은 골반 신경에 의해 조절되는 것으로 머리에서 일어나는 뇌 질환이나 몸통에서 일어나는 오장육부의 질환 등 많은 병증 치료에 특효가 있다.

1) 골반의 구조와 기능

골반의 구조와 기능에 대한 자연의 원리를 깨달으면 진찰과 교정은 간단하다.

(1) 골반의 축을 보면, 골반을 기준으로 위로는 척추 24마디와 두개골이 있고, 아래로는 성기와 두 다리가 있으며, 신체의 성장점은 골반에 있다.

(2) 골반은 우리 신체의 가장 큰 구조물로 골반의 변형이 오래되면 신체의 전체적인 균형이 삐뚤어지게 되어 신체에 전체적인 기능 장애를 일으킨다.

(3) 골반의 구조를 보면, 천골을 중심으로 아래로는 미골이 있고 양옆에는 장골이 형성되어 있으며 장골 하단부에는 고관절이 형성되어 다리를 이루고 있다.

(4) 골반의 골격은 근육의 힘으로 지지되는 것으로, 요추 1, 2, 3, 4, 5번의 횡돌기에서부터 시작되는 장요근이 장골 내측을 통과하여 대퇴 골두에 부착되며, 다시 대퇴 근육은 다리의 무릎까지 연결되어 골반의 균형을 조절한다.

(5) 골반은 두뇌에서 시작되는 중추신경과 자율신경(미주신경)이 돌아가는 지점으로 뇌와 직접적인 관계를 유지한다.

(6) 골반의 축 변형은 신체의 전체적인 골격의 변형을 초래한다. 그래서 고혈압, 당뇨병, 신장병 등과 어깨나 팔, 다리, 허리, 골반 등이 아프거나 우울증 같은 뇌의 병증까지 유발할 수 있다.

(7) 골반의 변형은 허리디스크나 좌골신경 등 무릎관절염의 직접적인 원인이 된다. 그래서 골반이 변형되면 허리 신경 장애를 초래하게 되어 성기능장애를 일으키거나 허리 및 다리가 저리거나 쑤시거나 아프게 된다.

(8) 골반의 축 교정 원리를 알게 되면 누구든지 간단하게 골반 교정을 할 수 있다. 골반 교정은 교정 즉시 효과가 나타나며 허리나 다리가 아파서 업혀 온 사람이라도 골반 교정 즉시 걸어갈 수 있도록 할 수 있다.

2) 골반이 변형되는 이유

골반의 변형은 대부분 출산에 의한 경우가 가장 많으며 운동이나 작업 중 다치거나 자세 불량 등으로 골반이 삐뚤어지는 수가 있다.

(1) 여성이 아기를 출산하게 되면 자궁이 10cm 이상 벌어지면서 골반 속에서 아기와 양수 그리고 노폐물이 동시에 빠져나오게 된다. 그 양이 자그마치 12~20kg이다. 그 텅 빈 골반의 공간이 정상화되려면 최소 21일~100일 정도 기한이 소요되는데 그 과정에서 삐뚤어지게 앉거나 한쪽으로 삐뚤어지게 자는 습관 때문에 골반이 변형되게 된다.

(2) 골프나 테니스 등 한쪽 자세만을 사용하여 운동하는 사람들이나 삐뚤어지게 서서

장시간 작업을 할 때 허리나 골반이 변형될 수 있다. 골프공을 칠 때 한쪽 방향으로만 골프채를 휘두르기 때문에 허리와 골반이 변형될 수 있으며 테니스 역시 한쪽 방향으로 허리와 골반을 틀어서 공을 치기 때문에 허리와 골반에 변형이 일어날 수 있다. 따라서 어떤 운동이든지 좌우를 동시에 사용할 수 있는 운동이 아닌 이상 신체의 균형이 삐뚤어질 수 있으며 골반의 변형을 초래하게 된다.

(3) 허리나 다리를 다치게 되면 장시간 한쪽 다리만을 사용하게 되고, 한쪽 다리로 절뚝거리며 걷다 보면 골반이 변형되게 되며, 장시간 지내다 보면 허리디스크나 좌골신경통 그리고 무릎관절염으로 진행하는 수가 있다.

3) 골반의 진찰과 교정

골반의 진찰은 복와위 자세, 즉 환자가 생각하는 똑바로 엎드린 자세, 가장 자연스러운 자세에서 진찰하는 것이 정확하다.

최고의 치료는 최상의 진찰로 이루어진다는 것을 명심해야 한다.

(1) 시진: 똑바로 엎드린 자세에서 머리와 다리가 일직선상에 있는 상태에서 골반이 좌우 어느 방향으로 밀려 나와 있는가를 본다.

(2) 촉진: 다리를 골반까지 구부려서 다리의 저항 상태와 골반의 돌아가는 상태를 파악한다.

(3) 문진: 환자에게 어느 부분이 어떻게 아프냐고 물어본다.

이렇게 시진과 촉진과 문진이 일치하였을 때 진찰은 잘된 것이다. 그러나 시진과 촉진은 같은데 문진에서 아픈 다리가 달라지면 이것은 정확한 진단이 아니다. 이럴 때는 몇 번이고 다시 진찰하여 보고 그래도 안 될 때는 X-ray를 찍어보라고 지시하여 정확한 진찰이 이루어진 후에 교정에 임하여야 한다.

우리 인체는 아주 복잡한 구조로 이루어져 있으며 다양한 기능을 가지고 있다. 그렇지만 골반의 구조와 기능에 대한 오묘한 원리를 깨달으면 골반 교정 방법은 아주 간단하며 확실하게 교정할 수 있다.

4) 골반의 축 교정 효과

골반 내부에는 무수한 신경과 혈관이 분포되어 있다. 뇌에서 척추를 통해 내려온 중추신경은 요추에서 분리되어 골반에서 많은 신경 가지를 이루며 골반의 기능을 조절하게 된다. 그리고 또 한줄기 미주신경은 뇌의 연수에 핵을 가지고 있으며 연수에서부터 양쪽으로 척추 전근을 따라 내려오면서 모든 기능을 다 하며 천골의 내측을 통해 미골의 상단부에서 만나며 중추신경계의 말초신경과 자율신경이 교합하여 골반 내의 기능을 다 하는 것이다.

골반 내에는 소변과 대변에 필요한 기관이 있으며 성생활에 필요한 기관이 있다. 이 기관의 신경 조직에 의해 소변을 보며 대변을 보고 방귀를 뀐다. 남성 성기가 팽창하는 것은 성기의 해면체에 혈액이 가득 차는 현상이다. 여성이 아기를 갖는 것도 성적 작용 때문에 일어난다.

좌골신경통으로 많은 고생을 한 58세 사업가의 사례를 보자. 이 사람은 온갖 치료 끝에 수술밖에는 다른 도리가 없는 상황에 부닥쳤다. 골반 교정과 미골 교정 치료 15일 후 좌골신경통이 현저히 사라졌으며, 새벽에 발기까지 되었다.

무릎 통증에 시달리던 67세 할머니의 사례를 보자. 수없이 많은 치료에도 낫지 않는다며 찾아온 경우다. 한 번의 골반 교정에 다리가 펴졌다. "정말 이상합니다. 이렇게 한 번의 치료에 다리가 펴지는 수도 있습니까?"라며 나에게 물었다. 이후 매일 골반 교정과 바른 자세 운동을 열심히 시키면서 끈으로 무릎을 묶고 수면하게끔 지시했다. 1개월 후 환자 본인이 다 나은 것 같다고 했다.

스승 신순철 선생의 치료 사례다.

체중이 165kg에 달하는 사우디아라비아인의 경우다. 허리가 아파서 지팡이에 몸을 의지하여 왔다고 한다. 몸집이 너무 커서 난감했지만 아픈 부분을 물어보고 특수 비법을 사용하여 팔꿈치로 장골과 대전자뼈 사이를 가볍게 눌렀는데 몹시 아파했다고 한다. 그러나 5분간의 치료 후 일어나더니 안 아프다고 하면서 잘 걸었다고 한다.

한편 신순철 선생이 미국 LA의 한의사 초청으로 세미나를 갔을 때 가수 장현, 장덕의 어머니가 지팡이를 짚고 오셨다고 한다. 허리디스크에 고혈압, 당뇨까지 앓고 있었는데 한 번 치료 후 그 이튿날 지팡이를 안 집고 오셨다고 한다. 5회 치료 후 본인 스스로 다 나은 느낌이라고 말했다 한다.

그리고 LA의 미국인 카이로프랙틱 닥터는 덩치 큰 사람을 치료하다가 자기가 허리디스크에 걸렸다고 하였다. 간단하게 골반 교정을 했더니 금방 편해졌다고 스승님의 손을 만져 보면서 신기해했다고 한다.

또한 다리가 아프다며 찾아온 16세의 학생은 엉덩이와 다리 등이 꽤 굵었는데 골반 교정과 미골 교정 치료 1개월 후 허리, 다리가 다 나았을 뿐 아니라 키가 한 달 만에 10cm가 자랐다고 하며 좋아했다고 한다.

여기 사례로 쓴 것은 보편적인 치료술이며 독자 여러분께서도 이 책을 읽고 연구하여 환자를 대하면 어떤 증상이든지 다 고칠 수 있을 것이다. 허리디스크나 좌골신경통, 무릎관절염 등의 증상은 대부분 골반과 요추의 변형 때문에 발생하는 것이다. 즉, 골반의 변형 상태에 따라서 아픈 부위가 달라지고 아픈 상태도 달라진다.

진찰 방법과 교정 방법에 대해서는 삼위일체 교정 방법에서 자세히 소개할 것이며 골반의 축 교정 방법은 미골 교정의 효과를 참고하여 보시라.

5) 골반 전체 교정

골반의 전체 교정은 인체의 자연 원리를 기초로 신체 관절의 공학적 상관관계를 연구한 끝에 개발한 인류 최고의 골반 교정 방법이라고 할 수 있다. 골반의 전체 교정으로 요추 4번과 5번이 교정되며 장골과 고관절까지 동시에 교정된다. 허리디스크(요통)나 골반통, 좌골신경통, 무릎관절염 등 골반의 변위로 인하여 생기는 병증은 이 한 가지 기술로 거의 다 치료될 수 있다.

기술 ① 시술자가 환자의 다리를 옆으로 들어서 꺾어줌으로써 뒤로 밀려 나왔던 요추 4번과 5번의 추골이 드롭 작용 때문에 지렛대의 원리에 따라 정상 위치를 찾아가게 된다.

기술 ② 장골 역시 외전된 장골은 발을 들어줌으로써 지렛대의 원리에 의해 장골이 내전될 수 있다.

기술 ③ 고관절 역시 다리를 옆으로 들어 올림으로써 대전자뼈에 의해 지렛대의 원리로 교정될 수 있다.

골격은 근육의 힘으로 조절된다. 따라서 근육 조절을 잘해주어야 골격이 정상 위치를 찾아간다. 동시에 신경 압박이 해소되면 통증은 자연히 사라진다. 시술자는 환자를 너무 아프게 치료하면 안 된다. 환자가 너무 아프면 근육 내에 긴장이 생기기 때문에 교정되지 않는다. 중요 포인트는 장골과 대전자 사이에 팔꿈치를 대고 교정하는 것인데 이 부위는 통증이 강한 곳이기에 가볍게 누르면서 장골과 대전자의 각도를 잘 유지해야 한다.

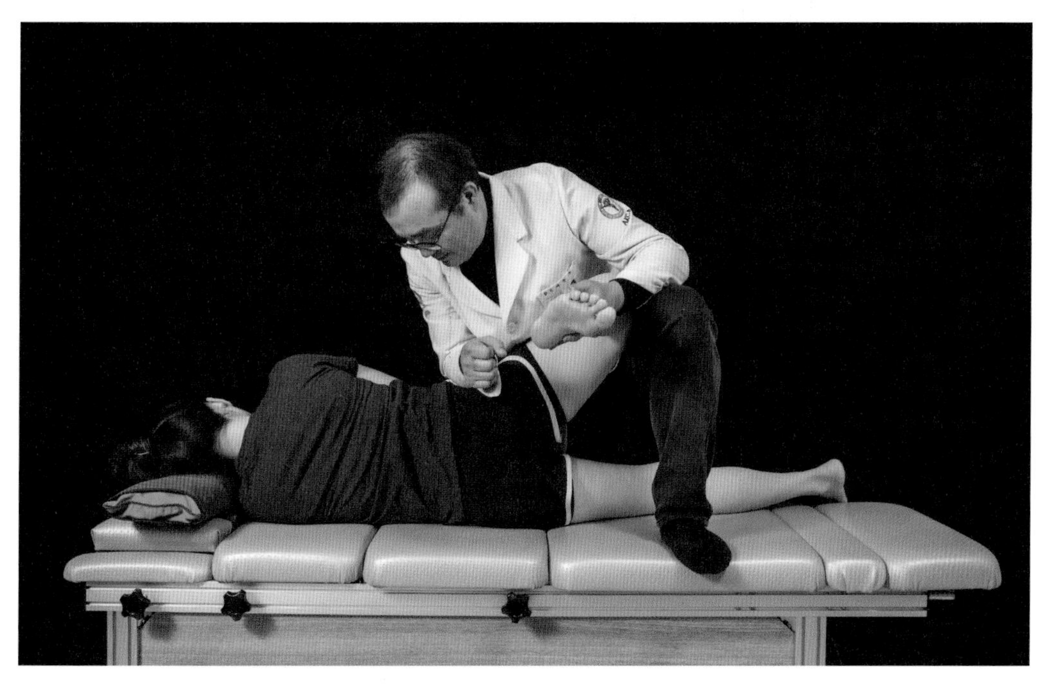

환자가 누운 상태에서 시술자는 환자의 환측 다리를 옆으로 들어서 구부려서 벌리고 시술자의 무릎 위에 올려놓은 다음 팔꿈치로 환자의 장골과 대전자 사이에 대고 환자에게 호흡조절을 시키면서 5~6회 드롭 교정을 하고 60초 정도 가볍게 누르면서 근육을 이완시켜 준다.

6) 골반 부분 교정

Category 1번

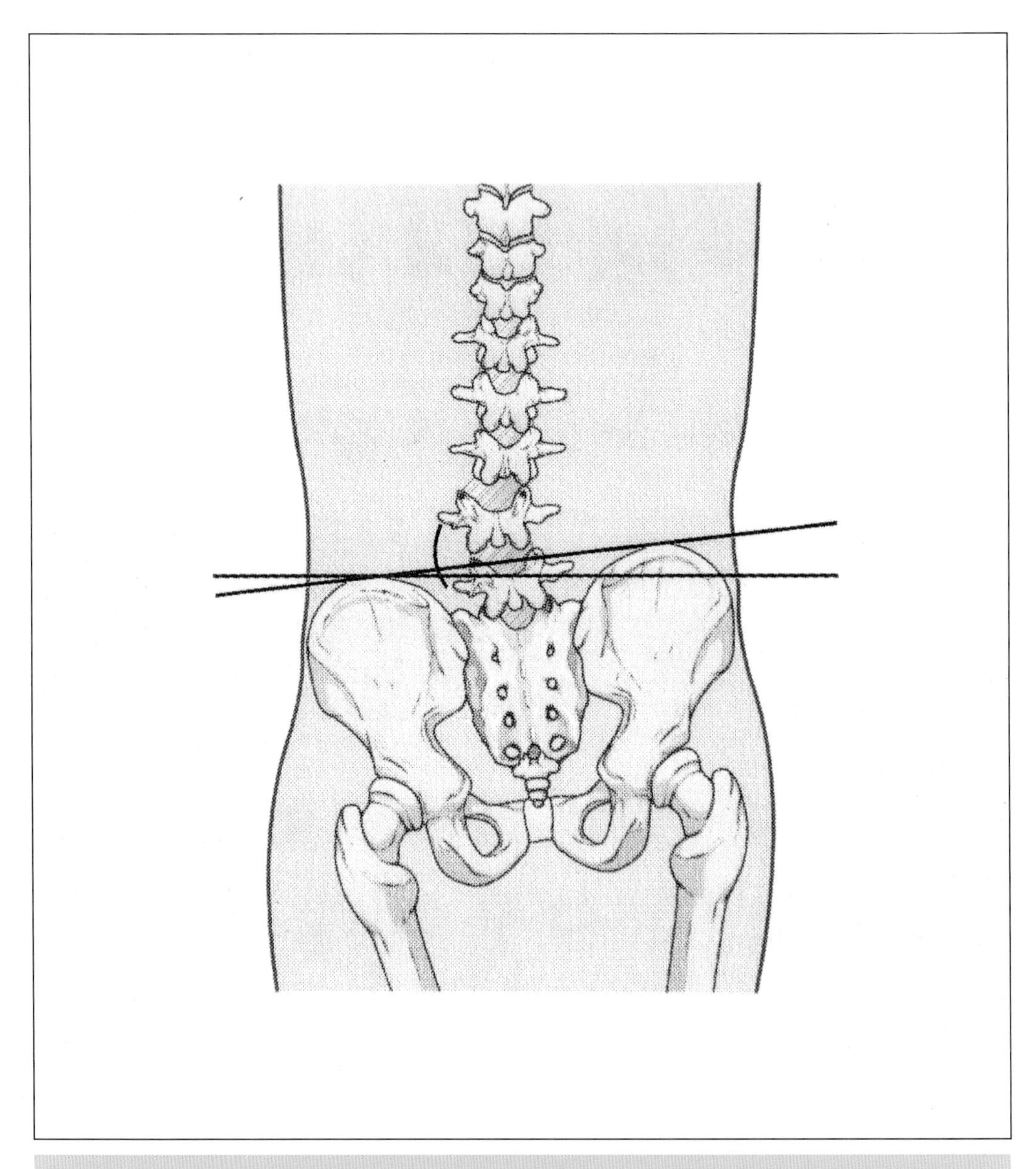

이 그림에서 좌측 4, 5번이 좌측으로 밀려 나와 있고 장골과 고관절도 좌측으로 내려와 있는 것을 볼 수 있다. 여기서 요추의 흐름으로 볼 때 환측은 좌측이다. 육안으로 보면 좌측 허리 부분이 아래로 꺼져있다.

Category 1번 진찰 방법

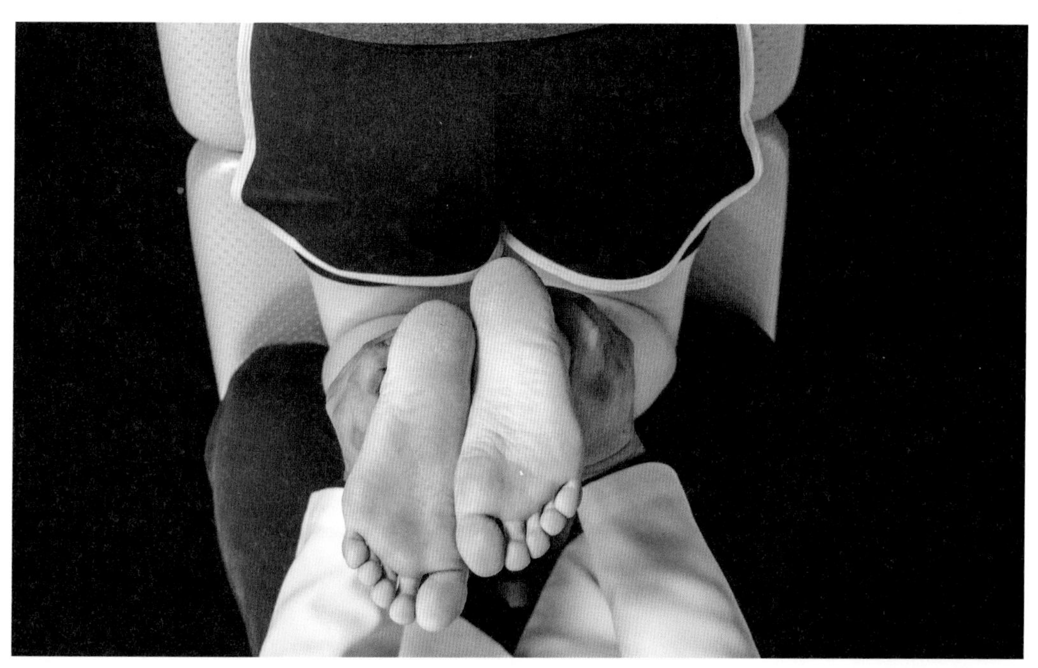

양쪽 다리를 구부리고 양쪽 뒤꿈치를 엉덩이의 정중선으로 밀면 좌측으로 밀려가면서 좌측 뒤꿈치가 짧아지고 우측 뒤꿈치가 길어진다. 좌측 장골은 벌어지면서 하방되어 있으며 우측장골은 상방되어 있다. 즉, 좌측으로 변형이 일어났음을 알 수 있다.

Category 1번 교정 방법

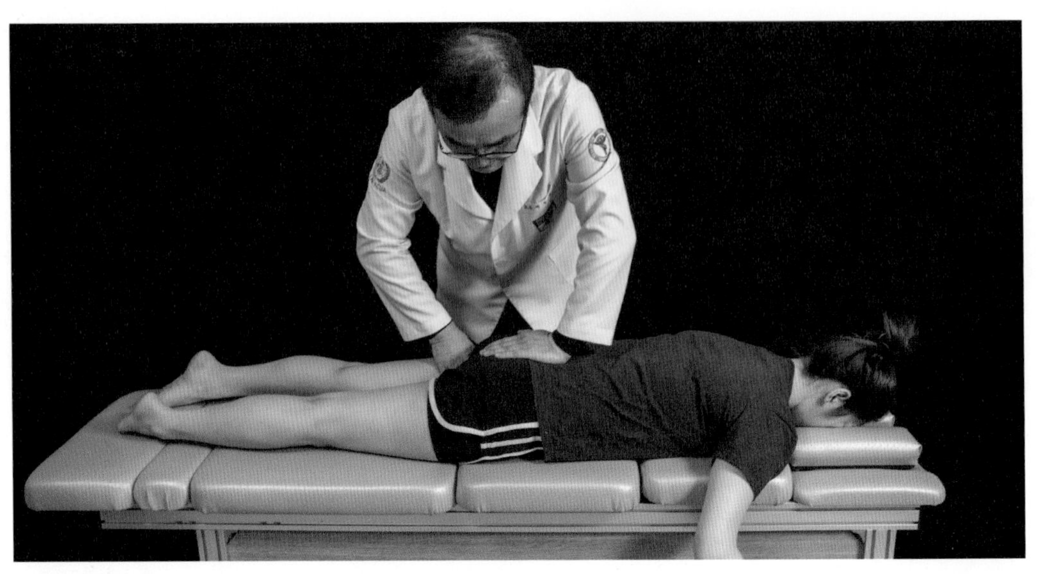

시술자는 오른손으로 환자의 좌측 장골 하단부를 잡고 다른 한손으로는 환자의 천골 중앙부를 잡고 45도 상방으로 올려쳐 준다. 이 동작으로 장골을 올려 쳐준다고 장골이 올라가는 것은 아니다. 다만 아픈 부위를 쳐주니 환자 스스로 시원함을 느낄 뿐이다.

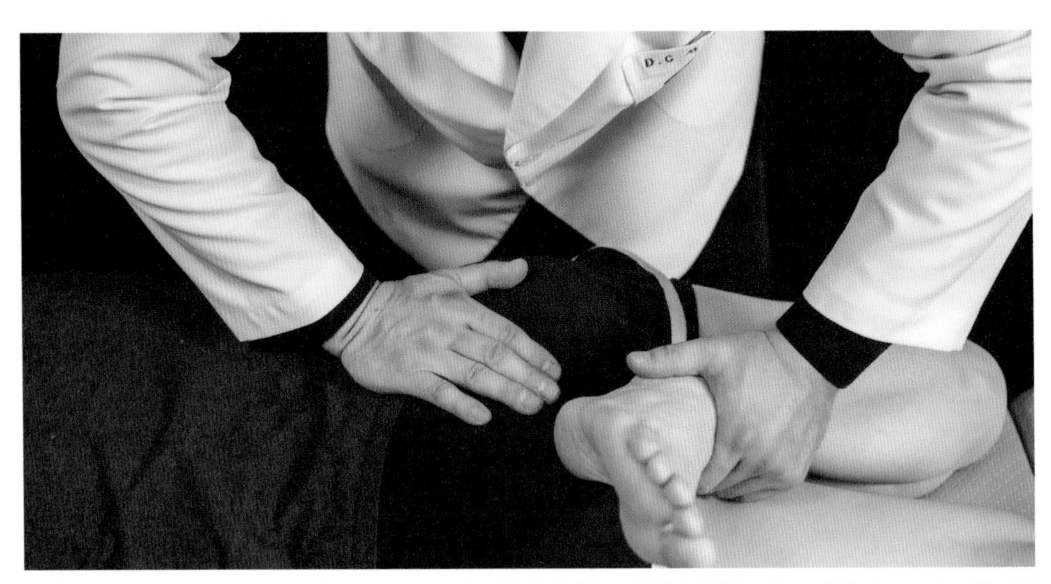

시술자는 환자의 오른쪽에 서서 오른손으로는 환자의 천골 중앙 부위를 잡고 다른 손으로는 환자의 우측 발목을 잡고 천골을 좌측으로 돌려주면서 이 손으로 발뒤꿈치로 환자의 좌측 엉덩이를 향해 쳐준다. 보통 5~6회 호흡 조절과 함께 쳐준다. 이렇게 하면 우측 장골이 하방되면서 좌측 요추 4, 5번이 교정된다.

Category 2번

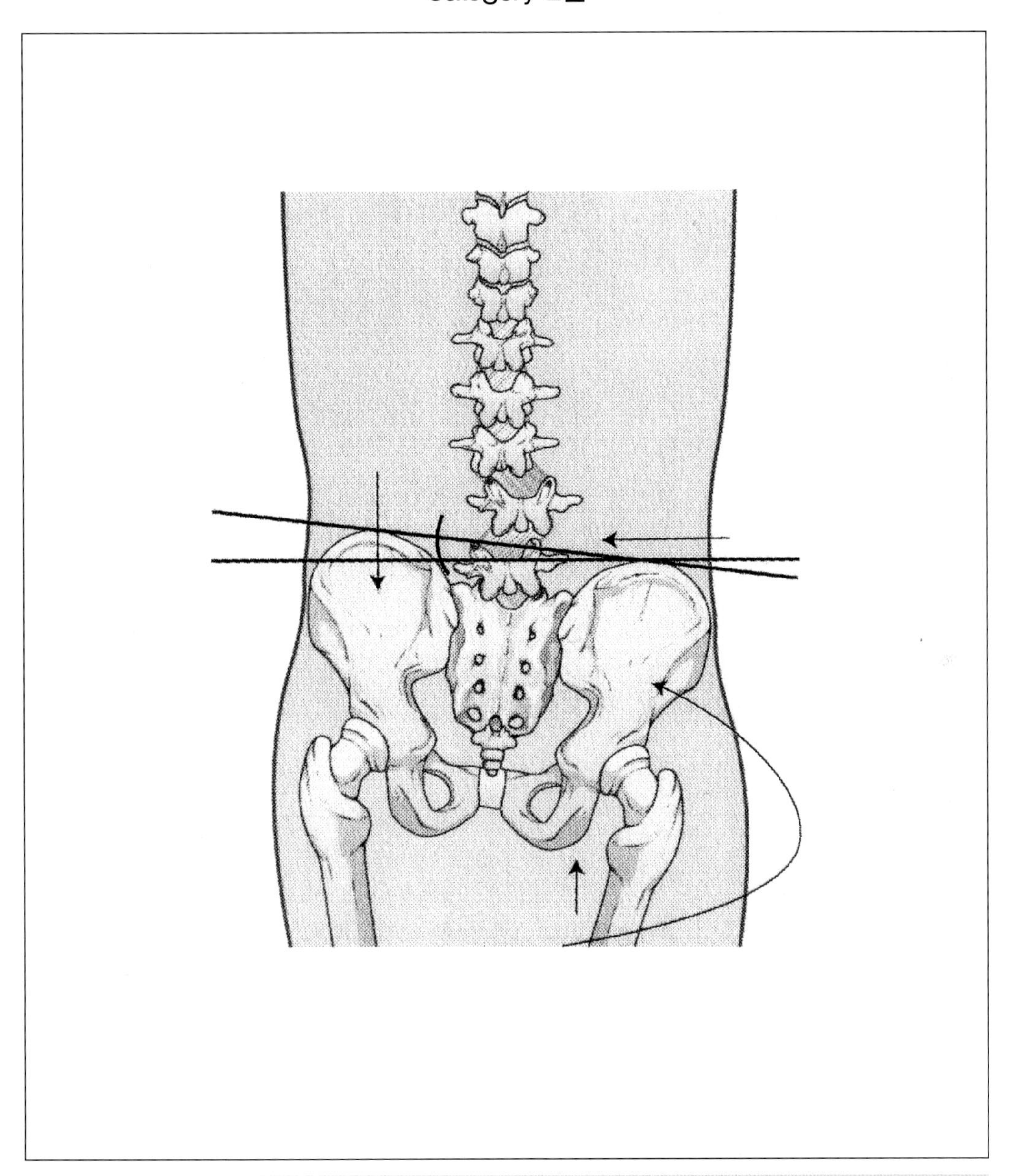

이것을 보면 우측이 환측이다. 요추 4, 5번은 우측으로 밀려있고 장골과 고관절도 우측으로 내려와 있다.

Category 2번 진찰 방법

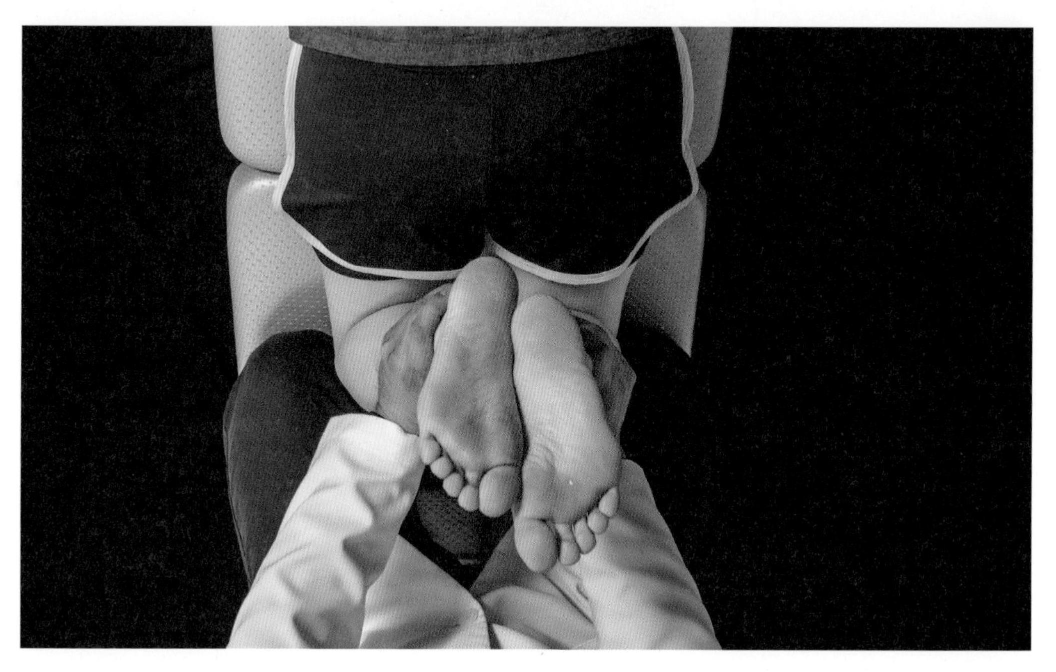

양쪽 다리를 구부리면 양쪽 뒤꿈치가 엉덩이의 정중선에서 우측으로 밀려가면서 우측 뒤꿈치는 짧아지고 좌측 뒤꿈치는 길어진다. 우측 장골이 벌어지면서 하방되어 있으며 좌측 장골은 상방되어 있다.

Category 2번 교정 방법

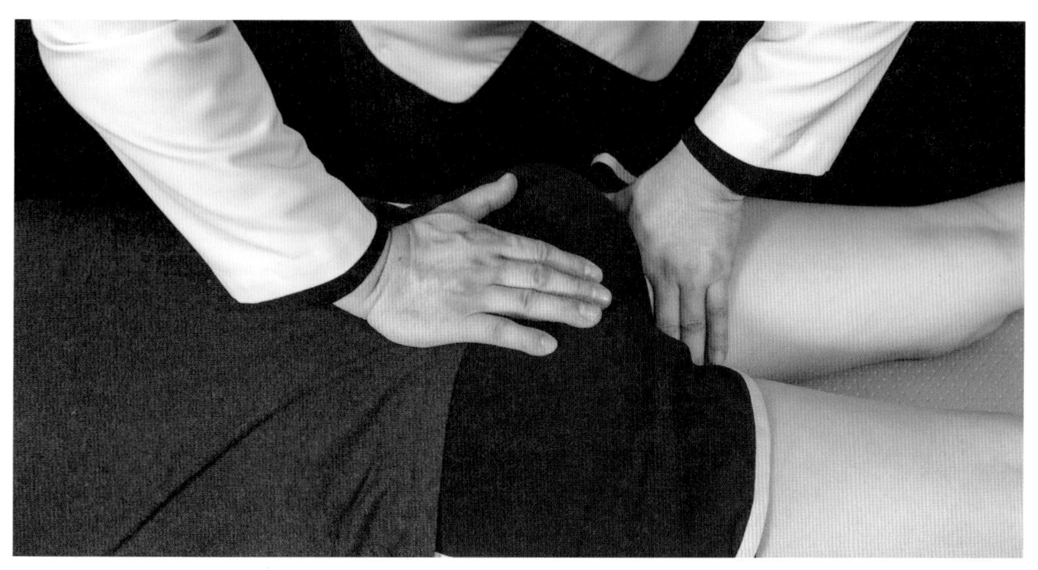

시술자는 왼손으로 환자의 우측장골 하단부를 잡고 또 한손으로는 환자의 천골 중앙부를 잡고 45도 상방으로 올려 쳐준다. 이 동작으로 장골을 올려쳐 준다고 해서 장골이 올라가는 것은 아니다. 다만 환자의 아픈 부위를 쳐줌으로써 환자가 시원함을 느끼게 할 뿐이다.

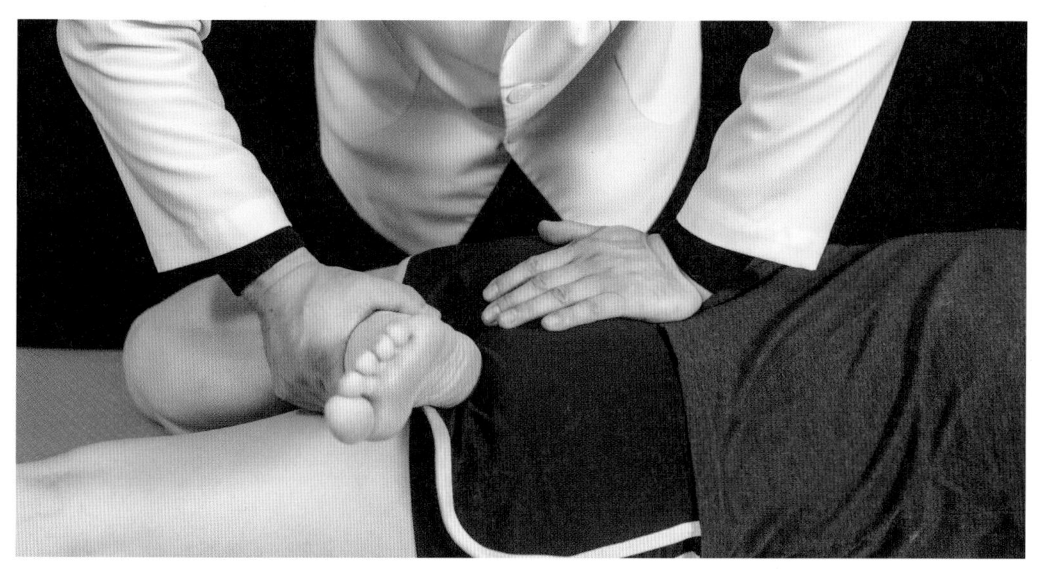

시술자는 환자의 왼쪽에 서서 왼손으로는 환자의 천골 중심부를 잡고 또 한손으로는 환자의 왼쪽 발목을 잡고 천골을 우측으로 돌리면서 왼쪽 발목을 잡은 손으로 환자의 좌측 발뒤꿈치로 우측 엉덩이를 향해 쳐 준다. 호흡 조절과 함께 5~6회 호흡 교정한다. 이렇게 하면 좌측 장골이 하방되면서 우측 요추 4, 5번이 교정된다.

Category 3번

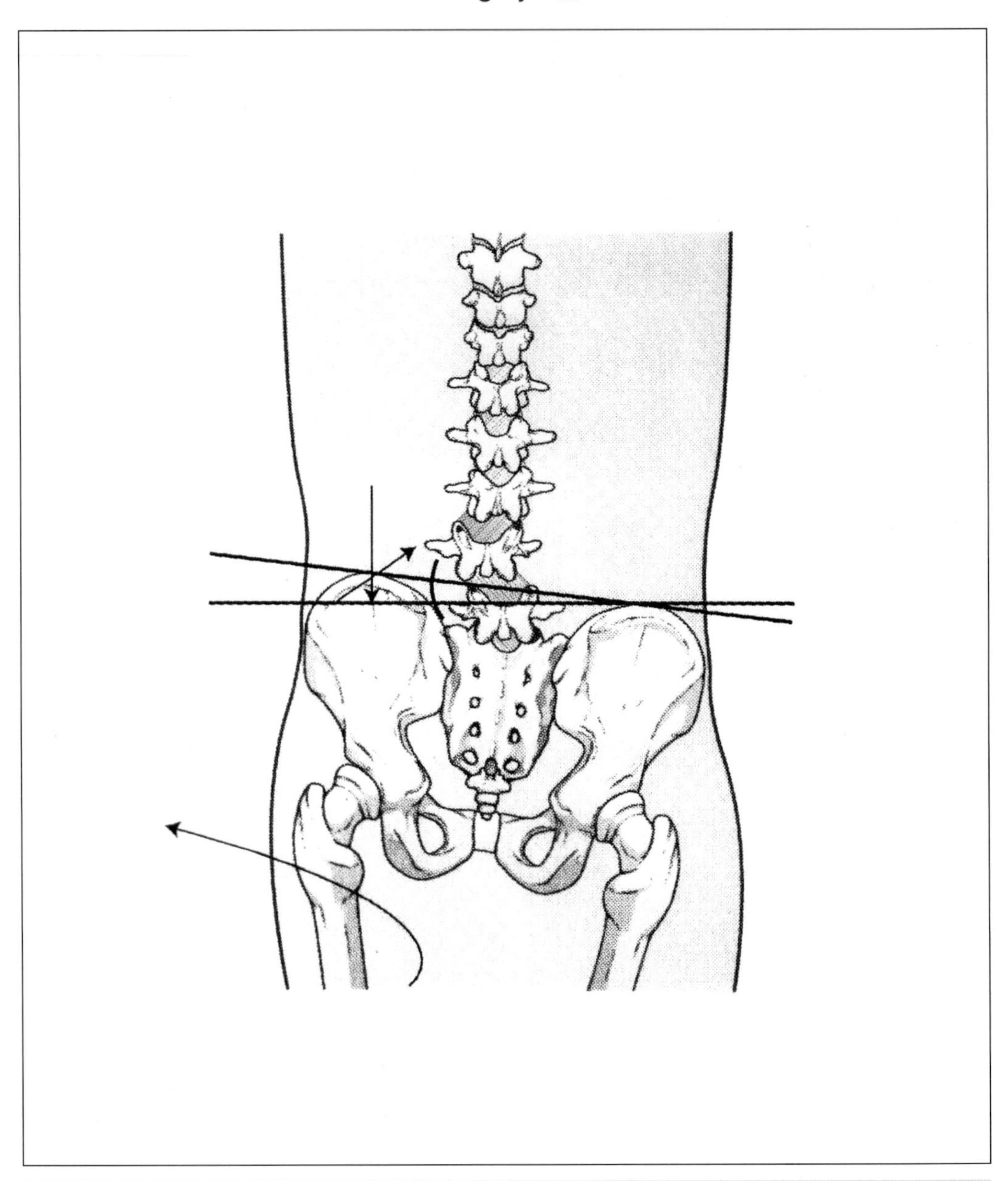

이 그림에서 요추 4, 5번이 좌측으로 밀려나와 있고 장골과 고관절도 좌측으로 올라가 있는 것을 볼 수 있다. 이런 상태에서는 올라간 쪽을 내려주어야 하며 요추 4, 5번도 우측으로 밀어주어야 한다.

Category 3번 진찰 방법

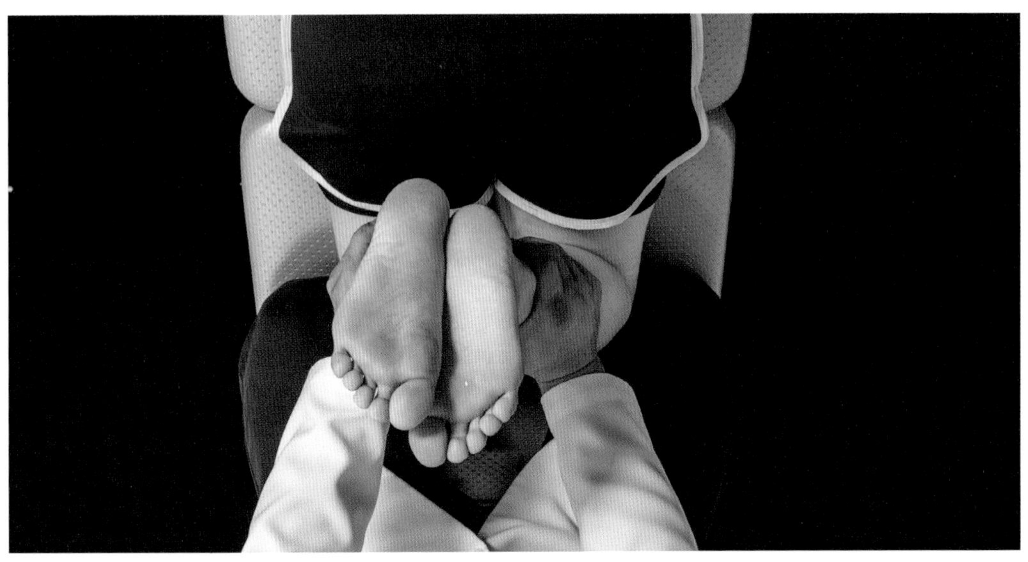

양쪽 다리를 구부렸을 때 양쪽 뒤꿈치가 엉덩이의 정중선에서 좌측으로 밀려가면서 좌측 뒤꿈치가 길어지고 우측 뒤꿈치가 짧아진다. 왼쪽 장골이 벌어지면서 상방되어 있으며 우측 장골은 하방되어 있다.

Category 3번 교정 방법

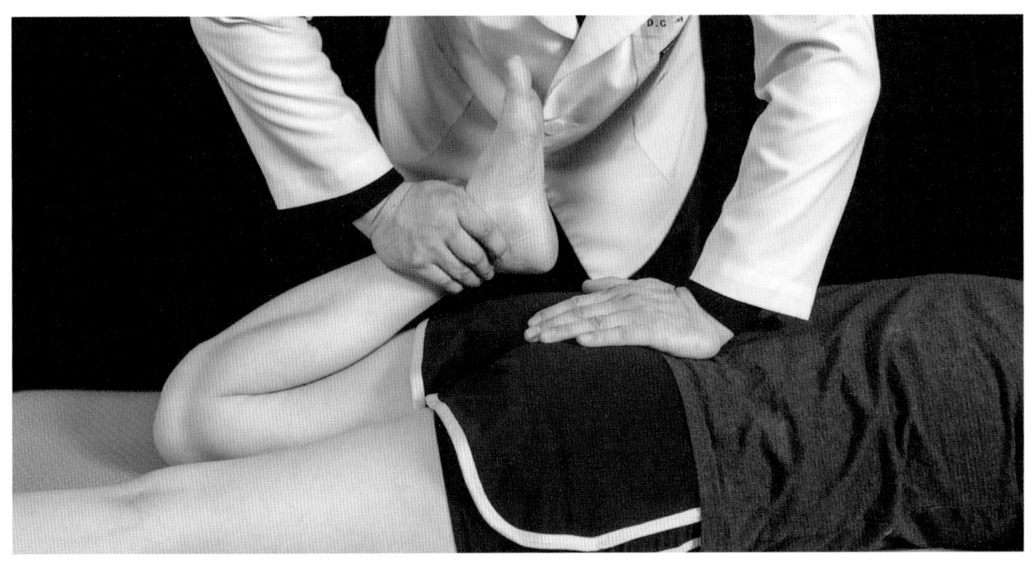

시술자는 환자의 좌측 편에 서서 왼손으로는 환자의 천골 중앙부를 잡고 또 한손으로는 환자의 좌측 발목을 잡고 천골을 우측으로 밀어주면서 좌측 발목을 잡은 손으로 좌측을 향해 바깥으로 쳐 준다. 이렇게 하면 좌측 장골이 하방되면서 좌측 요추 4, 5번이 교정된다.

Category 4번

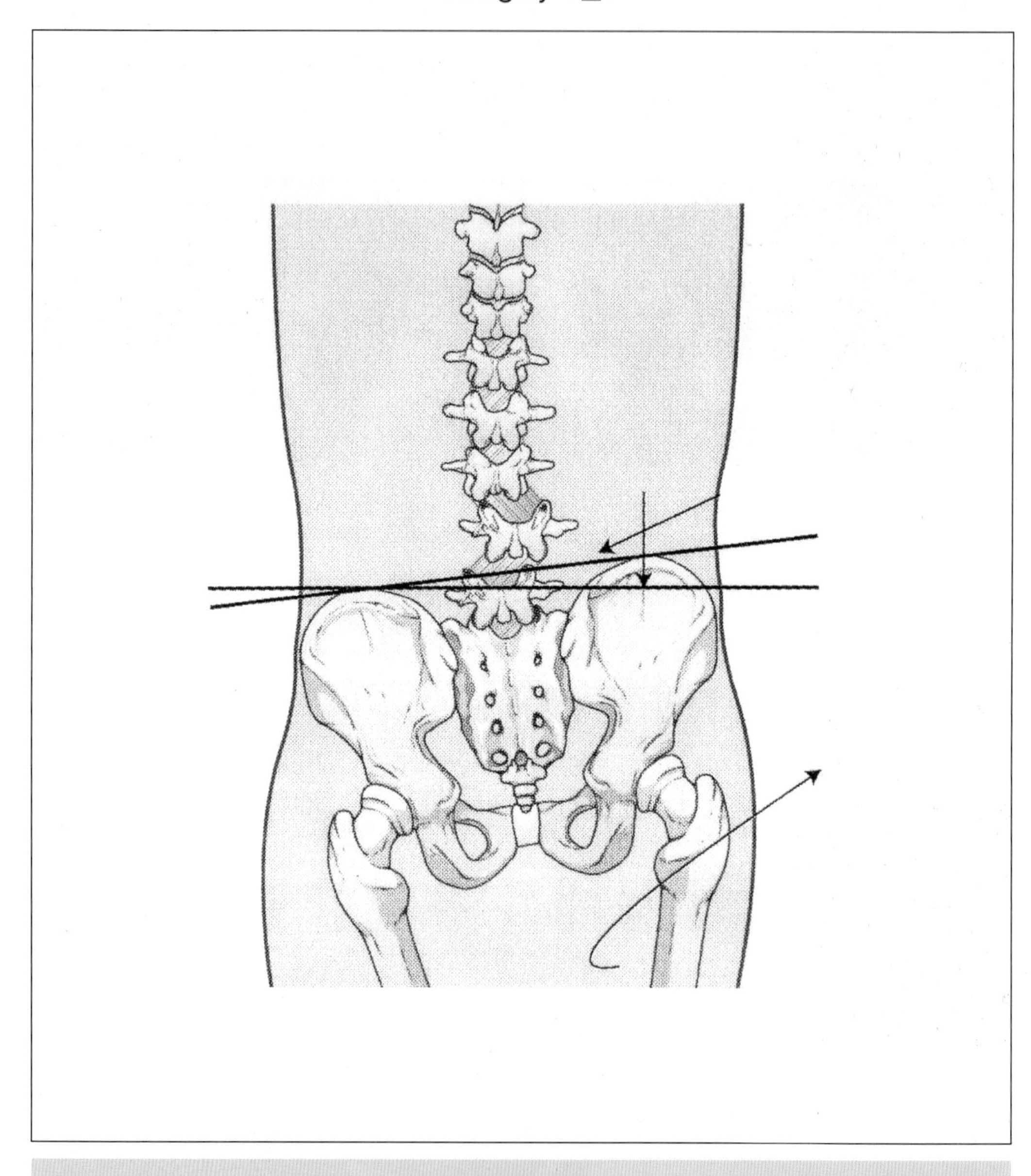

이 그림에서는 앞의 그림과는 반대로 우측 장골이 상방으로 올라가고 고관절도 올라가 있다. 요추 4, 5번도 우측으로 나와 있다. 따라서 환측은 우측이다.

※ 현대인들 중에서 이러한 형태의 DISC 환자가 60~70%에 해당한다.

Category 4번 진찰 방법

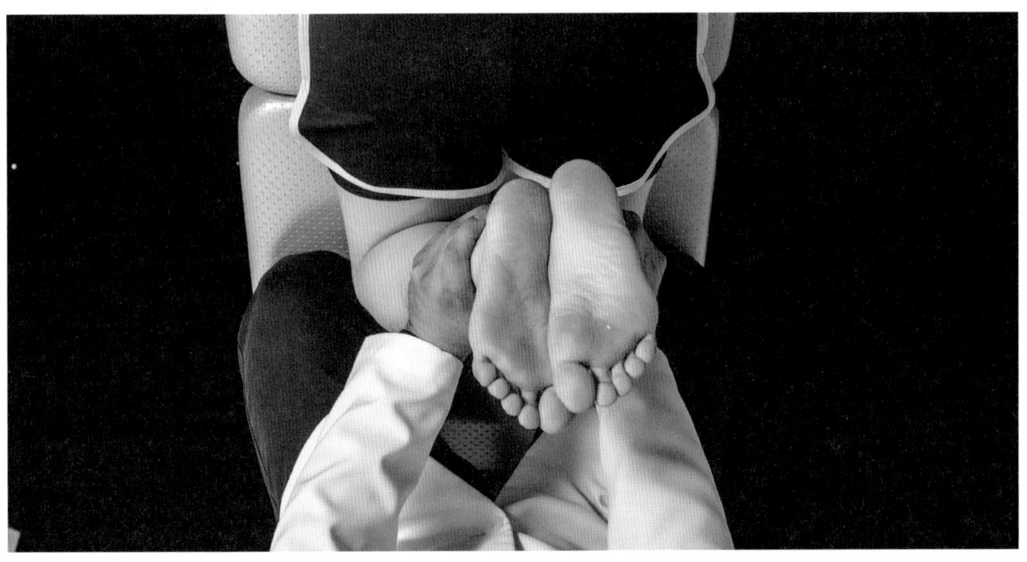

양쪽 다리를 구부렸을 때 양쪽 뒤꿈치가 엉덩이의 정중선에서 우측으로 밀려가면서 우측 뒤꿈치가 길어지고 좌측 뒤꿈치는 짧아진다. 우측 장골이 벌어지면서 상방되어 있으며 좌측 장골은 하방되어 있다.

Category 4번 교정 방법

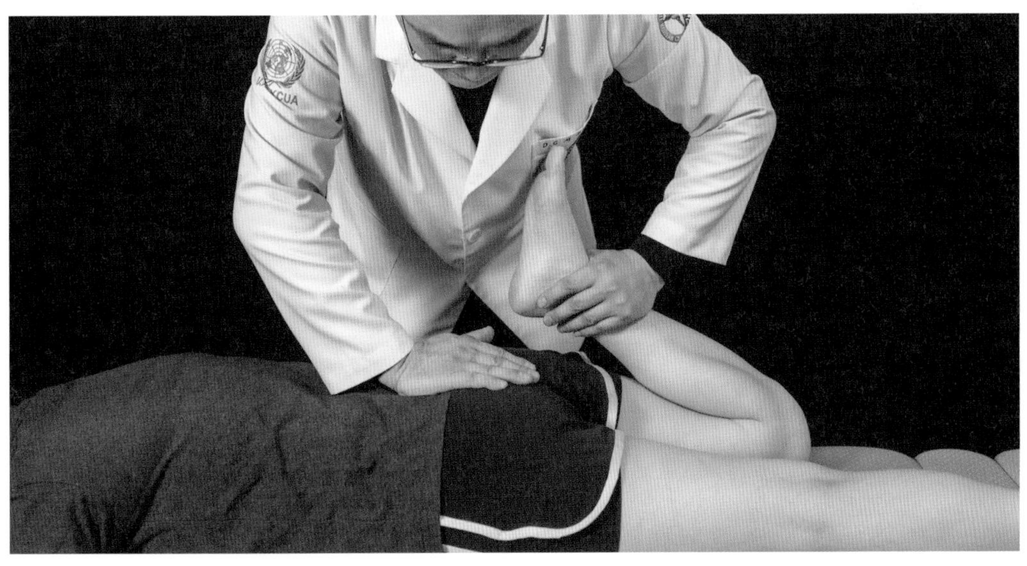

시술자는 환자의 우측 편에 서서 오른손으로는 환자의 천골 중앙부를 잡고 왼손으로는 환자의 오른쪽 발목을 잡고 천골을 좌측으로 밀어주면서 우측 발목을 잡은 손으로 우측을 향해 엉덩이 바깥쪽을 향해 쳐준다. 이렇게 하면 우측 장골이 하방되면서 우측 요추 4, 5번이 교정된다.

척추·골반 변형의 예

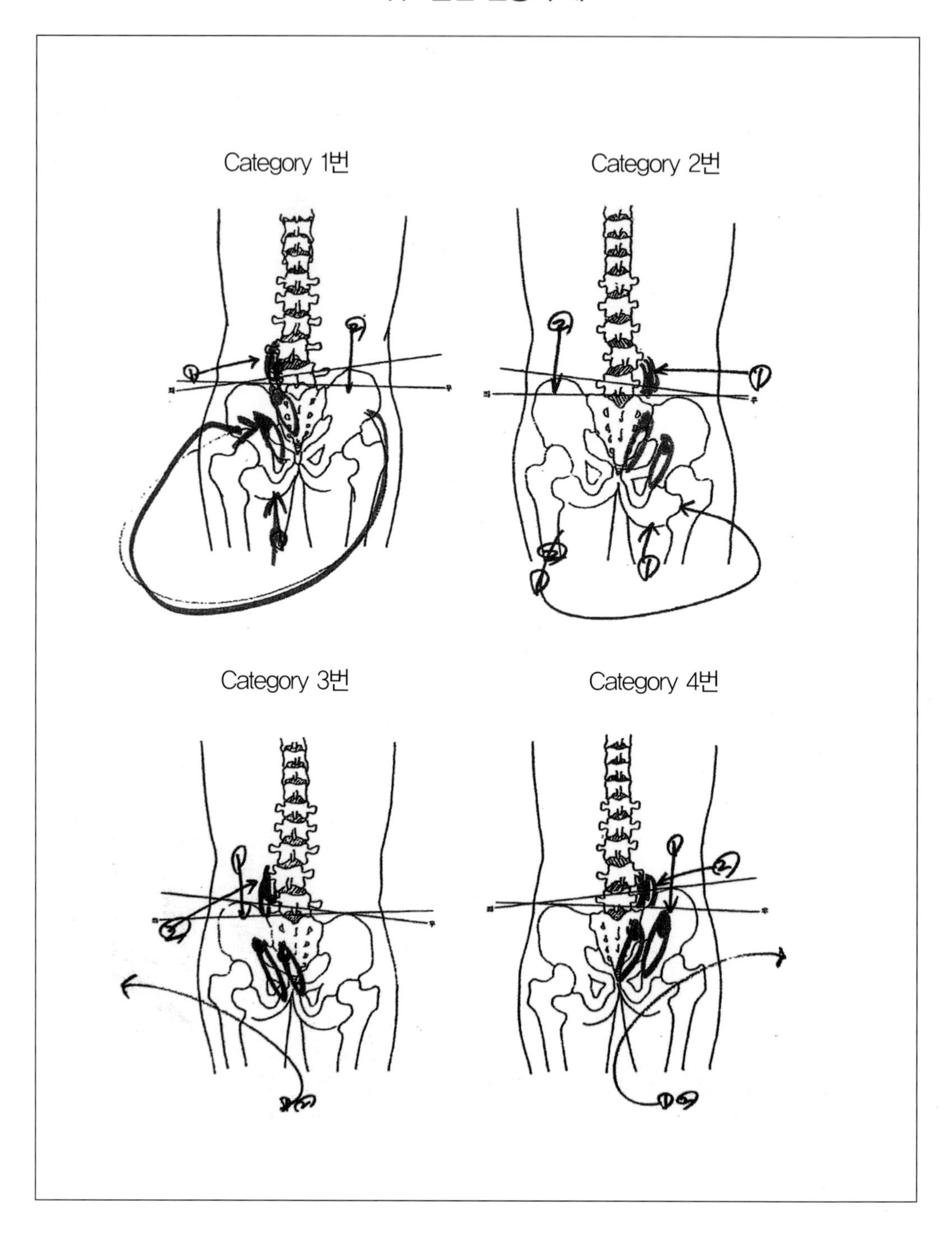

7) 골반 수축 교정

여성의 골격은 약하기 때문에 호흡 교정으로 가볍게만 쳐주어도 벌어졌던 골반이 동그스름하게 앞으로 오그라들면서 작고 예쁜 엉덩이가 된다.

골반 수축 교정은 아기를 낳은 산모에게 그날 바로 시행해도 무방하다. 산모를 옆으로 눕게 하고 다리를 구부려서 그림과 같이 골반을 꾹꾹 눌러만 주어도 산모는 시원함을 느끼게 되며, 골반 수축이 빨리 되고 처녀 때의 몸매를 유지하면서 건강하게 지낼 수 있다.

골반 수축 교정 1번

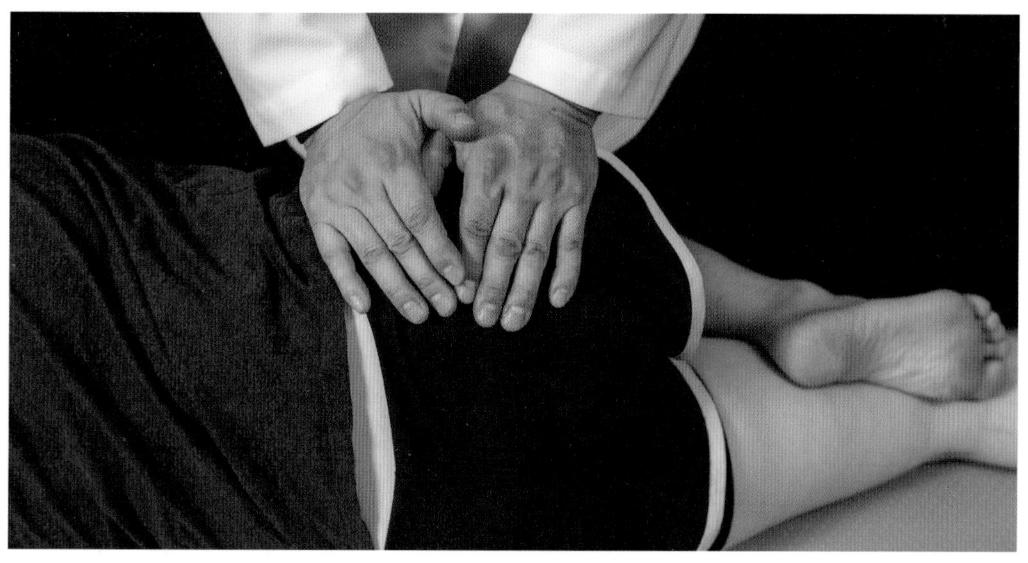

환자를 우측 골반이 위로 향하게 옆으로 눕게 한 다음 다리를 구부려서 골반이 15도 앞쪽으로 오그라지도록 잡고 호흡 조절과 함께 5~6회 호흡 교정한다.

골반 수축 교정 2번

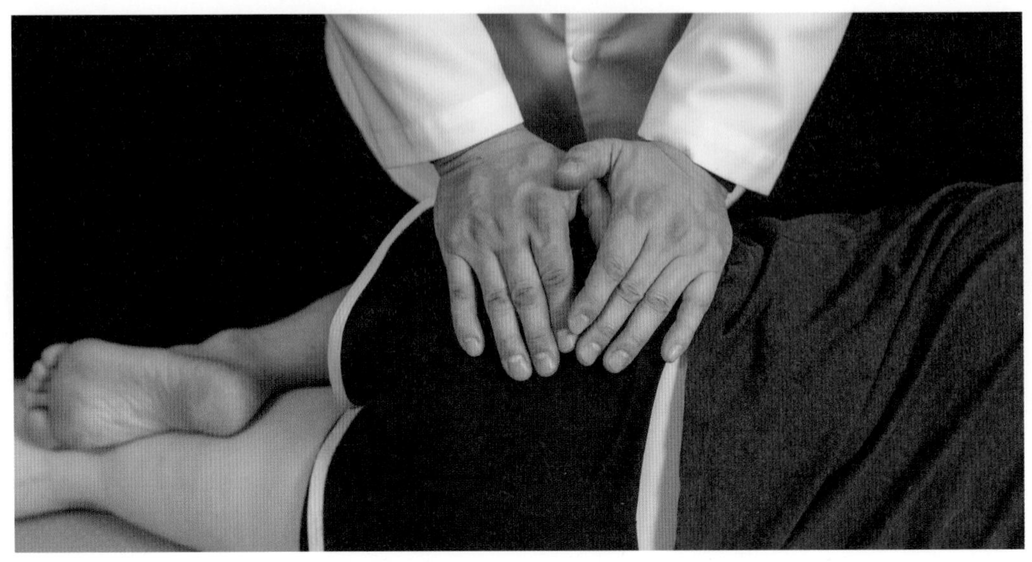

환자를 골반 수축 교정 1번과 반대 방향으로 눕게 하고 동일하게 교정한다.

골반 수축 교정 3번

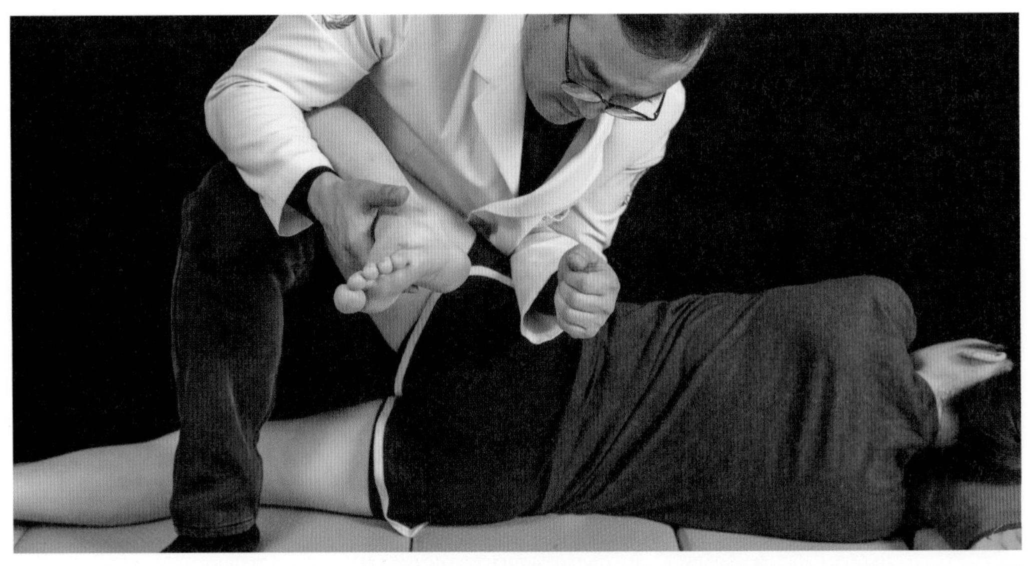

환자의 아픈 다리 쪽을 교정하는 것으로서 골반 전체 교정과 동일하게 시술한다. 환자가 누운 상태에서 시술자는 환자의 환측 다리를 옆으로 들어서 시술자의 무릎 위에 올려놓고 팔꿈치로 환자의 장골과 대전자 사이에 대고 환자에게 호흡 조절을 시키면서 5~6회 드롭 교정한다.

※요천신경절 교정 방법

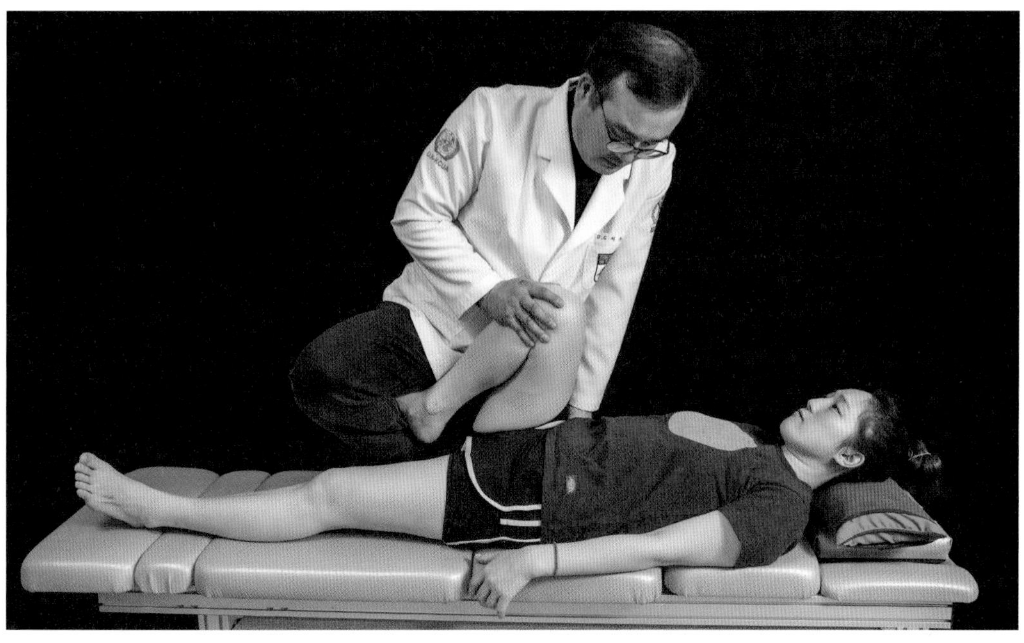

요천신경절은 서혜부 내측에 있는 신경 집합 장소로서, 장골 내측 서혜부를 엄지손가락으로 가볍게 누르면서 아픈 다리를 구부려 45도 상방 대각선으로 밀며 10~15회 정도 호흡 조절을 시키고 난 후 다리를 뻗으라고 하면 아팠던 다리가 금방 시원하게 풀리면서 아랫배가 아프다든지 다리가 아프다든지 무릎이 안 펴진다든지 하는 여러 가지 통증이 해소되는 신비의 치료술이다.

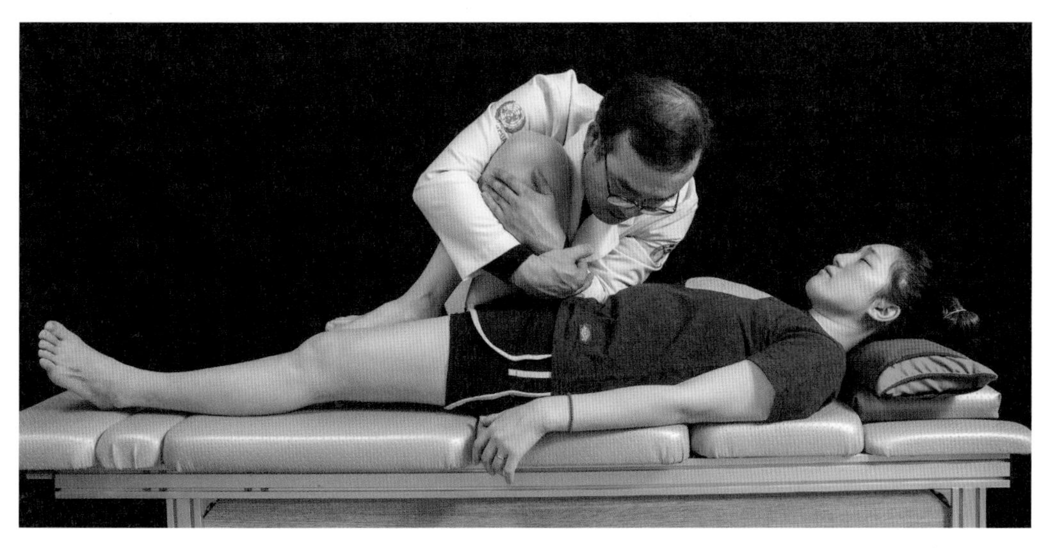

시술 후 아픈 다리를 구부려서 45도 상방 대각선으로 밀면서 시술자의 팔꿈치로 일정한 압력(환자가 참을 수 있을 정도)으로 1분 정도 압박을 가해준다. 위 사진의 시술과 마찬가지로 탁월한 효과가 있다.

8) 미골 교정

(1) 미골과 천골의 변형 예

임산부가 아기를 수태하고 10개월 후 아이를 낳을 때쯤 산모의 체중은 12~20kg 가까이 증가하게 된다. 이 과정에서 산모는 아랫배가 불러지고 요추가 이완되며 골반의 골격이 물러나면서 많이 힘들어한다. 또 아이를 출산하는 과정에서 골반의 치골결합이 100mm 이상 벌어지면서 아이와 양수, 노폐물 등이 동시에 빠져나온다.

① 아이를 낳은 이후 산모의 골반강 내에 비어 있던 자리는 자연의 섭리(귀소본능)에 의해서 서서히 정상 위치를 찾게 된다. 늘어났던 뱃가죽과 물러났던 골반이 수축하면서 100mm 이상 벌어졌던 치골결합 역시 정상 위치로 결합하기 위해 움직인다.

이 과정에서 불안정한 마음과 불편한 몸으로 인해 좋지 않은 자세로 앉거나, 왼쪽 또는 오른쪽, 한쪽으로만 누워 생활하거나, 앉을 때 힘없이 털썩 주저앉거나 할 때 골반 자체의 양쪽 대칭이 무너지게 되며, 양쪽 장골이 더 벌어지거나 한쪽으로 외전 또는 내전되므로 천골의 변형을 초래하게 된다.

이렇게 되면 꼬리뼈의 변형을 야기하게 된다. 특히 장골의 변형은 치골결합의 변형을 일으키고 이는 자궁의 변형을 초래하게 된다. 또한 골반의 변형은 자궁후굴 증상이나 자궁이 벌어지는 현상을 일으킨다. 이것은 모두 골반과 꼬리뼈의 변형에서 비롯되는 것이다.

② 운동이나 작업 도중 또는 눈길에서 크게 넘어지거나 엉덩방아를 찧거나 교통사고 등으로 골반 혹은 척추가 크게 긴장하거나 직접적으로 꼬리뼈가 손상을 입게 되면 목이나 허리디스크 등의 질환을 얻게 된다. 척추 손상은 만병의 원인이 된다.

(2) 미골의 진찰과 교정

① 꼬리뼈가 한쪽(좌우)으로 비틀어진 경우

진찰 항문 주위를 살펴보면 골반 후면 양쪽 볼기의 중심선이 좌측 혹은 우측으로 비틀어져 있는 것을 볼 수 있다. 또는 진찰 의료용 장갑을 끼고 중지에 의료용 윤활제를 충분히 바른 후 항문에 삽입하여 꼬리뼈 부분을 더듬어보면 한쪽으로 근육이 뭉쳐 있거나 볼록한 부분이 있을 것이다. 그 부분을 가볍게 압박하면서 환자에게 그 부분이 아픈지 아닌지를 묻는다.

교정 진찰 결과 꼬리뼈가 좌측으로 비틀어져 있으면 우측으로, 우측으로 비틀어져 있으면 좌측으로 중지를 닿게 한 후 가볍게 밀어주면서 환자로 하여금 10~20회 심호흡하게 한다. 그런 다음에 꼬리뼈 내측의 뭉쳐 있는 부분을 중지로 가볍게 닿게 한 후 환자로 하여금 다시 한번 10~20회 심호흡을 하게 한다.

② 꼬리뼈가 'ㄱ' 자로 꺾인 경우

진찰 항문 주위를 살펴보면 꼬리뼈 주위가 시커멓게 변색해 있는 것을 볼 수 있다. 또는 중지를 항문에 삽입하여 꼬리뼈 내측을 더듬어 보면 꼬리뼈 끝이 'ㄱ' 자로 구부러져 있는 것을 알 수 있다. 그 부위를 가볍게 압박하면서 주변 어느 부분이 아픈 곳인지를 명확히 확인한다.

교정 'ㄱ' 자로 구부러진 부위에 중지를 닿게 한 후 다른 손으로 천골과 미골 사이를 아래로 누르면서 환자에게 10~20회 심호흡을 하게 한다. 또는 꼬리뼈 아래 혹은 끝 쪽이 아픈 경우 미골 끝에 중지를 닿게 한 후 환자에게 10~20회 심호흡하게 한다.

③ 꼬리뼈 중간이 '–' 자로 뻗어져 있으며 그 끝이 바짝 구부러진 경우

진찰 꼬리뼈 중간 부위를 살펴보면 '–' 자로 뻗어져 있거나 뒤로 들려 있는 것을 볼 수 있다. 또는 중지를 항문에 삽입하면 꼬리뼈 내측이 '–' 자로 뻗어 나오다가 그 끝이 'ㄱ' 자보다 더 바짝 구부러진 것을 알 수 있다. 그런 다음 '–' 자 상태를 확인한 후 그 주변의 아픈 부위를 환자에게 확인한다.

교정 '–' 자 상의 중간 부분에 중지 끝을 대고 다른 손은 꼬리뼈의 하단부를 누르면서 환자로 하여금 10~20회 심호흡하게 한다. 또는 꼬리뼈 하단부가 'ㄱ' 자보다 더 구부러진 것을 펴기 위해서는 꼬리뼈 내측 끝부분에 중지 끝을 닿게 하고 다른 손 엄지손가락으로 'ㄱ' 자로 구부러진 곳을 누르면서 안쪽과 바깥쪽을 동시에 압박한 후 환자로

하여금 20~30회 심호흡하게 한다.

④ 천골의 하단부와 꼬리뼈의 상단 접합부가 뭉그러져 있는 경우

진찰 항문 주위의 피부가 시커멓게 되거나 볼기짝에 발진이 있거나 엉덩이 부분이 유독 부어올라 살 트임이 생긴 것을 볼 수 있다. 또는 중지를 항문에 삽입하면 천골과 미골 사이의 턱이 없어지거나 천골 안쪽 부위가 볼록하게 튀어나온 부분이 만져진다. 천골과 꼬리뼈의 접합부 부위를 가볍게 누르면서 환자로 하여금 아픈 곳을 확인하게 한다.

교정 천골과 미골의 접합부에는 턱이 만져지는 것이 정상인데 이것이 밋밋해져 턱이 없어져 있는 경우 항문 안쪽으로 중지를 넣어 접합부의 아래쪽을 눌러서 약간 꺾어 내려주는 느낌으로 누르면서 환자로 하여금 20~30회 심호흡하게 한다. 또는 꼬리뼈의 상단과 천골의 내측 하단부가 좌측 혹은 우측으로 볼록해진 부분이 있다. 중지를 항문에 깊숙이 삽입하여 중지 끝이 천골 하단 아픈 곳에 닿게 한 후 다른 손 역시 아래로 누르면서 환자로 하여금 20~30회 심호흡하게 한다.

⑤ 천골의 하단부가 뭉그러져 있는 경우

진찰 천골의 하단부가 뭉그러져 있을 때 고관절 주변에 괴사가 일어나고 있는 경우가 많은데 고관절부가 움푹하게 들어가거나 살갗 근육이 괴사되면 피부색이 시커멓게 변색하거나 엉덩이가 탄력을 잃는다. 외관으로 살펴본 뒤에 중지를 항문에 넣어서 천골 하단을 만져 보면 여러 곳이 툭툭 불거져 있거나 구불구불한 부분이 만져질 것이다. 중지로 천골 하단을 더듬어 환자로 하여금 아픈 곳을 확인하게 한다.

교정 항문으로 중지를 깊숙이 넣어서 손가락 끝으로 툭툭 불거진 환자의 아픈 곳을 중심으로 가볍게 누르면서 다른 손은 천골을 눌러 아래로 내려준다. 또는 중지를 항문 깊숙이 넣어서 좌측으로 비틀어져 있으면 우측으로, 우측으로 비틀어져 있으면 좌측으로 밀어준다. 다른 손으로는 환자의 아픈 곳을 아래로 눌러주면서 꼬리뼈 내측손의 방향을 도와준다.

⑥ 천골과 미골의 턱이 없는 경우

진찰 어떤 환자는 항문 주위 피부는 거칠지만 항문 내부는 말끔하게 천골과 미골의 턱이 없는 경우가 있다. 이것 역시 정상적인 상태가 아니며 천골과 미골 사이에는 반드시 경계가 되는 턱이 있어야 한다.

교정 중지를 항문 깊숙이 넣어서 천골과 미골 사이의 경계로 예상되는 부분의 주변에 가볍게 닿게 한 후 다른 손으로는 천골의 하단을 가볍게 누르면서 환자로 하여금 20~30회 심호흡하게 한다. 시술은 몇 회에 걸쳐 천천히 진행한다.

⑦ 덩어리가 길게 뻗어 있거나 구부러진 경우

진찰 천골 내측으로부터 꼬리뼈 방향으로 불룩 불거진 덩어리가 길게 뻗어 있거나 불거진 덩어리가 구부러져 있는 것을 알 수 있다.

교정 중지를 항문 속에 깊게 삽입하여 천골 부위에서부터 내려오는 기시점을 중지 끝으로 닿게 한 후 환자로 하여금 20~30회 심호흡하게 한다.

⑧ 기타 증상

진찰 천골과 미골이 이상하게 변형되거나 천골과 미골 주위에 작은 임파선 덩어리 같은 것들이 불룩하게 돋아 있는 경우를 볼 수 있다. 미골과 천골 사이를 손도 못 대게 할 정도로 아파하는 환자도 있다. 천골과 미골 사이의 접합 부분만 가볍게 눌러주어도 임파선 덩어리들이 서서히 사라지면서 아픈 통증도 가라앉는다.

교정 중지를 항문 속으로 넣어서 천골과 미골 사이의 접합 부분을 만진 후 다른 손으로 천골 하단을 가볍게 아래로 눌러주면서 환자로 하여금 20~30회 심호흡하게 한다.

※ 미골 교정 요법에 의한 반응과 주의 사항

- 머리가 '찡' 하고 꼭 전기가 통하는 듯한 느낌이 든다.
- 정신이 아득해진다.
- 가슴이 터질 듯하다.
- 중지로 닿게 한 부위가 굉장히 아프다.

● 등줄기가 찌르르하다.
● 아랫배가 몹시 당긴다.
● 속이 거북하고 구역질이 나온다.
● 어지럽다.
● 아랫배가 묵직해지며 변을 보고 싶다.
● 꼬리뼈가 변형되어 있음에도 통증이 전혀 없다.

미골 교정 과정에서 나타나는 반응은 사람마다 각기 다르며 통증이 아주 극심한 환자가 있는가 하면 아프지 않은 환자도 있다. 또 미골 교정 과정에서 통증을 잘 참는 환자도 있고 참지 못하는 환자도 더러 볼 수 있다. 미골 교정 시술을 2~3회 받으면 처음 교정을 받을 때보다 훨씬 덜 아파하며 한결 수월하게 받아들인다. 어떤 환자는 엄청난 통증으로 인해 치료받기를 두려워하며, 아이를 낳을 때보다 더 아프다고도 한다.

※ 시술 후의 현상과 반응
● 머리가 맑아진 기분이 든다.
● 눈이 환하게 밝아진다.
● 가슴이 시원하게 확 트인 기분이 든다.
● 명치의 답답함이 가신다.
● 아랫배가 시원해진다.
● 하체의 힘이 강해진 기분이 든다.
● 하체가 가벼워진 기분이 든다.
● 몸 전체가 가벼워진 기분이 든다.
● 소변이 시원하게 나온다. 잔뇨감이 준다.
● 대변이 시원하게 나온다. 잔변감이 준다.

시술 후 환자의 항문에서 혈액이 묻어 나오는 경우가 있다. 미골의 변형은 치질의 원인이 될 수 있는 것으로 시술 과정에서 미골 주위의 정맥류가 터져 약간의 출혈이 있을 수 있다. 이 점에 대해서는 시술 전에 환자에게 잘 주지해야 한다. 구토 증상이 일어나거나 정신이 아득해지는 환자는 쉴 수 있게 해주어야 한다. 이런 현상은 환자의 건강 상태가 극히 좋지 않은 상태에서 나타나는 것으로 악성 고혈압이나 악성 저혈압 증세의 환자들이 많다. 이런 증세를 보이는 환자는 전구증이라 하여 중풍이 오기 전에 구토 증세와 같은 현상을 보인다. 이 점에 대해서도 시술 전에 환자에게 충분히 주지시키고 오해가 없도록 한다. 미골 교정은 중풍 치료나 예방에 탁월한 효과가 있는 것으로 스승님과 본 저자는 여러 임상 경험을 통해 확인한 바 있다.

(3) 미골 교정의 임상 효과

① 미골 교정과 성적 기능에 대한 임상 효과

미골 교정은 성에 관련된 기능에 직접적인 영향이 있으며 성기능장애로 인한 모든 증상에 획기적인 치료술이 된다.

천골의 하단부와 미골 상부의 접합 부위에는 마미총이라고 하는 신경 뭉치가 있다. 이 마미총 신경절의 말초 신경이 성 기관과 항문 기관 및 다리 내측 신경을 지배한다.

따라서 꼬리뼈 부위를 다쳐 미골 부위가 뭉그러지거나, 구부러지거나, 삐뚤어지면 마미총 신경절의 말초 신경이 정상 기능을 할 수 없다. 이로 인해 결국 성기능장애까지 초래하게 된다.

옛말에 '무릎이 시리다'고 하면 정력이 떨어진 것이라고 하였다. 이 또한 마미총 신경절의 장애로 비롯된 것이다. 또 만성 변비나 치질 등으로 고생하는 사람들 역시 미골 장애로 인한 질병이다.

미골이 잘못되면 항상 아랫배가 더부룩하고 차며 항상 허리가 불편한 것을 느끼고 살게 된다. 허리는 신체의 파워 존(Power Zone)이다. 그러니 허리가 튼튼해야 신체의 힘을 발휘할 수 있다. 결국 튼튼한 허리 또한 미골을 포함해서 신체의 균형이 올바르게 잡혀 있어야 가능하다. 이렇듯 우리 인체의 균형은 미골의 균형에 따라 좌우된다. 그중에서도 성기능은 미골의 균형에 의해 지대한 영향을 받게 된다. 혹여 미골을 많이 다치게 되면 정력 감퇴뿐만 아니라 심지어 성 불능까지도 초래할 수 있다.

② 미골 교정은 불임증 치료에 직접적인 영향이 있다.

태아가 생성하기 위해서는 산모 머리의 뇌신경에서부터 척추를 통하여 꼬리의 마미총 신경절까지 정상적이어야 한다.

미골의 변형은 신체의 전체적인 신경 기능을 교란하며, 직접 뇌속 뇌하수체 기능까지 교란하므로 불임증의 원인이 되기도 한다.

뇌하수체는 머리의 정 중심부에 있는 팥알만 한 기관으로 우리 신체의 호르몬 기능을 총괄한다.

미골은 천골 마디 정 중심부 하단에 위치하는 기관이다. 미골은 우리 신체의 평형 기능을 총괄하며 신체 균형이 삐뚤어지면 신체의 전체적인 기능이 교란되게 된다. 따라서 미골이 삐뚤어지게 되면 두개골도 삐뚤어지게 된다.

여성의 생식기능은 뇌의 중앙에 있는 뇌하수체 전엽으로부터 성선 자극 호르몬 분비의 주기적 변화를 일으키며 월경 기간에 난소에 변화를 일으킨다.

난소의 주기는 성적 호르몬 분비의 주기적 변화도 동반하며 이 호르몬은 시상하부 및 뇌하수체에 작용하여 성호르몬의 분비를 조절한다.

난소의 호르몬 분비의 주기적 변화는 월경 기간 중 자궁내막에 변화를 일으키며 여성은 월경주기의 전후로 성적 욕구가 왕성하여진다. 이런 상태에서 난자가 생성하며 성교에 의해 정자와 난자가 결합하여 수태하는 것이다.

남성이나 여성이나 성적 기능은 비슷하지만, 여성은 배란기라는 시기가 있어 생리를 전후하여 성적 기능이 왕성하여 생리작용을 하게 하는 것이다.

남자 불임의 원인은 정자 수가 줄어들기 때문이라는 학설도 있지만, 결과적으로는 남성의 정력이 약하기 때문이다. 힘이 없는 정자는 난자의 벽을 뚫지 못하기 때문에 남자 불임의 원인이 되는 것이다.

뇌하수체의 장애는 호르몬 분비의 장애를 초래하게 된다. 따라서 남성 호르몬의 기능이 저하되면 수태할 수가 없다. 여성 역시 미골이 변형되면 뇌속 시상하부와 뇌하수체 장애를 초래하여 생식 기능이 떨어지게 되는 것이다.

여성의 생식 기능은 뇌하수체에서 신체에 필요한 성장호르몬, 갑상선호르몬, 부신피질호르몬, 여포자극호르몬, 항체 형성 호르몬, 프로락틴 등 호르몬을 조절한다. 따라서 태아 형성에 직접적인 영향을 주고 있다. 그러므로 미골의 마미총 신경절이 정상적인 기능을 다 할 때 태아가 잘 생성된다고 볼 수 있다.

미골 교정은 골반강 내의 신경을 정상화할 뿐만 아니라 뇌에 직접적인 영향을 주며, 머리 균형이 정상화되면 머릿속의 뇌하수체 기능이 정상화되면서 신체의 모든 호르몬 기능이 정상화되는 것이다. 신체의 모든 호르몬 기능이 정상화되면 얼굴의 혈색이 홍조를 띠게 되며 수태에 적합한 신체 균형을 유지하게 된다. 이렇게 균형 잡힌 신체에서 수태된 태아는 건강한 신생아로 태어날 것이다.

③ 미골 교정은 요실금 치료에 탁월한 효과가 있다.

요실금은 대개 30~40대의 여성들에게 많이 나타나는 현상이다. 이것은 골반의 변형으로 인하여 치골 결합이 삐뚤어지고 미골이 삐뚤어진 결과 나타나는 자궁의 신경 장애로 인하여 괄약근 기능이 약해져서 생기는 것이다. 이렇게 미골의 변형은 자궁에 직접적인 영향을 주게 되어 요실금의 원인이 될 수 있다.

요실금은 여성에게만 나타나는 현상이다. '여성은 자궁에 병이 없으면 다른 병도 없다'는 말이 있을 정도다. 이는 그만큼 자궁이 중요하다는 의미다.

요실금은 산후 후유증이다. 삐뚤어지게 앉거나, 힘없이 털썩 앉으면 골반이 삐뚤어지거나, 꼬리뼈가 꼬부라지고 삐뚤어지게 된다. 산부인과에서 자궁후굴 진단을 받았거나 소변을 볼 때 소변이 삐뚤어지게 나가는 현상이 나타난다. 이러한 현상은 대부분 출산 후유증이라고 볼 수 있다.

골반의 천골 하단부와 미골의 상부 사이에는 마미총 신경절이 분포되어 있다. 이 마미총 신경절의 신경은 골반강 내의 신경을 지배하여 특히 성 신경에 직접적인 역할을 하기 때문에 천골과 미골의 변형은 요실금 장애뿐만 아니라 성기능장애까지 초래하게 된다.

요실금 환자들의 대부분 노이로제 증상이나 스트레스 증상에 시달리게 된다. 이 모두 미골의 변형으로 인하여 뇌신경에 장애를 받기 때문에 일어나는 현상이다.

미골 교정으로 미골이 정상화되면 자궁에서 요의를 느끼게 되거나 자궁 괄약근의 이완 수축 기능이 왕성해지며 소변 조절 기능이 정상화된다. 또한 흥분 작용을 느끼게 되면 부신피질 호르몬이나 성선 자극 호르몬 분비가 잘 되기 때문에 성생활에 만족을 느끼며

멋있고 행복하게 살 것이다. 그리고 요실금은 자연스럽게 해소될 것이다.

④ 미골의 변형은 악성 고혈압이나 중풍의 원인이 된다.

현시대에는 고혈압을 걱정하는 사람들이 많다. 이는 중풍으로 갑자기 쓰러질까 염려하는 것이다. 게다가 고혈압은 눈 감을 때까지 평생 약을 먹어야 한다는 게 현대 의학의 판단이다. 고혈압은 심장에서 머리로 통하는 뇌의 혈액순환 장애 때문에 생기는 증상이다. 뇌에 이상이 생기면 고혈압, 중풍, 심장병이 생길 위험이 많아지는 것이다.

신경과 혈액은 같이 운행하는 것이다. 따라서 어느 한 부분이 신경 장애를 받게 되면 같이 혈액순환 장애를 받게 되어 그곳이 병의 원인이 되는 것이다.

치료는 간단하다. 심장에서 머리로 통하는 뇌의 혈액순환을 정상화해 주면 된다. 그러면 악성 고혈압이나 심장병에 대해 걱정할 필요가 없다.

신체의 균형을 올바르게 해주는 것은 신경과 혈액의 운행을 정상화해 주는 것이다. 이것은 모든 치료에 가장 기본이 되는 것이다.

미골의 변형은 신체의 전체적인 신경 교란을 일으키며 특히 뇌신경 장애의 직접적인 원인이 되기 때문에 꼬리뼈 교정과 두개골 교정을 해주면 뇌신경이 정상화되면서 뇌의 혈액순환도 정상화된다.

고혈압의 직접적인 원인은 추골동맥의 순환장애 때문이다. 심장에서 머리로 향하여 순환하는 동맥은 외경동맥, 내경동맥, 추골동맥으로 구분된다. 외경동맥은 두개골의 외부와 안면골을 지배하고 있으며, 내경동맥은 두개골 내부의 대뇌와 전뇌를 지배하고 있다. 추골동맥은 경추 7번에서 경추 좌우측 횡돌기 공을 통하여 상행하여 환추에서 뇌속으로 들어가면서 연수 뇌교 소뇌에 영향을 주며, 소뇌에서 추골동맥의 가지 동맥이 터지거나 막히게 되면 그 부위에서 뇌출혈 또는 뇌경색이 일어나 중풍이 되는 것이다.

두개골은 바가지 모양의 8조각으로 이루어져 있다. 추골동맥의 가지 동맥이 막히거나 터지는 부위는 대부분 측두골과 두정골과 후두골의 삼각 꼭짓점 부위에서 일어난다. 고혈압이나 중풍 환자의 이 꼭짓점 부위를 눌러보면 약간 부어있거나 몹시 아파한다.

신체의 신경은 연수에서 신경교차가 일어난다. 우측 뇌가 잘못되면 좌측으로, 좌측 뇌의 잘못되면 우측으로 신경마비가 오게 된다.

미골 교정과 두개골 교정은 중풍이나 고혈압 치료의 가장 기본이 된다. 이것은 근본 원인을 치료하는 으뜸 자연요법이다.

⑤ 인체의 성장점은 골반에 있다.

의학적으로 신체의 성장점은 골반에 있다고 되어 있다. 그런데 성장호르몬제를 먹고 키가 잘 크는 사람도 있지만, 엉덩이와 다리통만 커지고 키는 안 자라는 사람도 있다. 그리고 항상 다리가 무겁다고 하면서 걷기를 싫어한다.

실제 미골 교정 시술을 하면, 다리가 가벼워지고 엉덩이가 작아지면서 키가 쭉쭉 자라는 경우가 많다. 성장기에 있는 학생들을 시술해본 결과 대부분 효과가 좋았다.

이것은 의학적으로 연구해볼 가치가 있는 것이라 생각한다.

⑥ 미골 교정은 여러 가지 만성병 치료에 효과적이다.

현시대에 성인이나 노인들은 만성병으로 많은 고생을 하고 있다.

만성병의 대부분은 고혈압, 중풍, 심장병, 당뇨병, 간 질환, 신장 질환 등이다. 이러한 만성질환은 대부분 척추신경 장애에서 발생하는 것이다. 골격의 변형은 신경 장애를 초래한다.

고혈압, 중풍은 경추 1, 2, 3번과 두개골의 변형으로 발생하며, 호흡곤란이나 심장병은 흉추 1, 2, 3번, 간 질환은 흉추 3, 4, 5번, 당뇨병은 흉추 5, 6, 7번, 신장 질환은 흉추 12, 요추 1, 2번의 변형으로 인한 것이다.

변형의 원인으로는 출산이나 사고 등으로 다치거나, 자세 불량 등이 있다.

결국 여기서 비롯된 미골의 변형은 골격의 전체적인 변형을 초래하게 된다. 만성병에 걸리면 외부적으로는 어깨, 팔, 다리, 허리, 골반 등의 관절 통증이 나타난다. 그리고 내부적으로는 전신 무력증상이 생기며 오장육부의 기능이 떨어지고 생기를 잃게 된다.

미골 교정은 순수한 자연요법이다. 따라서 현대 의학에서 해결되지 않는 수많은 병을 치료할 수 있다. 인류 건강에 획기적인 치료술이 되길 희망한다.

(4) 미골 교정의 한의학적 치료 사례

출처: 『'신비의 치료' 미골 천골 교정 요법』(도서출판 상상나무, 2016) 중 "제5장 호명한의원의 신병룡 원장의 치료 사례"

한의학적으로 미골 교정과 생약 요법, 침술 요법은 신체의 전체적인 기능을 정상으로 돌려주는 치료술로 인간의 병증 치료에 가장 기본이 되는 것이다. 통증 없이 사는 것이 인류의 염원이며 행복의 근원이다. 신체의 각 기관에 통증이 발생하는 것은 신체의 기능 장애 때문으로, 신체의 전체적인 기능을 정상으로 되돌려 주면 신경의 장애가 풀린다. 여기에 수록된 호명한의원 원장님의 치료 사례는 현대 의학에서 해결되지 않는 병증을 치료하는 새로운 장이 될 것이다.

미골 교정은 신체의 굳었던 부분이 풀리는 데 핵심 역할을 하는 것으로 건강한 사람은 팔과 다리, 허리와 골반 등 각 관절에 통증이 없다. 미골 교정과 한의학이 만나면 통증 치료에 더할 수 없이 좋은 치료가 된다고 할 수 있다. 한의학은 질병을 국소적으로만 치료하지 않고 신체 내의 이상이나 변화를 통해 질병을 확인해 전신적으로 그 질병이 생길 수밖에 없었던 다른 조건을 개선함으로써 저절로 낫게 하는 치료 방법을 취한다. 그래서 한의학은 기(氣)의 순환을 중요시한다. 미골 교정과 생약 요법 그리고 약침 요법이 만나면 더욱 치료 효과가 높아진다. 특히 한의학에서는 서양의학에서 고치지 못하는 강직성 척추염이나 근육을 단단하게 굳게 하는 루게릭병 등을 치료하기도 한다.

저자는 인간의 여러 가지 병은 굳어져서 생긴 것이라고 생각한다. 그래서 신체 내의 굳어진 부분이 풀리면 병이 사라진다. 여성의 자궁근종이나 갑상선 증상은 뭔가 굳어져 덩어리가 생긴 병으로 그것을 풀면 나을 수 있다. 암도 이것에 해당한다고 생각한다. 현재 한의원에서 말기 암 환자를 치료하는 사례는 수없이 많다. 암 수술을 한 뒤 후유증을 앓고 있는 사람들에게도 치료 효과를 보이고 있다. 호명한의원 신병룡 원장은 갑상선암을 치료한 전례가 있으며 직장암 같은 경우 덩어리가 작아지는 결과를 보여주었다. 물론 서양의학을 배제하고 한의학으로만 치료하라는 것은 아니다. 병행해서 치료하면 낫는 속도가 조금은 더 빨라지지 않을까 하는 기대감에 전해 보는 것이다.

※ 호명한의원 신병룡 원장의 치료 사례

① 암증 치료의 개념

문명이 발달할수록 직업의 전문화와 세분화에 따라 정신적, 육체적 스트레스가 늘어나고 인스턴트 제품 및 공해 등의 열악한 환경에 노출되기 쉽다. 그 결과 현대인들은 많은 병을 안고 살아가야 하는 실정이 됐다.

서양의학의 발달 과정을 살펴보면 1940년에서 1950년대는 세균에 대한 항생제의 발명과 진보의 시대였다면 1960년에서 1970년대는 영양 불균형, 대사장애 등의 내분비 치료의 시대였다. 1980년에서 1990년대는 경제 수준이 향상되어 건강 생활 유지나 미용 그리고 비만 등의 치료 시대였다면 2000년대 이후는 전 세계적으로 변종 세균, 바이러스, 암 등의 중증 질환의 위험성이 가중된 시대라고 할 수 있다. 이 가운데 현대 의학의 기술이 온전치 않다는 것 또한 주지의 사실이다.

임상의로서 환자의 절반 이상이 서양의학을 경험한 뒤 적합한 대안이 없을 경우 한의학을 찾곤 한다. 그렇기에 한의학으로선 완전한 치료법을 찾아내기 위해 많은 노력을 기울여야 한다. 대부분의 중증 환자는 골격이나 장기, 신경 계통의 장기적인 염증 및 퇴행 상태를 보이고 그로 인해 내적이나 외적인 통증을 극심하게 느낀다. 이 경우 치료의 첫 단계는 우선 통증을 제어해 체력을 상승시키고 면역력을 회복시켜야만 한다. 이것을 넘어야만 다음 단계로 넘어갈 수 있다.

나는 한의사로서 약물이나 침 그리고 부항 등 일반적인 한방 치료를 하면서 치료의 한계를 느끼던 차에 신순철 교수를 통해 삼위일체 교정법과 미골 교정 방법을 배울 수 있었다. 그 결과 자가 복원력으로 통증의 감소 혹은 소실을 수없이 경험하였다. 환자의 입장에서 보면 생사의 문제를 떠나 단 한순간이라도 극심한 통증에서 벗어나고 싶은 소망이 간절할 것이다.

특히 암 환자의 경우 서양의학에서 제공하는 각종 마약류의 진통제에도 통증 제어가 힘든 경우가 허다하다. 더욱이 약물로 통증을 해결하지 못할 경우 통증 부위의 신경 선을 절단하기도 한다. 그런데도 통증을 호소하는 경우가 많다. 말기 암 환자의 경우 모르핀의 약효가 수 시간에서 하루 정도에 그치는데 미골 교정은 수일간으로 나타나는 것을 체험했을 때 그 효과를 간과해서는 안 될 것이다.

특히 미골 교정은 신경 선에 의해 막혔던 부분이 열리고 굳었던 부분이 풀리게 하는 역할을 하는 것으로 제3의 자연의학으로 연구를 해볼 가치가 높은 치료술이다. 이번 책을 통해 여러 임상의가 이론에만 치우치지 말고 여러 자료와 경험을 바탕으로 미골 교정을 활용하면 새로운 치료의 전기를 맞을 수 있을 것이다.

② 갑상선 질환

나○○(여, 24세/서울시 은평구)

2009년에 영동세브란스병원에서 갑상선 기능 저하라고 판정받은 후 치료 중에 내원. 후두부 경직, 무기력, 안구 건조, 피로감 등을 호소. 진단 결과 선천적으로 미골이 손상되었으며 갑상성 기능 저하로 확인됨. 치료는 주 1회 미골과 두개골 교정을 받고 15일 단위로 통기환을 투여함. 1개월 차에 피로감과 안구 건조감이 소실되고, 2개월 차에 몸이 가벼워지고, 3개월 차에 후두부 경직 등이 풀어져 양약 중단함. 4개월 차에 갑상선 정상으로 치료 종결함.

이○○(여, 34세/경기도 과천시)

2009년 심한 체중 감소로 정밀 검사 결과 갑상선 기능 항진 판정받고 내원. 증상은 안구 돌출, 피로감, 대변 횟수 증가, 손가락 관절 통증, 혈압 상승으로 가슴 답답함, 생리량 감소 등을 호소. 진단 결과 첫아기 출산 때 질 확대 수술로 손상된 것으로 확인됨. 주 1회 미골 교정을 하고 15일 단위로 통기환 반하백출천마탕을 투여함. 1개월 차에 손가락 관절 통증과 피로감 사라짐. 2개월 차에 안구 돌출과 가슴 답답한 것이 사라짐. 3개월 차에 생리량과 생리 기간 정상 회복(생리혈에 덩어리가 많이 나옴). 4개월 차에 정밀검사 결과 정상으로 판정받아 양약 중단. 5개월 차에 피로감이 재발하고 대변 횟수 1회 이상 상승했으나 6개월 차에 정상으로 돌아와 치료 종결.

③ 당뇨 질환

• 김○○(여, 63세/서울시 강남구)

2009년에 내원. 10년 전 당뇨로 판정을 받은 후 약물치료 중이라고 함. 수개월 전부터 손발 저림, 손가락 관절 통증, 만성피로 호소. 증상으로 수면 중에 소변 1~2회, 불면증, 요통, 수족 작열감, 안구 피로감, 어깨 결림 등을 호소. 진단 결과 미골이 손상되었으며 당뇨로 확인. 주 1회 미골 교정과 종탕환, 청탕음을 투여. 5개월 차에 당뇨에서 벗어나 치료 종결함.

-당뇨의 경우 개월 차에 따라 공복혈당과 당화혈색소가 감소한 것을 기록한 것은 생략함.

• 김○○(남, 53세/서울시 송파구)

2007년에 당뇨 판정을 받고 약물치료 중에 2009년 내원. 어지러움과 피로, 하지 부종, 조루, 소변 불쾌감, 메슥거림을 호소함. 진단 결과 선천적으로 미골이 손상되었으며 당뇨로 확인. 주 1회 미골 교정과 종탕환을 투여함. 7개월 차에 증상 호전으로 치료 완결함.

④ 기타 질환

• 연○○(여, 8세)

야뇨증이 심하고 신체적 자극을 주어도 잘 느끼지 못하고 언어 기억력 장애가 심함. 미골 교정 1회를 한 뒤 자극에 대한 반응이 생겼고, 6회 치료 후에는 야뇨증 외에 여러 증세가 상당히 호전됨.

• 박○○(여, 4세)

내원 시 중추 신경 장애로 발을 질질 끌면서 다니고 몸이 매우 둔하고 언어 표현력이 약했음. 야뇨증도 있었음. 미골 교정 1회를 한 후에 다리 끄는 게 사라졌음. 선천적인 질환을 앓기 때문에 완벽한 치료가 불가능할지 몰라도 수십 회 미골 교정을 한 후에는 정확한 의사 표현을 할 수 있을 정도로 호전되고 소변 통제가 상당히 좋아졌음.

• 최○○(남, 5세)

내원 시 엄마와 아빠라는 말밖에 할 줄 모르고 다른 사람의 눈을 제대로 바라보지 못했음. 거대 결장으로 인해 수술을 두 번 받았으며 변비가 매우 심했음. 3개월 정도 미골 교정을 받은 후에는 말문이 터지기 시작했고, 변비가 없어졌으며 소변 통제가 상당히 좋아졌음. 6개월 정도 치료 후에는 의사 표시를 자유롭게 할 정도로 좋아졌고 타인의 눈을 피하는 것도 없어졌음.

•양○○(남, 6세)

내원 시 선천적인 뇌 손상으로 언어나 행동의 상태가 매우 좋지 않았음. 새벽에 성기의 발기력도 전혀 없는 상태였음. 일 년 동안 미골 치료를 한 결과 현재는 목에 힘이 생기고 몸 가누기를 하기 시작하여 혼자서 앉을 수 있을 정도가 되었음. 처음 내원할 때와 비교하면 치료 효과가 커서 주변 사람들이 모두 놀랄 정도임.

•김○○(여, 28세)

내원 시 피로가 매우 심하고 밝은 곳에 가면 눈이 너무 부셔서 생활하기가 매우 힘든 상태였음. 또한 냉이 심하고 상하 안검에 고름이 몇 년째 차 있는 상태로 계속 생활하였다고 함. 여러 차례의 미골 교정 치료로 모든 증세가 거의 사라졌고 냉증 또한 없어져 환자 본인이 매우 좋아하고 홀가분한 상태로 결혼 준비를 하고 있음.

•장○○(여, 34세)

고관절 괴사로 고생하였던 조카가 미골 교정을 받은 후 호전되는 걸 보고 내원. 몇 년간의 심한 과로와 스트레스로 인해 시신경의 40%가 소실 또는 마비로 판정받음. 환자 본인의 경우 사물을 거의 보지 못하는 상태였음. 한약과 미골 교정만으로 여러 차례의 치료 후에 눈에 뜨일 정도로 시력이 호전됨. 현재는 원래 상태로 돌아옴.

•조○○(남, 9세)

내원 시 비염과 야뇨증이 있었으며 이유 없는 피로와 하루에도 몇 차례씩 잠깐 온몸의 기운이 빠지는 증세가 나타난다고 함. 매일 미골 교정으로 치료한 결과 15일 정도 지나자 모든 증세가 사라짐.

• 강○○(남, 26세)

내원 시 꼬리뼈가 심하게 손상된 상태였음. 어린 시절부터 요추 강직이 심해서 오래 앉아있는 것이 힘들었다고 함. 약간의 허리디스크 소견이 있었고 항상 목과 어깨가 뻐근하여 힘들다고 호소. 미골 교정으로 10회 정도 치료한 후 통증의 70% 정도가 사라졌음. 직장 관계로 치료받기가 쉽지 않아 집에서 열심히 운동한 후 더는 증세가 나빠지지 않았다고 함.

• 장○○(남, 6세)

고관절 통증으로 병원 진찰 결과 고관절 괴사증이 있어 보조기를 착용한 채 내원. 미골 교정을 1회 정도 받은 후 보조기를 제거할 정도로 효과가 나타나 주변 사람들을 놀라게 하였음. 30회 정도 치료를 받은 후 상태가 좋아져 치료를 종료함. 그 이후에 한 번도 아프지 않았고 병원 진단 결과 완치 판정을 받고 지금은 뛰어다녀도 아프지 않은 건강한 아이로 자라고 있음.

• 최○○(남, 43세)

몇 해 동안 목디스크와 요통으로 한의원에서 정기적으로 한약과 교정 치료를 받았던 환자임. 골프를 치던 중 꼬리뼈에 강한 자극을 받아 미골에 심한 통증이 나타나 앉아있기가 힘든 상태였음. 이 환자는 1번의 미골 교정을 받은 후에 꼬리뼈 통증이 모두 사라졌음.

• 김○○(여, 41세)

어느 날 갑자기 어지러움과 상지 마비, 전신 무력증, 말이 잘 나오지 않는 증세가 나타나 내원함. 여러 가지 치료가 잘 듣지 않아서 미골 교정을 해보았더니 증세가 빠르게 호전됨. 이 환자는 어렸을 때 꼬리뼈를 심하게 다친 적이 있었는데 20회 정도 치료를 받은 후에는 거의 정상으로 되돌아옴.

• 박○○(남, 28세)

2년 전 갑자기 시야가 협소해지는 증세가 나타나 불안감에 내원. 주 1회 미골 교정을 하고 한약을 투여한 결과 15번 정도 치료 후에는 시야가 많이 밝아지고 심한 두통이 사라졌음.

• 엄○○(여, 39세)

내원 시 둘째 출산 후 우울증이 매우 심해 우울증약을 자주 복용하고 선천적으로 심장이 약해 몸이 매우 부실한 상태였음. 한약을 계속 써도 약 기운이 떨어지면 몸과 마음이 푹 가라앉는 우울증 상태가 되곤 해, 미골 교정을 하기로 함. 수회의 미골 교정을 한 후에는 한약을 복용하지 않아도 예전처럼 성적 능력 저하나 몸이 푹 가라앉는 증세가 없어졌음.

• 조○○(여, 63세)

뇌경색으로 우측 반신마비가 와 내원한 환자임. 이명과 어지럼증 그리고 반신마비로 인한 요실금 증세가 있었음. 수회의 미골 교정 치료로 중풍으로 온 증세 및 요실금 증세가 상당히 많이 호전되었음.

• 예○○(여, 34세)

하지가 저리고 성 기능 장애가 있어 내원. 수회의 미골 교정 치료로 저린 증세가 생각보다 빠르게 호전되고 성 기능도 많이 좋아졌음.

(5) 사진을 통해서 본 미골과 천골의 변형 상태

이 자료는 환자들의 신상 문제상 무기명으로 한다. 다음 사진들은 직접 환자들의 엉덩이를 찍은 것으로 겉으로만 봐도 미골과 천골의 변형 상태를 알 수 있다. 스승이신 신순철 선생님께서 환자들의 동의를 얻어 수집한 자료이다. 미골과 천골 교정은 현대의학에서 해결되지 않는 많은 병증 치료에 획기적인 치료 기술이 될 것이다.

나무의 뿌리가 상하면 아무리 약을 쓰고 물을 주어도 잎이 싱싱할 수 없다. 사람도 꼬리뼈가 상하면 아무리 좋은 약을 쓰고 음식을 먹어도 건강할 수가 없다. 이것은 자연의 이치이므로 자연의 원리대로 교정해 주면 건강해질 것이다. 모든 의학자들은 이 자료를 참고로 많은 연구를 하여 인류 건강에 이바지해주기를 바라는 바이다.

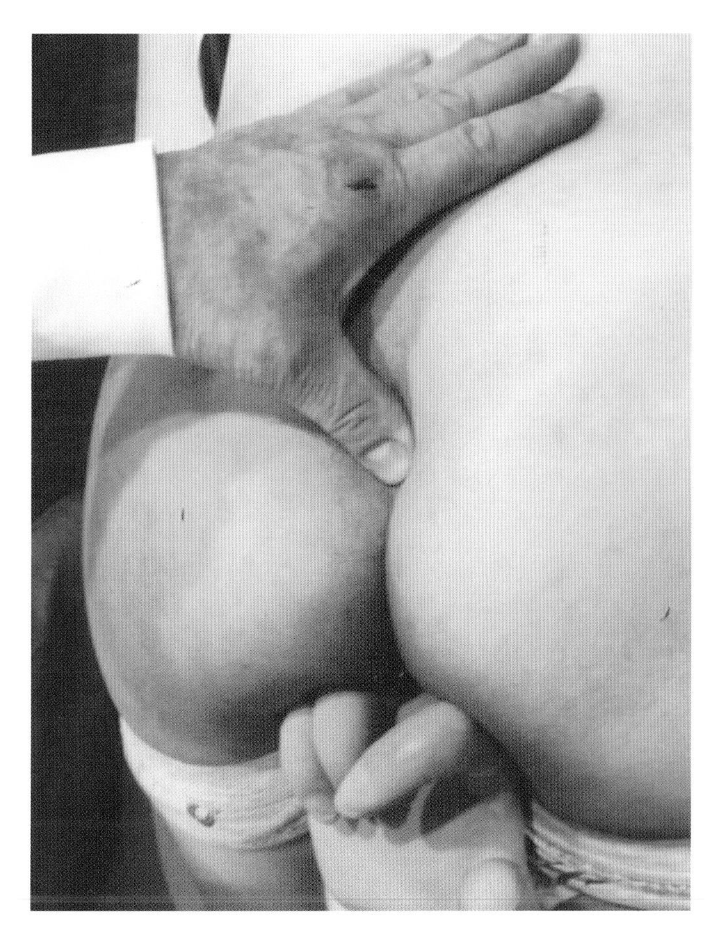

미골 교정

천골과 미골 사이에 손가락을 대고 1~2분 정도 호흡 조절을 하면서 교정한다.

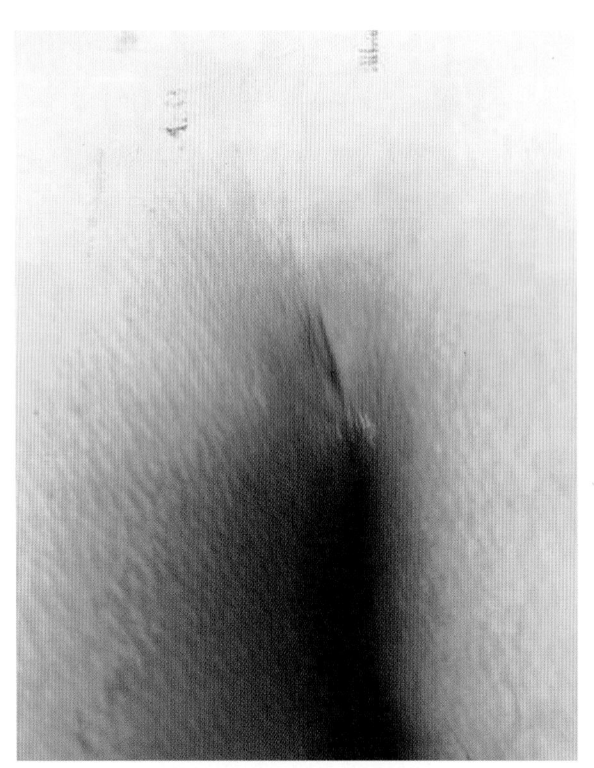

여/52세

천골 4번과 5번 사이가 뭉그러져 있으며 그림상에는 우측으로 비뚤어져 있지만 뭉그러진 위쪽을 보면 엉덩이 선이 좌측으로 올라가 있다. 본 환자의 환측은 좌측이다. 교정 포인트는 좌측 천골 4번과 5번 사이가 된다.

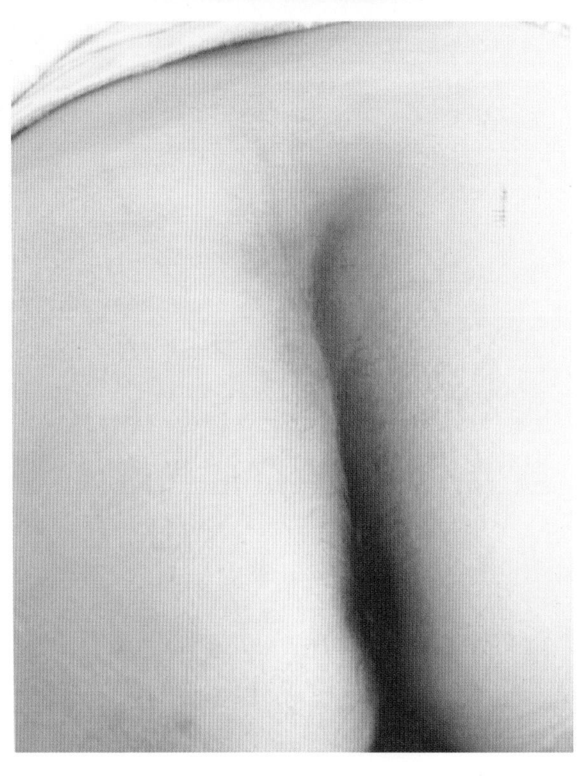

여/39세

천골 3번과 4번 사이의 피부가 꺼져 있다. 천골 하단부가 뭉그러져 있어서 여러 번 교정 후 많이 좋아진 상태이다. 항문 부위에 치질이 보이는 것은 미골이 좋지 않기 때문이다. 골반 상태를 보면 좌측 엉덩이보다 우측 장골이 올라간 것이 보이며 우측으로 머리와 어깨, 골반가 다리가 아플 것이다. 치료 포인트는 천골 3번과 4번 사이에 손가락을 대고 호흡조절을 시키면서 펴준다. 그런 다음 꼬리뼈 3번과 4번을 펴준다. 본 환자의 환측은 양쪽이다.

남/65세

천골 하단부가 뭉그러져 있는 상태로서 교정 포인트는 천골 3~4번 사이의 중간 부분이다. 이런 상태에선 아픈 부위가 좌측이나 우측이나 양쪽 다 아프기 때문에 천골의 뭉그러진 부분을 손가락으로 받쳐 주고, 호흡 조절을 시키면 서서히 정상 위치로 돌아간다. 이 환자의 환측은 좌우이다. 엉덩이 선이 좌측으로 비뚤어져 있기 때문에 좌측 부분이 더 아플 것이다

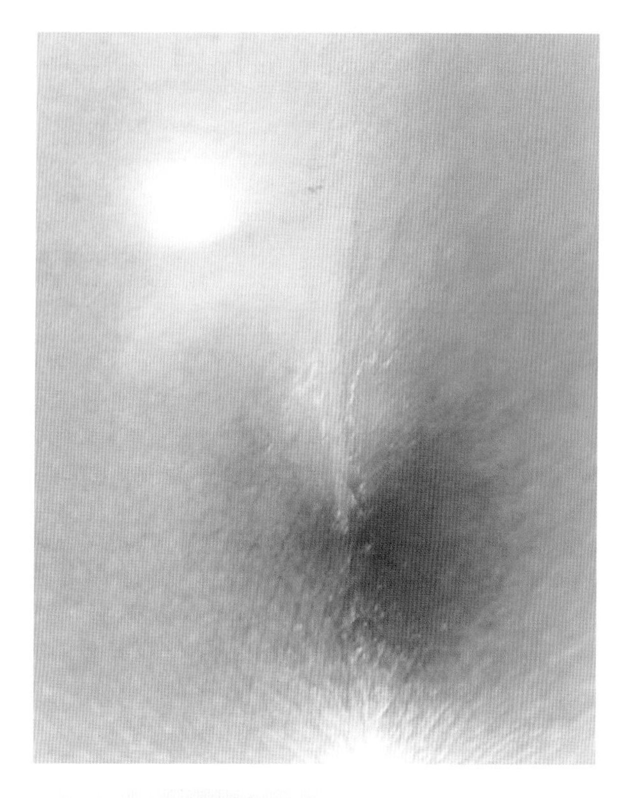

여/44세

항문을 기준으로 엉덩이 선이 좌측으로 뻗어 있으며 좌측으로 약간 함몰되어 있기 때문에 좌측으로 신경 장애를 받을 것이다. 본 환자의 환측은 좌측이다. 5번 사이 좌측에 손가락을 대고 펴준다.

*항문 주위가 벌겋게 충혈되어 있는 것은 천골에 신경 장애를 받고 있기 때문에 항문 주위가 부어 있는 것이다.

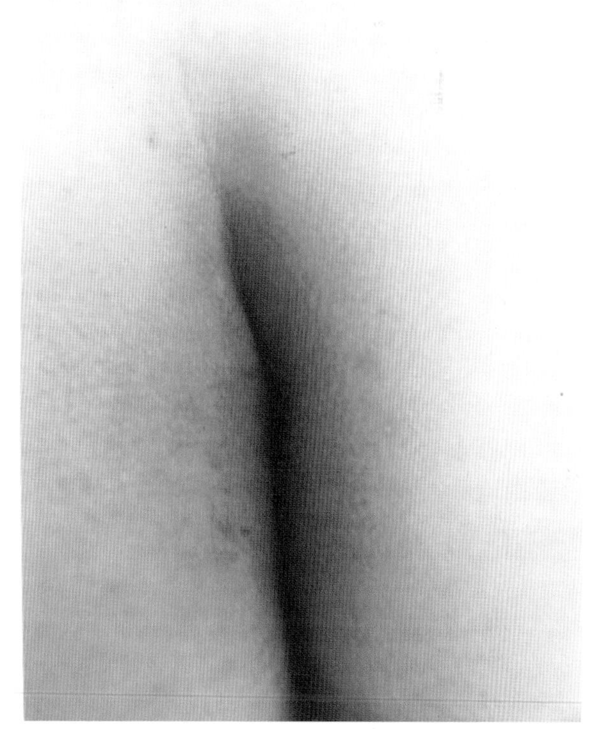

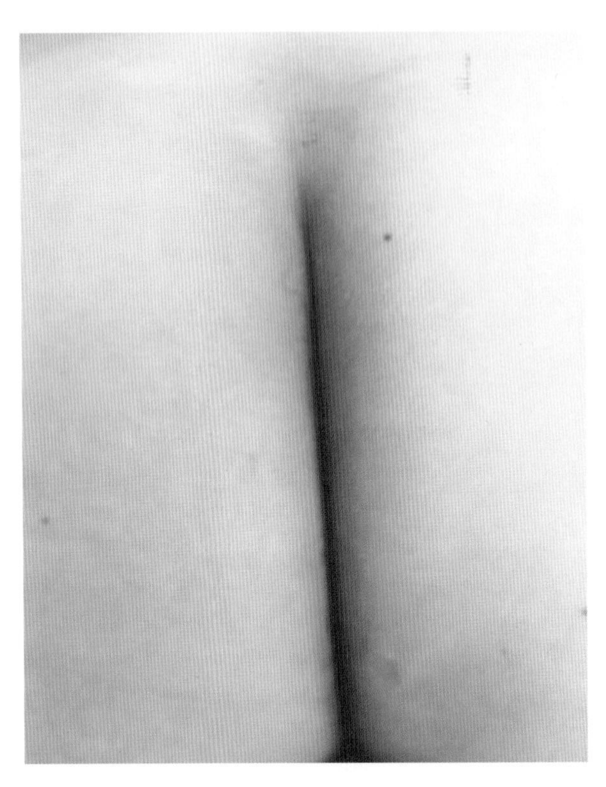

여/32세
엉덩이 선이 똑바른 것 같지만 엉덩이 선 자체가 약간 검은 빛을 띠고 있는 것은 꼬리뼈 부분이 좋지 않기 때문이다. 본 환자의 환측은 우측이다. 치료 포인트는 미골 2번과 3번에 손가락을 대고 호흡 조절을 시키면서 펴준다.
*엉덩이 아래쪽을 보면 우측 엉덩이가 좌측에 비해 약간 올라가 있다. 피부색을 봤을 때 좌측에 비해 우측 엉덩이가 약간 붉게 되어 있는 것은 좌측 엉덩이에 혈액 순환이 제대로 되지 않다는 것이다.

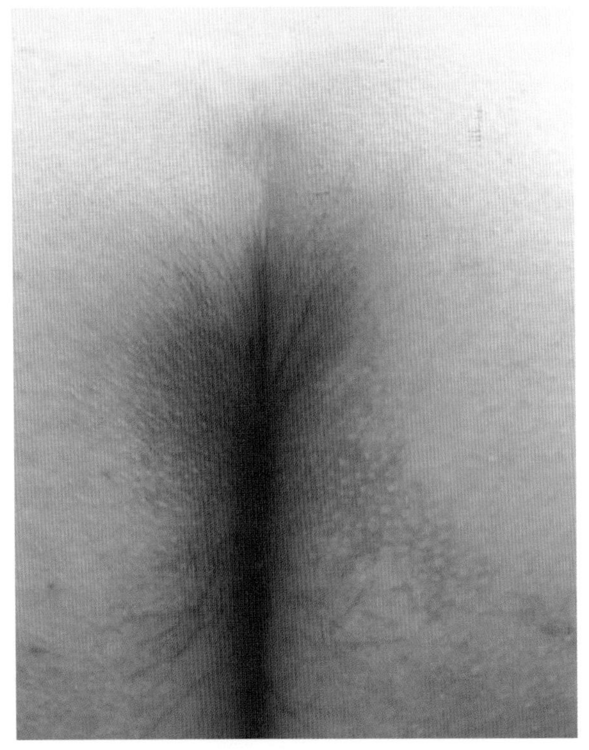

남자/41세
천골 상부가 약간 꺼져 있으며 천골과 미골 접합 부위가 검게 되어 있는 것을 볼 수 있다. 본 환자의 환측은 양쪽 엉덩이다. 치료 포인트는 천골 4번과 5번 사이를 펴주고 미골 3번과 4번도 펴주어야 한다.
※사진상으로 좌우측 관계없이 양쪽 엉덩이의 피부가 거칠어져 있으며 꼬리뼈가 바짝 구부러져 있을 확률이 높다.

여/65세

엉덩이 선이 정중앙으로 뻗어 올라간 것 같아도 우측 엉덩이의 피부가 거칠게 되어 있으며 많이 부어 있기 때문에 우측이 잘못되어 있다. 본 환자의 환측은 우측이다. 교정 포인트는 우측 천골 5번과 미추 1번 사이가 된다.

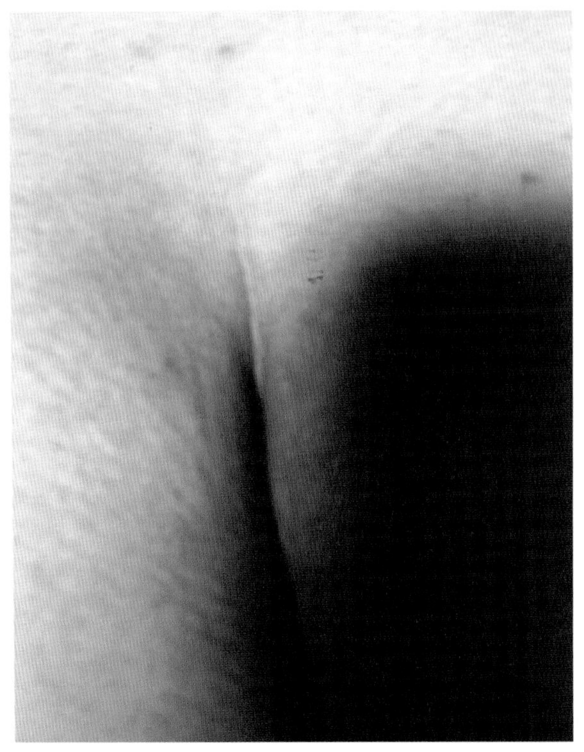

여/52세

엉덩이 선이 약간 우측으로 뻗어 올라 갔으며 꼬리뼈 부분에서 많이 꼬부라져 있다. 본 환자의 환측은 우측이다. 미추 1번과 중앙 부위를 교정한다.

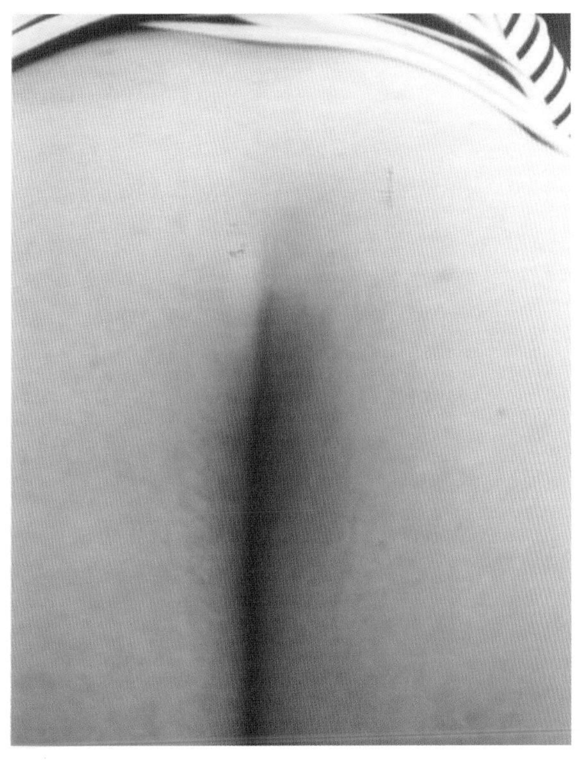

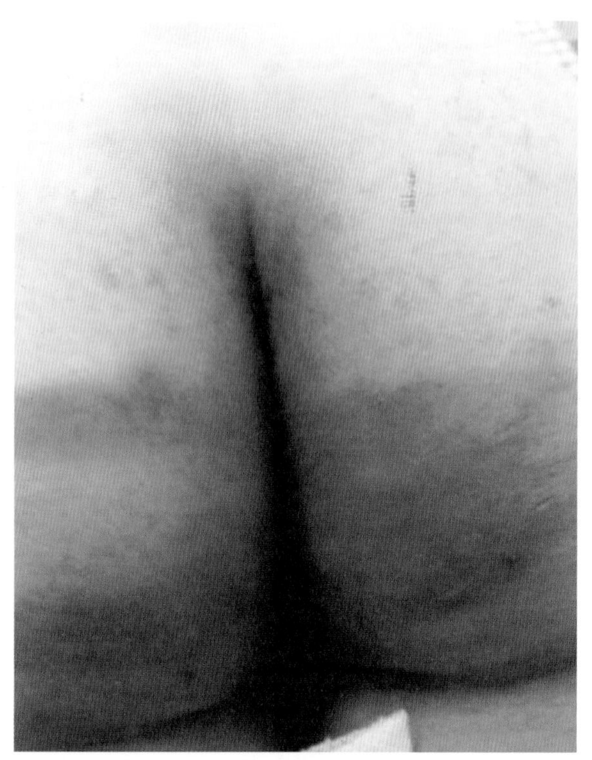

남/43세
엉덩이 선이 약간 좌측으로 올라가 있다. 양쪽 엉덩이가 부어 있으며 발진이 많이 생겼다. 본 환자의 환측은 좌측이다. 천골 5번과 미추의 구부러진 것을 펴주면 된다.

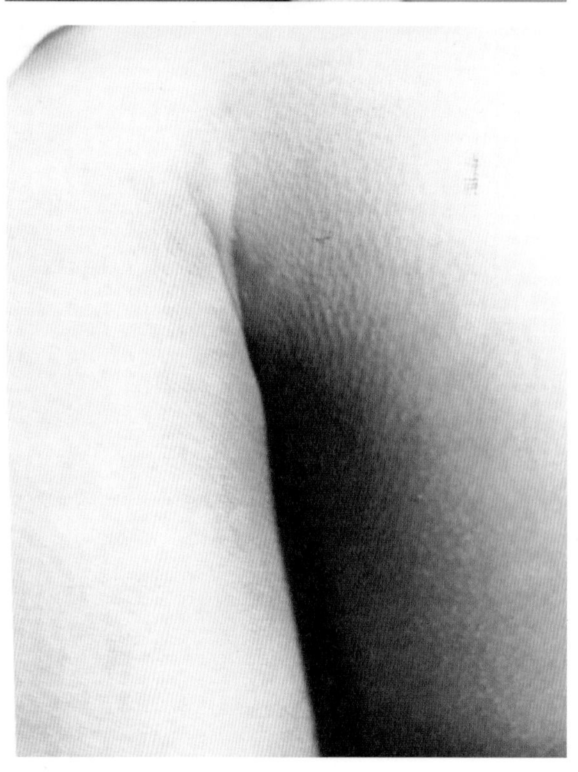

여/68세
엉덩이 선이 두 갈래로 갈라지면서 우측 엉덩이의 피부가 매우 거칠다. 천골 하단부가 망가진 것으로 천골 4번과 5번 사이가 비뚤어져 있다. 본 환자의 환측은 좌측이다. 교정 포인트는 우측 천골 4번과 5번이 된다. 그리고 미골 4번과 5번을 손가락으로 펴주어야 한다.

여/36세

엉덩이 선이 좌측으로 뻗어나가 있기 때문에 골반이 좌측으로 비뚤어져 있다. 본 환자의 환측은 좌측이다. 교정 포인트는 미골의 구부러진 것을 펴준다.

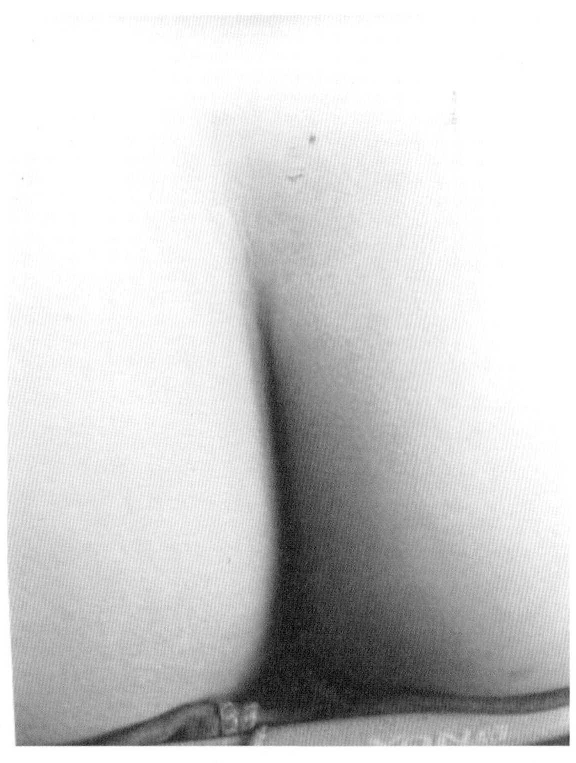

여/55세

천골과 미골 사이가 비뚤어져 있는 상태에서 천골 3~4번이 좌측으로 꺼져 있다. 엉덩이 선의 포인트에서 선이 좌측으로 올라가 있기 때문에 장골과 요추가 좌측으로 비뚤어져 있으며 본 환자의 환측은 좌측이다. 교정 포인트는 천골 좌측이며, 꼬리뼈는 우측에서 좌측으로 밀어준다.

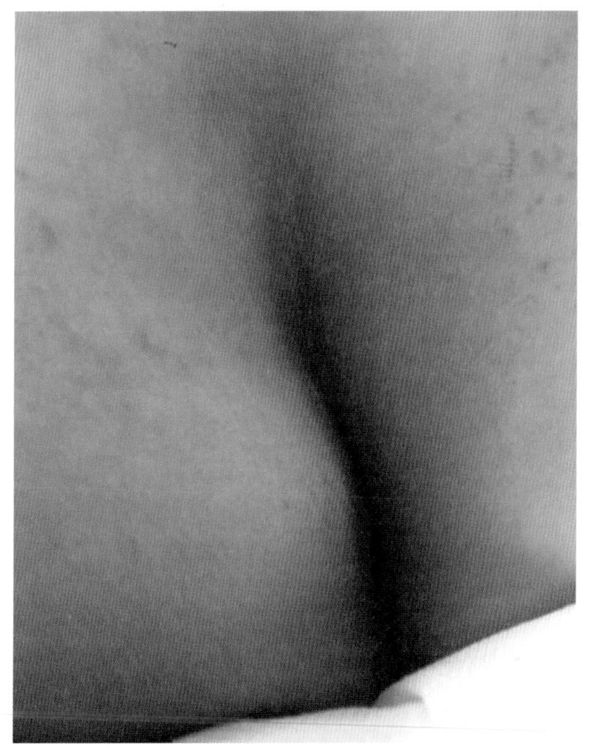

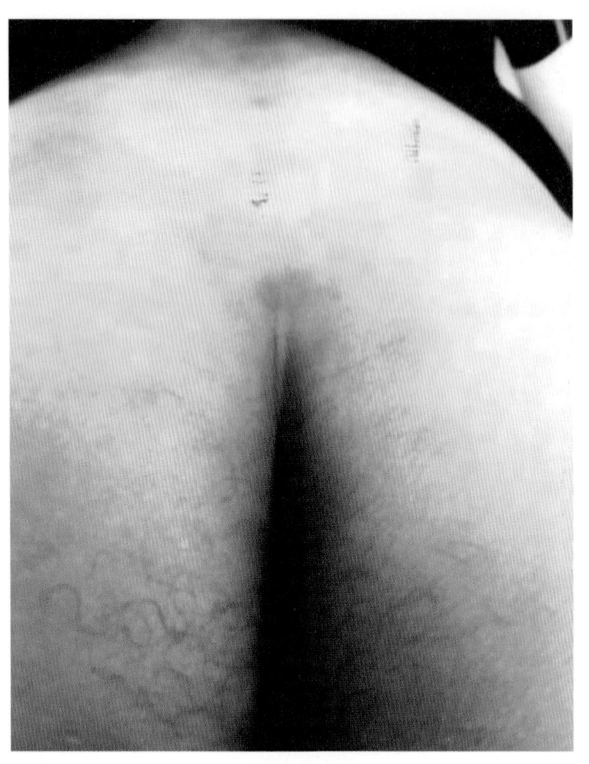

남/64세
천골과 미골 사이의 표피가 굳어 있어 엉덩이 선이 우측으로 올라가 있다. 대부분 천골 4번과 5번 사이가 찌그러져 있는 상태이다. 엉덩이 하단부의 피부가 거칠어져 있으며 좌측 엉덩이보다 우측 엉덩이가 더 거칠어져 있다. 이 경우 엉덩이 선을 기준으로 엉덩이 선이 천골하단부에서 우측으로 올라가 있기 때문에 본 환자의 환측은 우측이다. 치료 포인트는 천골과 미골 사이이며 미골 4번과 5번을 펴주어야 한다.

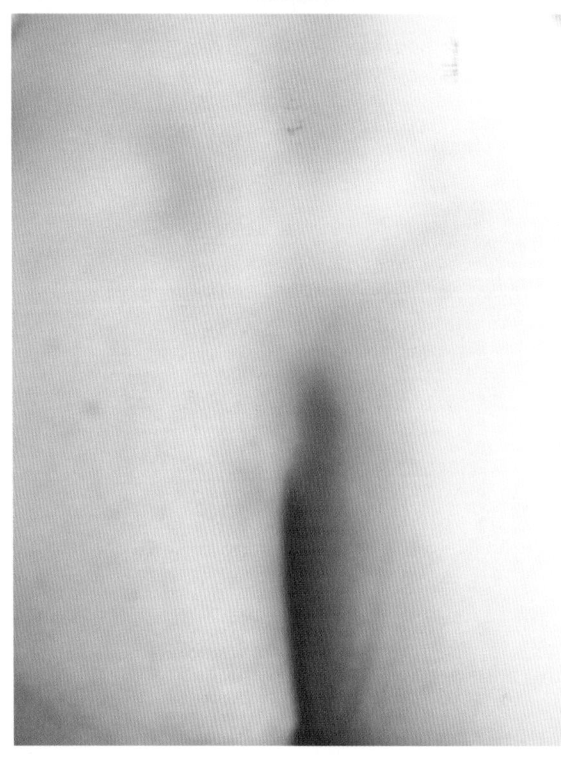

여/61세
엉덩이 선이 우측으로 올라가면서 비뚤어져 있으며 천골 하단부가 우측으로 꺼져 있는 것을 볼 수 있다. 본 환자의 환측은 우측이다. 이때의 교정 포인트는 천골 4번과 5번이 된다. 천골과 요추 사이가 우측으로 밀려가 있으며 꺼져 있는 부분에 손가락을 대고 호흡 조절을 시켜주면 서서히 정상으로 돌아온다.

남/67세

좌측 천골 부위가 약간 함몰되어 있으며 피부가 충혈되어 있다. 이것은 좌측으로 신경 장애를 받기 때문이다. 엉덩이 하단부를 보면 우측 엉덩이보다 좌측 엉덩이 하단부가 검게 되어 있다. 이것은 좌측으로 혈액 순환 장애를 받기 때문에 검게 되는 것이다. 본 환자의 환측은 좌측이다. 치료 포인트는 천골과 미골 사이를 펴주면 된다.

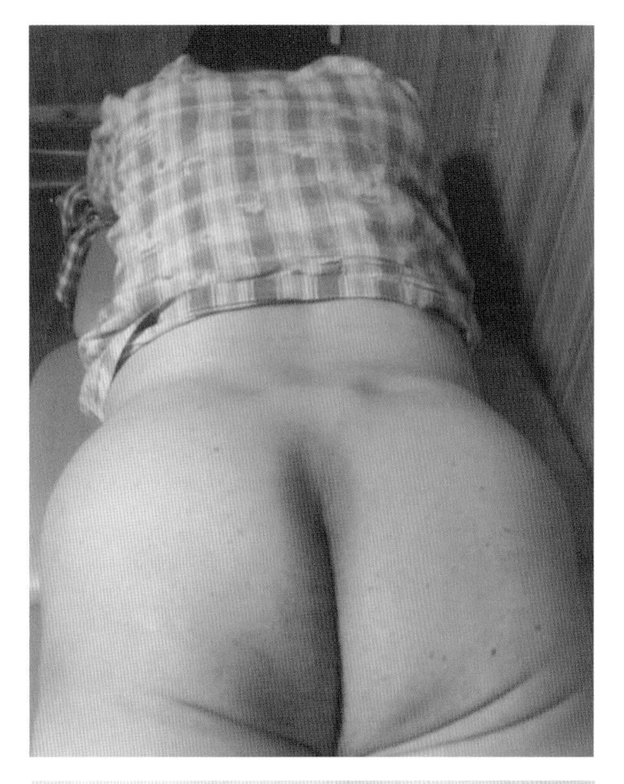

여/56세

자세히 관찰해보면 엉덩이 선이 우측으로 돌아가 있다. 그리고 천골과 미골 사이가 검다. 미골과 천골 사이에 문제가 생긴 것으로 미골과 천골 사이의 접합 부위를 잘 치료하면 된다. 치료 포인트는 미골 3, 4, 5번에 손가락을 대고 호흡 조절을 하면서 펴주면 된다.

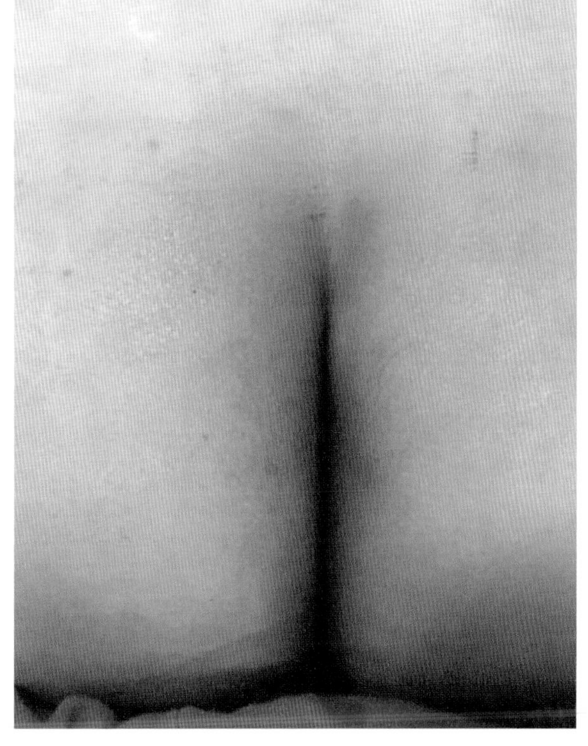

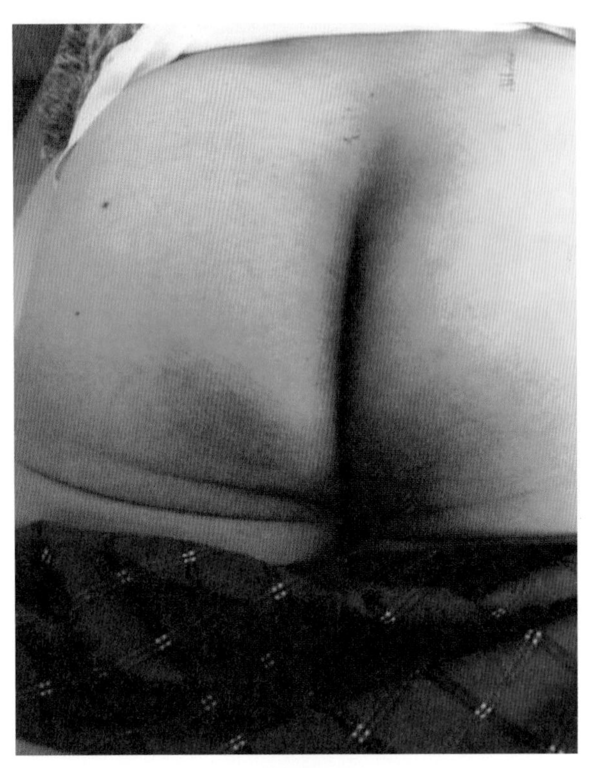

여/64세
엉덩이 선의 방향으로 우측으로 되어 있으며 엉덩이의 아래쪽이 시커멓게 괴사 증상을 보이고 있다. 항문 아래쪽이 시꺼멓게 된 것은 양쪽 엉덩이 쪽으로 혈액 순환 장애가 와 괴사 증세를 보이기 때문이다. 본 환자의 환측은 우측이다. 치료 포인트는 천골 5번과 미골 1번 사이의 꼬부라진 것을 손가락을 대고 호흡 조절을 시키면서 펴준다.

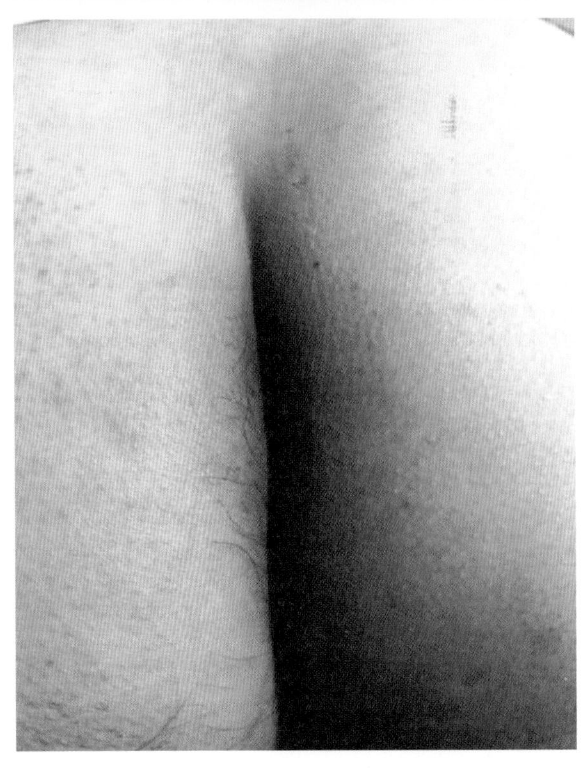

남/57세
엉덩이 선이 지그재그로 비뚤어져 있으며 우측 아래쪽 엉덩이가 시커멓게 되어 있다. 양쪽 엉덩이가 부어 있기 때문에 엉덩이 피부가 거칠다. 특히 우측 엉덩이가 시커멓게 된 것은 우측 다리 쪽으로 혈액순환이 잘 안 되기 때문이다. 본 환자의 환측은 우측이다.
치료 포인트는 천골 5번과 미골 1번 사이에 손가락을 대고 호흡 조절을 시키면 서서히 펴질 것이다.

남/38세

천골 부위의 피부가 우측으로 약간 붉게 충혈되어 있다. 이것은 우측 천골과 미골 부위에 혈액 순환이 잘 안 되기 때문에 피부색이 변한 것이다. 본 환자의 환측은 우측이다. 치료 포인트는 천골 5번과 미골 1번 사이에 손가락을 대고 펴준다.

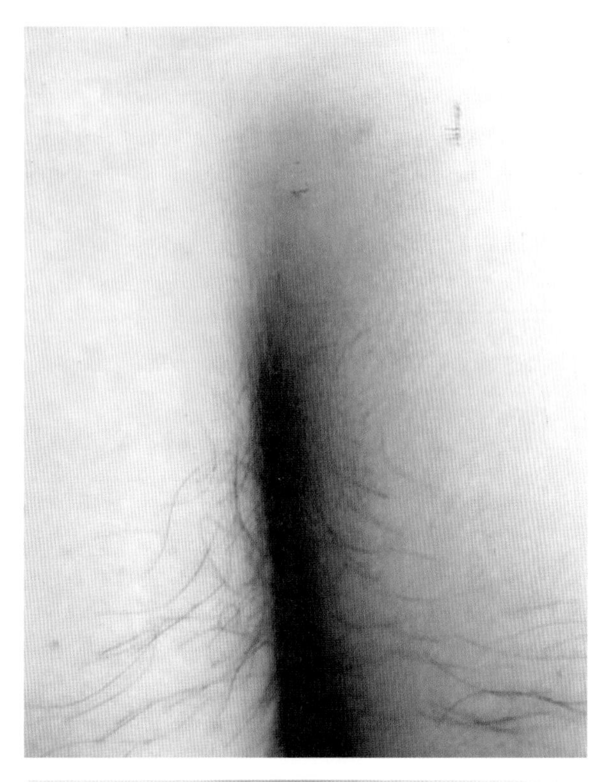

남/65세

엉덩이 선이 좌측으로 빠져나가 있다. 이것은 우측 골반이 좋지 않은 것으로 우측 엉덩이의 피부가 벌겋게 충혈되어 있으며 항문 주위가 벌어져 있다. 이것은 치질 증상이 심하기 때문에 항문 주위가 붓고 충혈이 되어 있는 현상으로 미골의 변형은 치질의 근본적인 원인이 된다. 본 환자의 환측은 우측이다. 치료 포인트는 미골 3번과 4번에 손가락을 대고 호흡 조절을 시키면서 펴준다.

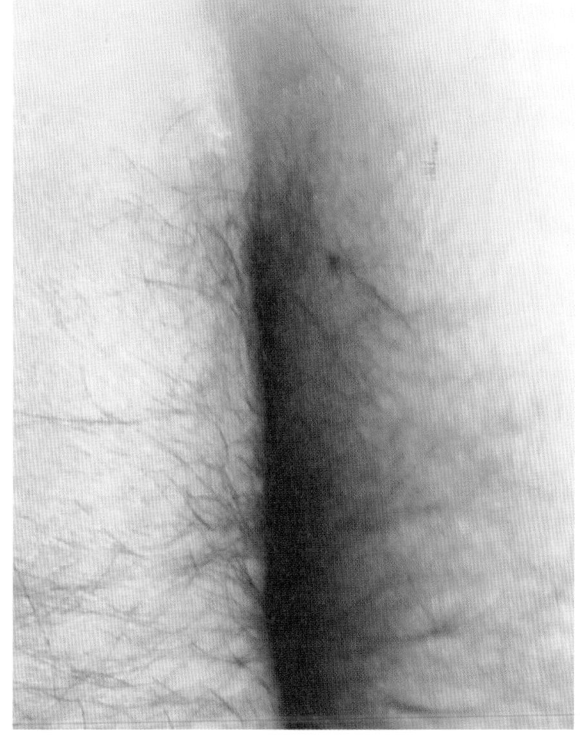

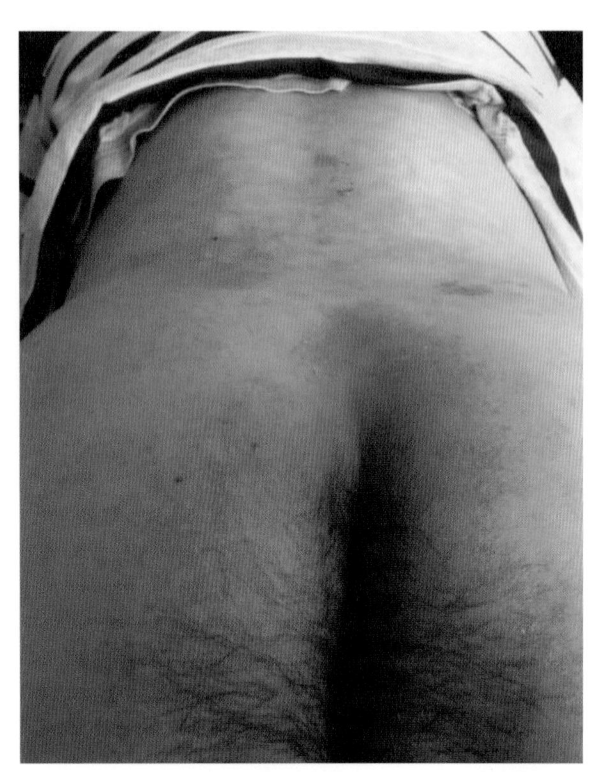

남/37세

천골 하단부가 비뚤어져 있는 상태에서 우측으로 밀려가 있기 때문에 교정 포인트는 천골 5번과 미골 1번 사이가 된다. 엉덩이 선이 좌측에서 올라가면서 우측으로 비뚤어져 있는 것을 볼 수 있다. 본 환자의 환측은 우측이다. 다리와 허리 우측으로 장애를 받을 것이다.

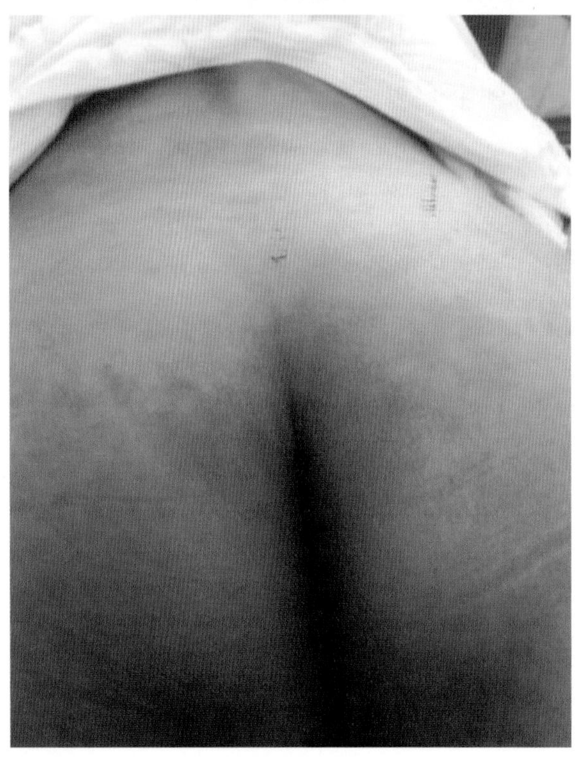

여/60세

천골 하단부가 약간 비뚤어져 있으며 엉덩이 선은 우측에서 좌측 방향으로 올라갔다. 엉덩이 하단부를 보면 좌측이 우측보다 더 검게 나타난다. 이것은 좌측 엉덩이에 혈액 순환이 제대로 안 된다는 의미며 좌측 허리나 다리가 매우 아플 것이다. 본 환자의 환측은 우측이다. 치료 포인트는 천골 4번과 5번 사이에 약간 우측으로 손가락을 대고 호흡 조절을 하면서 교정한다.

여/62세

천골 부위가 좌측으로 검게 변색되어 있으며 치질이 심하기 때문에 항문이 약간 벌어졌다. 좌측 엉덩이 하단이 검게 된 것은 좌측 엉덩이 쪽으로 혈액 순환이 안 되어 괴사가 되는 현상이다. 어떤 사람은 시커먼 부위의 살이 다 빠져버린 사람도 있다. 본 환자의 환측은 좌측이다. 치료 포인트는 천골 5번과 미골 1번 사이를 펴주며 미골 3번과 4번도 펴주어야 한다.

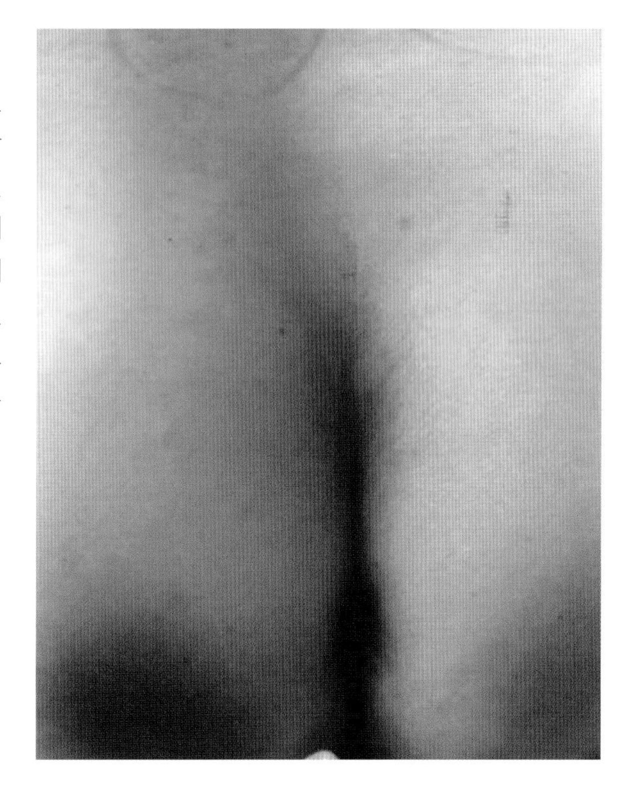

남/53세

천골 하단부가 우측으로 비뚤어져 있기 때문에 우측이 환측이다. 요추가 우측으로 밀려가 있으며 아래의 엉덩이 선도 좌측보다 우측으로 올라가 있어 우측 허리나 다리가 많이 아플 것이다. 치료 포인트는 천골 5번과 미골 1번 사이가 비뚤어져 있는 상태로 천골 5번 하단부 중앙에서 우측으로 2cm 지점을 교정하면 될 것이다.

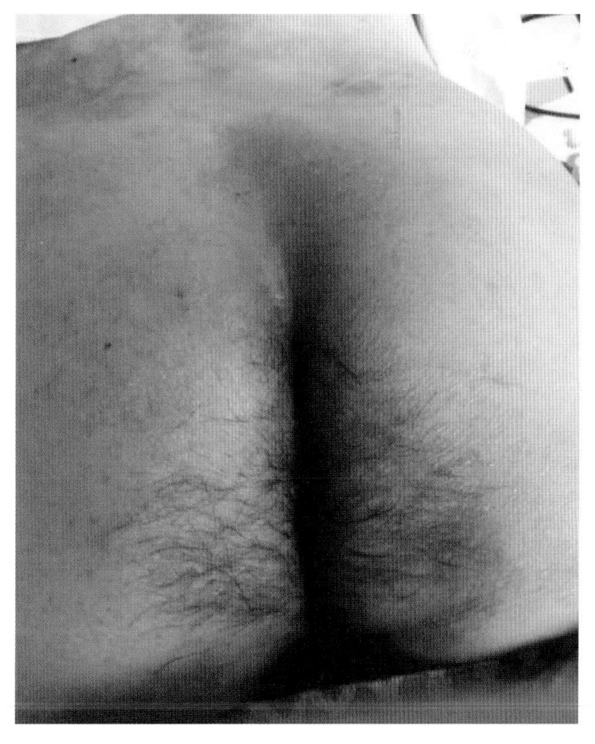

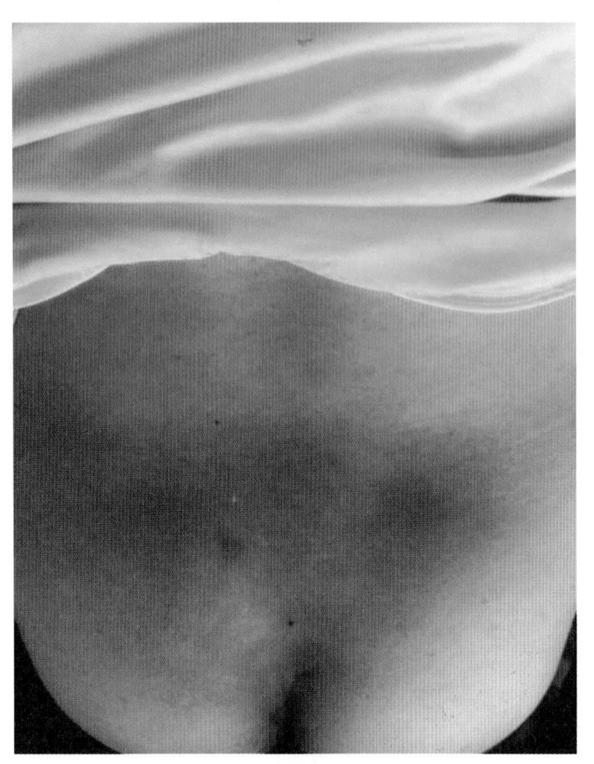

여/33세
천골 하단부가 뭉그러져 있는 상태로서 꼬리뼈가 'ㄱ' 자로 꼬부라져 있는 상태다. 본 환자의 환측은 양쪽에 해당한다. 치료가 매운 어려운 상태지만 일단 꼬리뼈 꼬부라진 것을 펴주면 천골 부위는 서서히 치료가 된다. 치료 포인트는 우선 미골 3번과 4번을 펴준다. 그런 다음에 천골과 미골의 접합 부위를 펴준다.

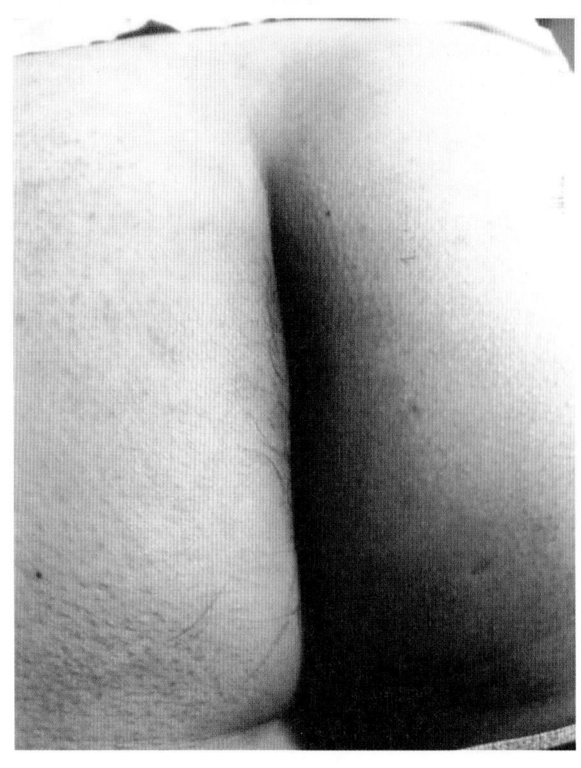

남/48세
천골 하단부가 우측으로 밀려 있으며 엉덩이 선이 지그재그로 비뚤어져 있다. 우측 엉덩이가 부어 있으며 우측 엉덩이가 검게 변색된 것은 우측으로 혈액 순환이 잘 안 된다는 의미다. 본 환자의 환측은 우측이다. 치료 포인트는 천골 5번과 미골 1번 사이에 약간 우측으로 손가락을 대고 호흡 조절을 시킨다.

여/36세

천골 부위가 우측으로 약간 비뚤어져 있으며 천골과 미골 부위의 피부가 거칠어져 있는 것을 볼 수 있다. 이런 상태에서는 대부분 우측으로 다리나 허리가 아플 것이다. 본 환자의 환측은 우측이다. 치료 포인트는 천골 3번과 4번 사이 1cm 우측에 손가락을 대고 호흡 조절을 시키면서 교정한다.

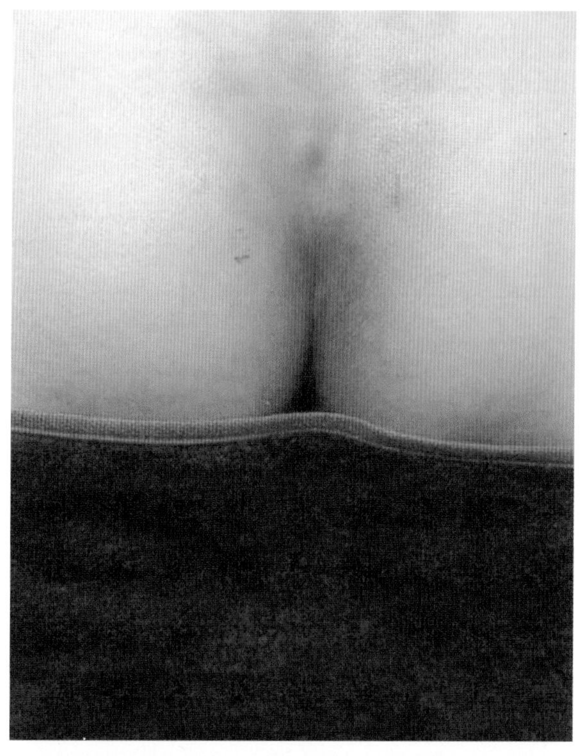

여/35세

천골 부위가 우측으로 약간 꺼져 있는 상태로 교정 포인트는 천골 4번과 5번 사이의 우측 지점이다. 본 환자의 환측은 우측이다. 엉덩이 선의 방향이 우측으로 뻗어나가 있기 때문에 우측의 허리나 다리가 아플 것이다.

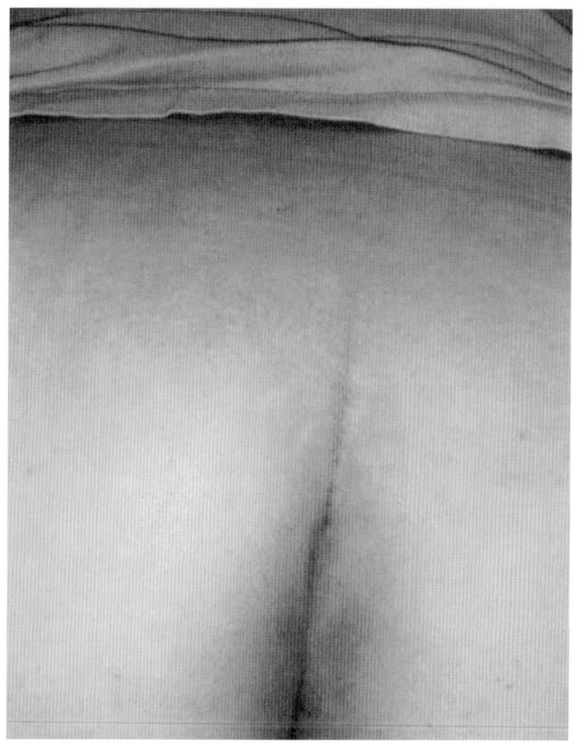

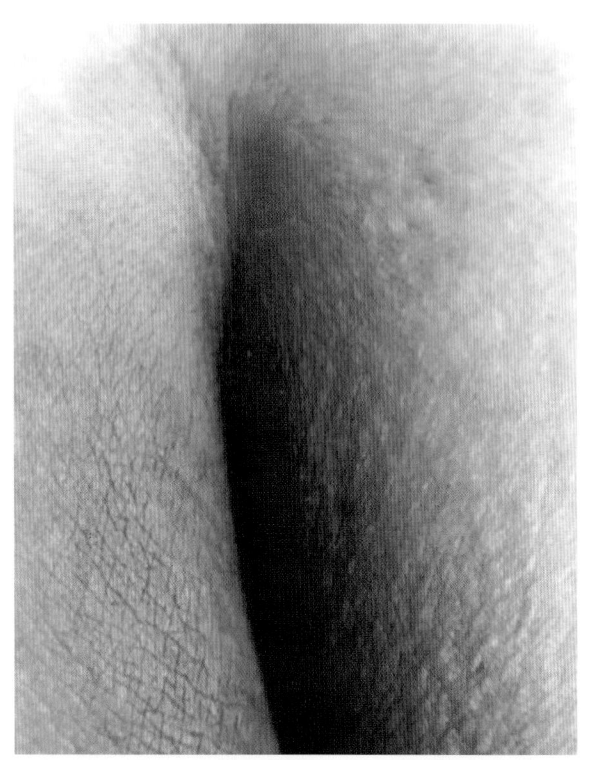

남/61세

천골 하단부 좌측 부분이 약간 꺼져 있는 것을 볼 수 있다. 본 환자의 환측은 양쪽이다. 교정 포인트는 천골과 미골 접합부 좌측 부분이다. 항문 부분이 검게 되고 피부가 거칠어진 것은 항문 부위에 혈액 순환이 잘 안 되기 때문에 붓는 것이며 피부가 거칠어져 있는 것이다.

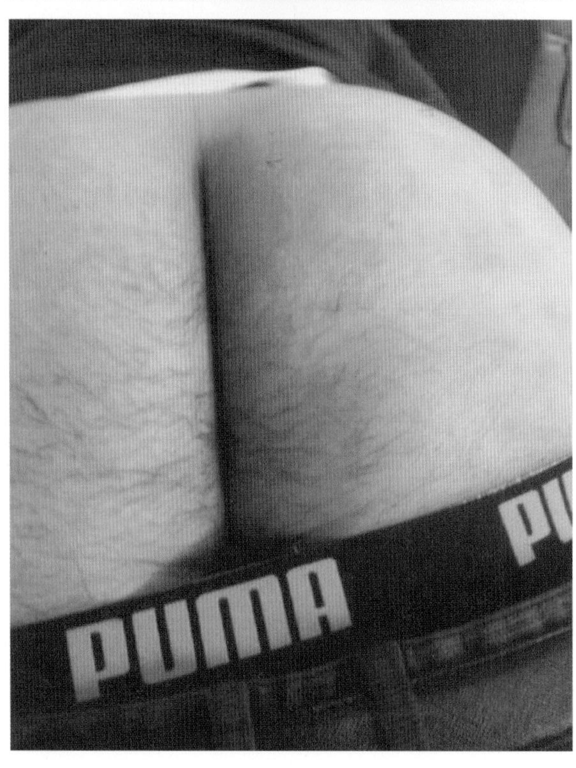

남/45세

엉덩이 선이 일직선으로 똑바른 것 같지만 오른쪽 엉덩이가 왼쪽에 비해 약간 검게 보이며 오른쪽 엉덩이가 더 부어 있다. 본 환자의 환측은 오른쪽이다. 우측 꼬리뼈 상부를 교정한다.

남/39세

엉덩이 선 맨 끝 부분이 약간 우측으로 올라가 있다. 본 환자는 우측 엉덩이가 약간 검게 부어 있기 때문에 환측은 오른쪽이다. 꼬리뼈 1번 상부 우측을 교정한다.

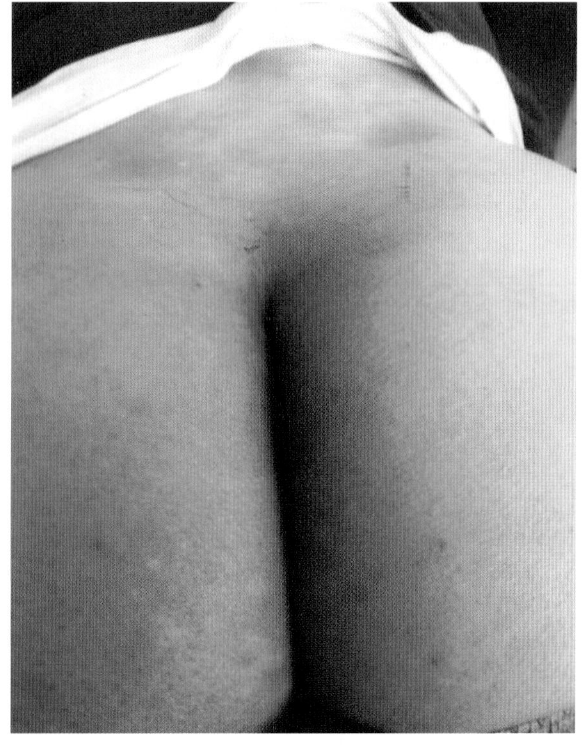

남/32세

엉덩이 선이 좌측으로 뻗어 올라간 것을 보면 좌측 천골 5번과 미추 1번 사이가 비뚤어져 있다. 본 환자는 좌측이 환측이다. 교정 포인트는 좌측 천골 5번과 미추 1번 사이가 된다.

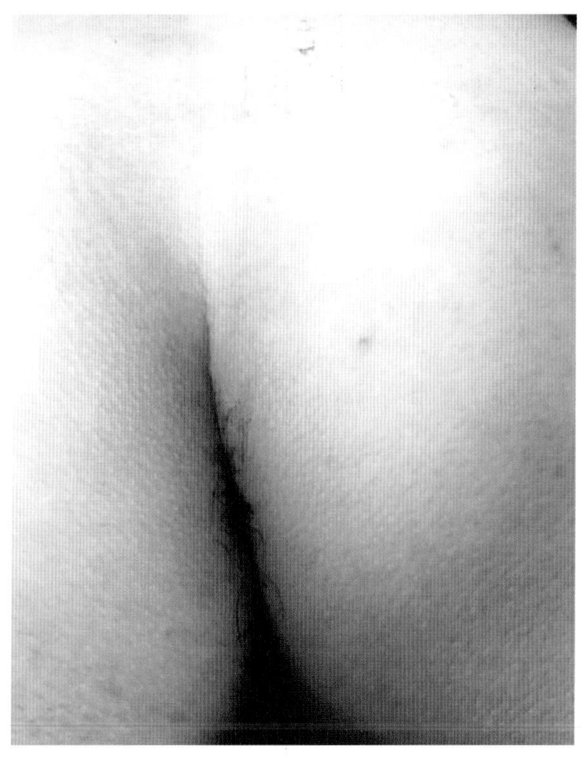

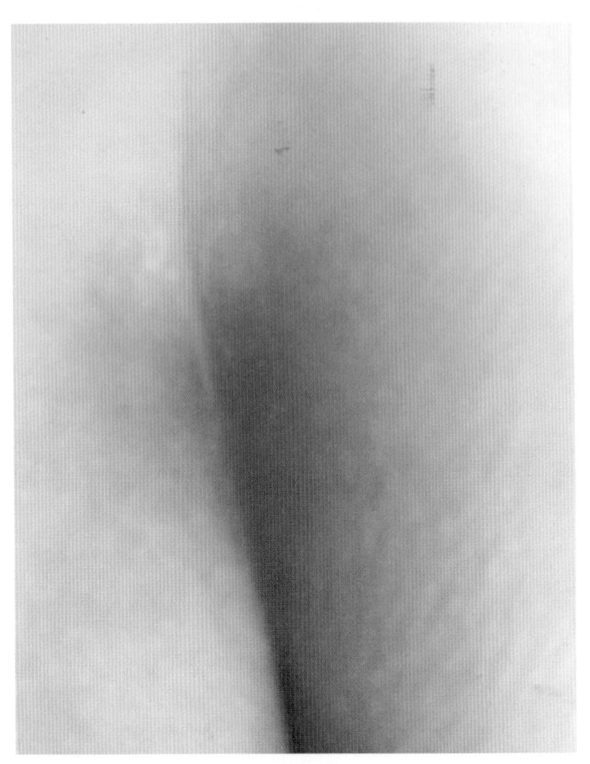

남/62세

엉덩이 선의 흐름이 좌측에서 우측으로 뻗어 올라갔기 때문에 환측은 우측이다. 본 환자는 천골 하단부가 꺼져 있기 때문에 천골 내측에 손가락을 대고 미골 부위로 눌러주면서 천골을 펴주어야 한다. 엉덩이 선에서 천골 4번과 5번 사이가 꺼져 있다. 그리고 우측 방향으로 검게 되어 있다. 교정 포인트는 우측 천골 4번과 5번 사이가 된다.

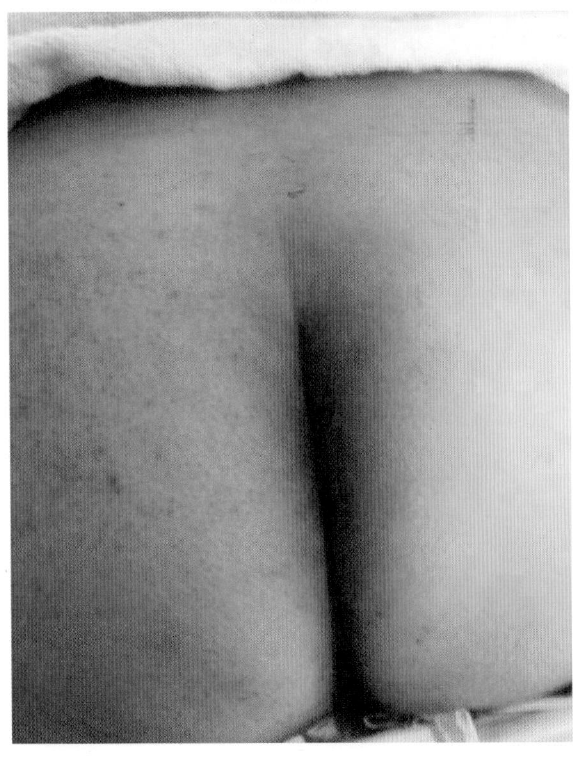

여/36세

본 환자는 항문 주위가 까맣게 되어 있으며 왼쪽 엉덩이가 더 검게 되어 있다. 엉덩이 선이 좌측으로 올라간 것을 보면 좌측으로 허리나 다리가 아플 것이다. 교정 포인트는 좌측 천골 5번과 미추 1번 사이가 된다.

여/50세
엉덩이 선이 우측으로 올라간 것을 보면 우측 골반이 우측으로 밀려 나가 있으며 우측 머리부터 다리까지 다 아플 것이다. 본 환자는 우측이 환측이다. 교정 포인트는 천골 5번과 미골 1번 사이가 될 것이다.

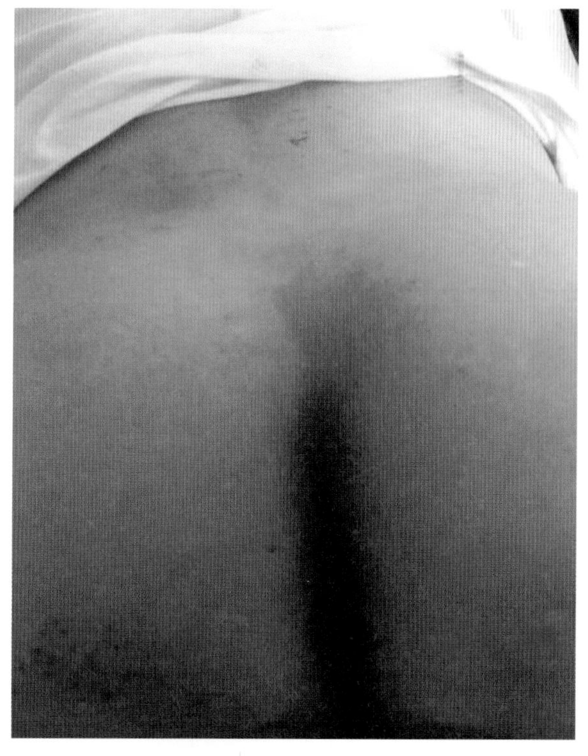

여/63세
엉덩이 선이 우측으로 빠져 있으며 아픈 쪽은 우측이다. 그리고 엉덩이 하단부가 괴사되어 있다. 이것은 천골 하단부의 신경 장애로 생긴 것이다. 교정 포인트는 천골 4번과 5번 사이가 된다.

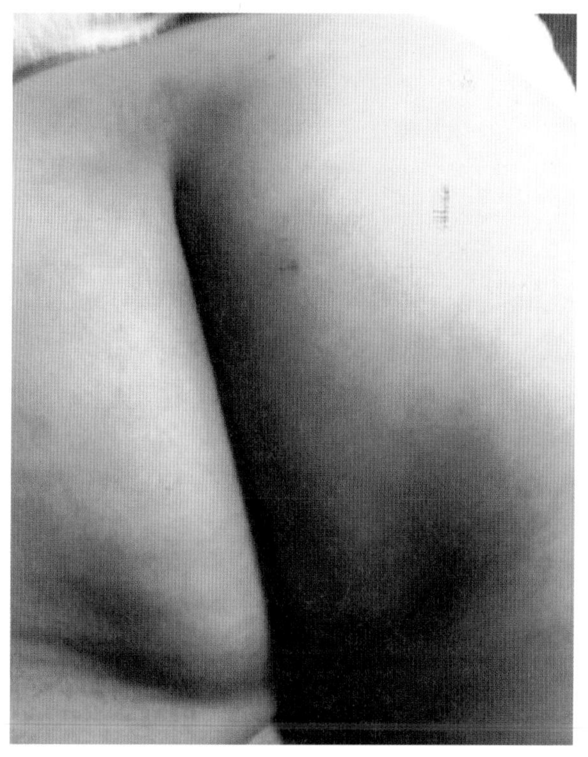

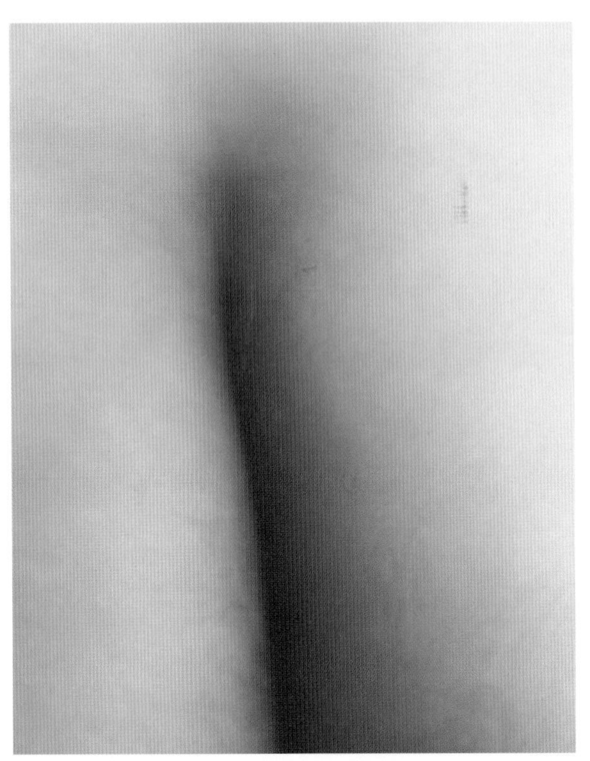

남/43세

엉덩이 선이 우측으로 뻗어나가 있기 때문에 골반이 우측으로 비뚤어져 있다. 본 환자는 환측이 우측이다. 교정 포인트는 천골 5번과 미추 1번 사이가 된다.

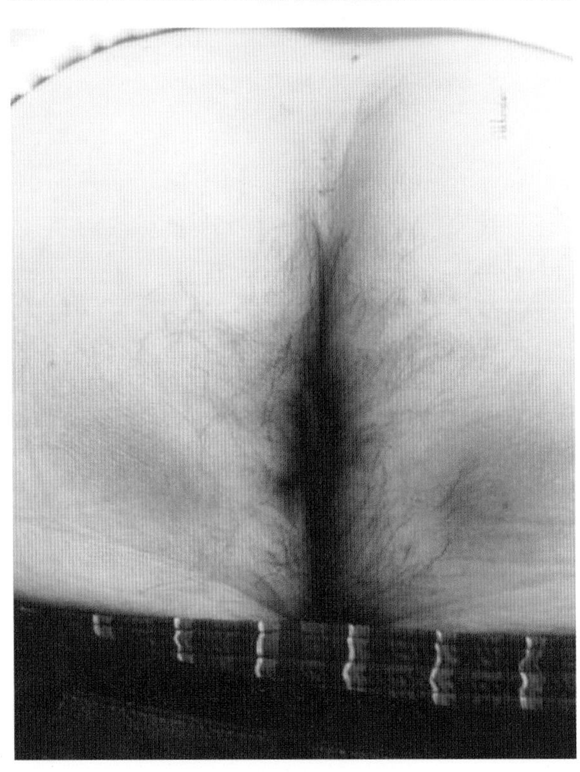

남/58세

엉덩이 선이 우측으로 뻗어나가 있기 때문에 양쪽 엉덩이의 피부가 약간 괴사되어 있으며 우측이 심한 편이다. 골반이 우측으로 비뚤어져 있다. 본 환자는 환측이 우측이다. 교정 포인트는 우측 천골 4번과 5번 사이가 된다.

여/57세
엉덩이 선이 좌측으로 뻗어 올라가 있으며 골반은 좌측으로 비뚤어져 있다. 본 환자는 환측이 좌측이다.
미골의 정중앙선만 펴주면 된다.

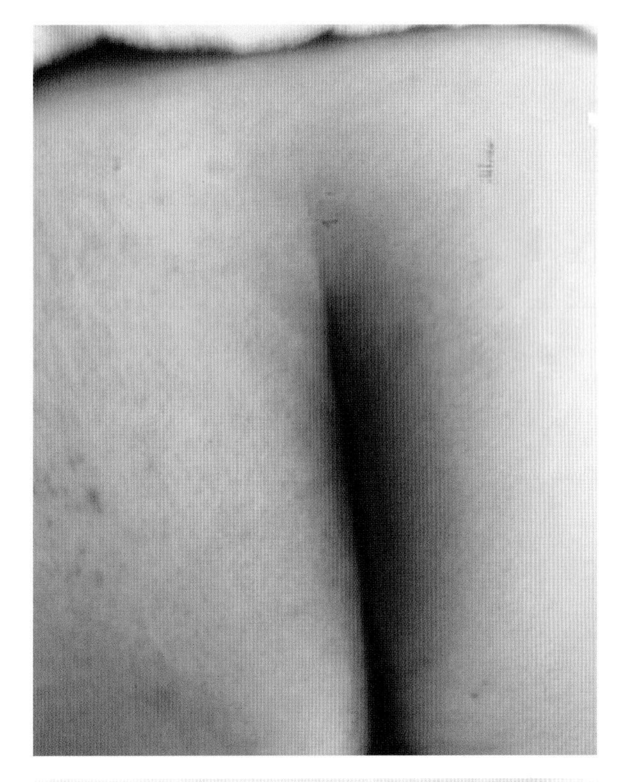

여/48세
천골 하단부가 뭉그러져 있기 때문에 장기간의 치료를 요한다. 천골 4번과 5번 사이가 꺼져 있으며 미골은 바짝 꼬부라져 있기 때문에 꼬리뼈를 펴주면서 서서히 천골을 치료한다.
본 환자의 환측은 좌우 다 해당된다. 교정 포인트는 천골 4번과 5번 사이의 정중앙과 좌우 양쪽을 치료하면서 꼬리뼈를 펴준다.

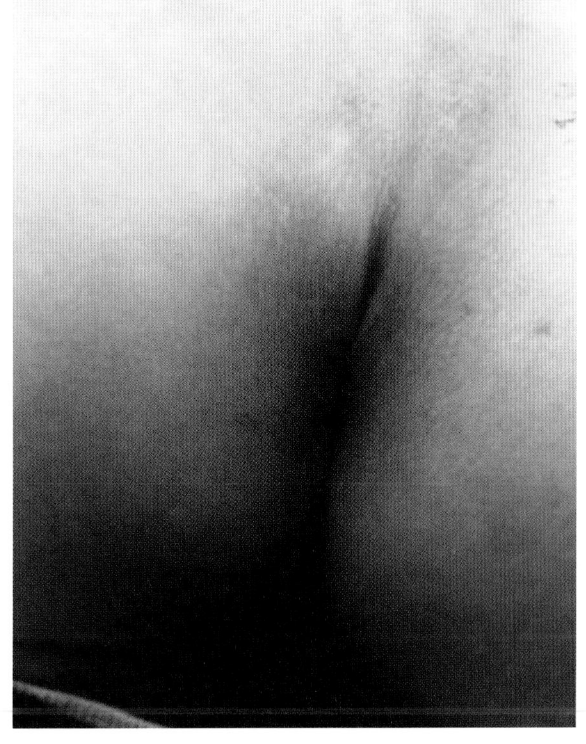

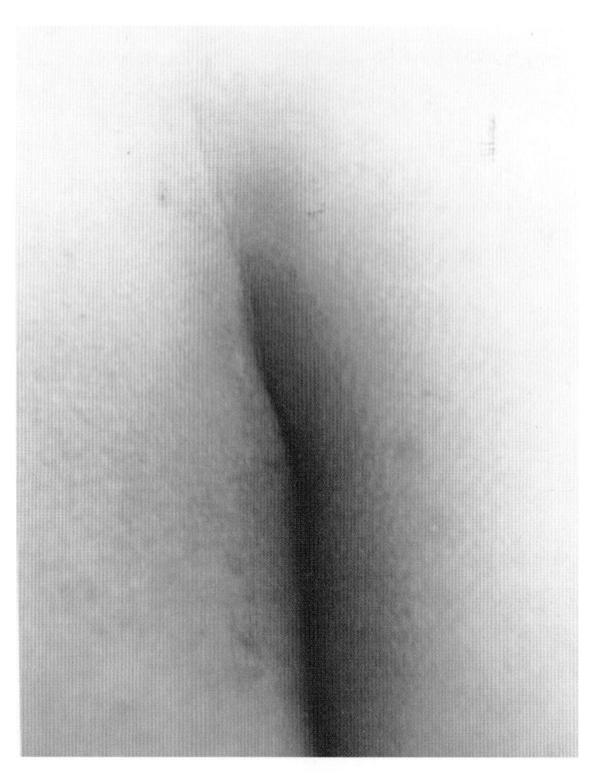

여/44세
항문을 기분으로 엉덩이 선이 좌측으로 뻗어 있으며 좌측으로 약간 함몰되어 있기 때문에 좌측으로 신경 장애를 받을 것이다.
*항문 주위가 벌겋게 충혈이 되어 있는 것은 천골에 신경 장애를 받고 있기 때문에 항문 주위가 부어 있는 것이다. 본 환자의 환측은 좌측이다. 치료 포인트는 천골 4번과 5번 사이 좌측에 손가락을 대고 펴 준다.

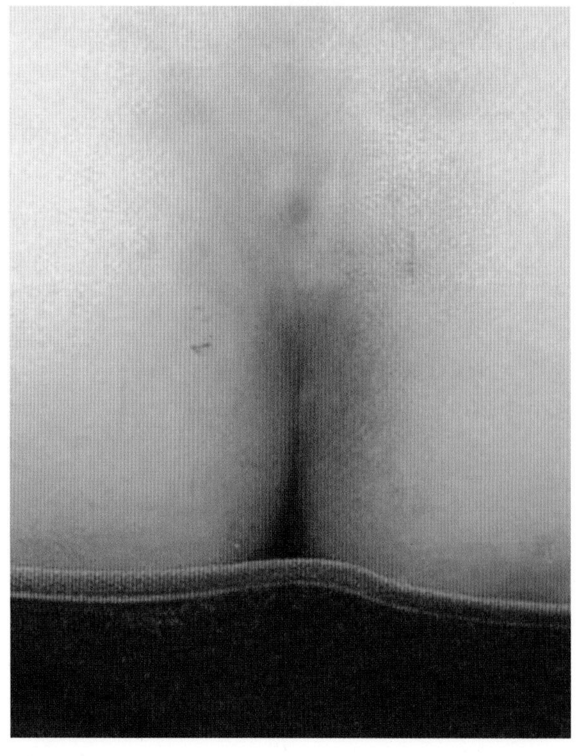

여/36세
천골 부위가 우측으로 약간 비뚤어져 있으며 천골과 미골 부위의 피부가 거칠어져 있는 것을 볼 수 있다. 이런 상태에서는 대부분 우측으로 다리나 허리가 아플 것이다. 본 환자의 환측은 우측이다. 치료 포인트는 천골 3번과 4번 사이 1cm 우측에 손가락을 대고 호흡 조절을 시키면서 교정한다.

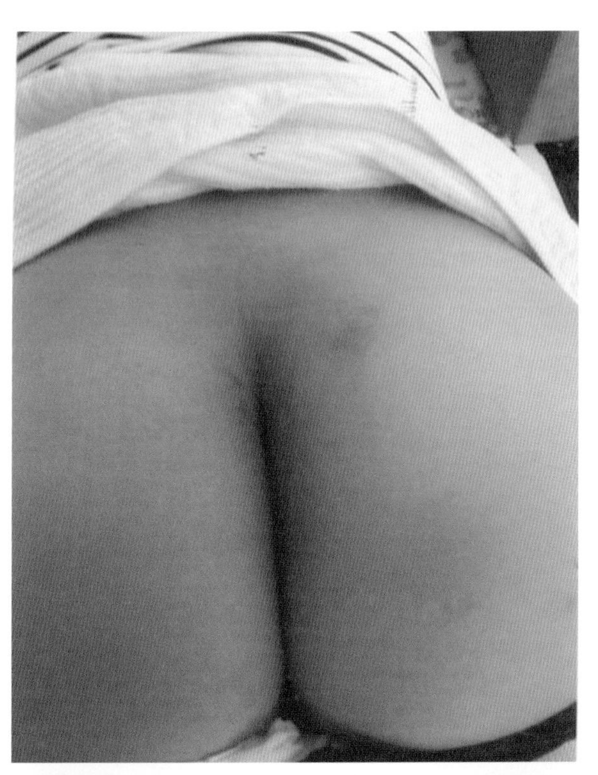

여/36세
엉덩이 선이 좌측으로 뻗어 있기 때문에 골반이 좌측으로 비뚤어져 있다. 교정 포인트는 미골을 전체적으로 펴주면 된다. 이 환자의 환측은 좌이다.

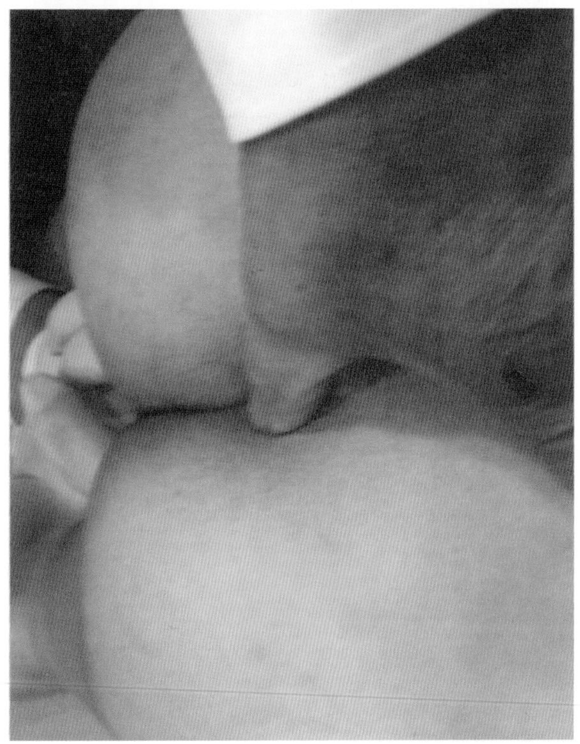

미골 교정을 하는 모습

9) 미골과 회음혈 교정의 치료 효과

회음혈은 백회혈과 같이 머리의 백회에서 꼬리뼈 아래 회음까지 인체의 기가 돌고 도는 반환점으로서, 회음혈의 기능은 여성병 치료에 무궁무진한 효과를 나타내고 있다. 머리의 병은 백회에서 다스린다고 하듯이 자궁의 병은 회음에서 다스리면 무리가 없을 것이다. 회음에는 해부학적으로 골격이 연결되어 있는 것도 아니며 신경선이 많이 연결되어 있는 곳도 아니다. 그렇지만 회음혈은 한의학에서 매우 중요시하는 곳으로서, 치부에 있기 때문에 치료하기가 매우 곤란해서 치료사들이 거리감을 갖고 치료를 제대로 못 하고 있는 실정이다. 임맥과 독맥이 교차하는 지점으로서 매우 중요한 것은 알지만 침과 뜸 시술 이외에는 알려진 바가 없다.

회음혈 시술을 할 경우, 미골 교정 후 손가락을 반대 방향으로 돌려서 눌러주면 그 자리가 회음혈이다. 미골이 잘못되어 있으면 회음혈 부위가 부어 있거나 몽우리가 생긴 사람이 많다. 회음혈 부위가 부어 있거나 그 부위에 몽우리가 생기면 자궁 근처의 근육들에 혈액순환 장애가 발생하게 된다. 자궁의 혈액순환 장애는 자궁이 붓거나 굳어져 염증 및 통증을 유발하게 되고, 자궁근종이나 자궁물혹 등 요실금과 성교 통증, 불감증 등 여러 가지 여성병을 유발하게 된다.

남자들의 전립선염이나 전립선비대증에 대해서도 회음혈 교정을 받으면 탱탱 부어 있는 전립선이 즉시 작아지며 전립샘 수치가 현저하게 떨어진다고 한다. 회음혈 교정은 미골 교정과 함께 하는 치료술로서 미골이 잘못되어 있는 사람들은 대부분 전립선이 부어 있는 경우가 많다. 동시에 미골 교정과 회음부 교정은 남성들의 성기능장애뿐만 아니라 배뇨 기능장애에도 효과가 매우 좋다.

여성들도 미골이 잘못되어 있는 사람들은 대부분 회음부 부위가 부어 있거나 몽우리가 생긴 사람들이 많으며 이것은 직접적으로 자궁병의 원인이 된다. 자궁이 붓게 되거나 자궁에 몽우리가 생기게 되면 괄약근에 기능장애가 생기게 되고 괄약근의 기능장애는 요실금의 원인이 된다. 특히 질의 몽우리는 성교 통증의 원인이 된다. 또한 자궁의 신경 기능장애는 자궁근종이나 물혹의 원인이 되며 자궁염증으로 많은 고생을 하게 된다.

여성은 회음부 내측을 자극하면 탱탱하게 부은 것이 즉시 풀리며 몹시 아프던 염증 및 통증이 해소된다. 동시에 요실금이나 불감증 또는 성교 통증이 해소되며 머리가 맑아지고 얼굴이 예뻐진다.

남성의 골반장기와 회음부 중앙시상면

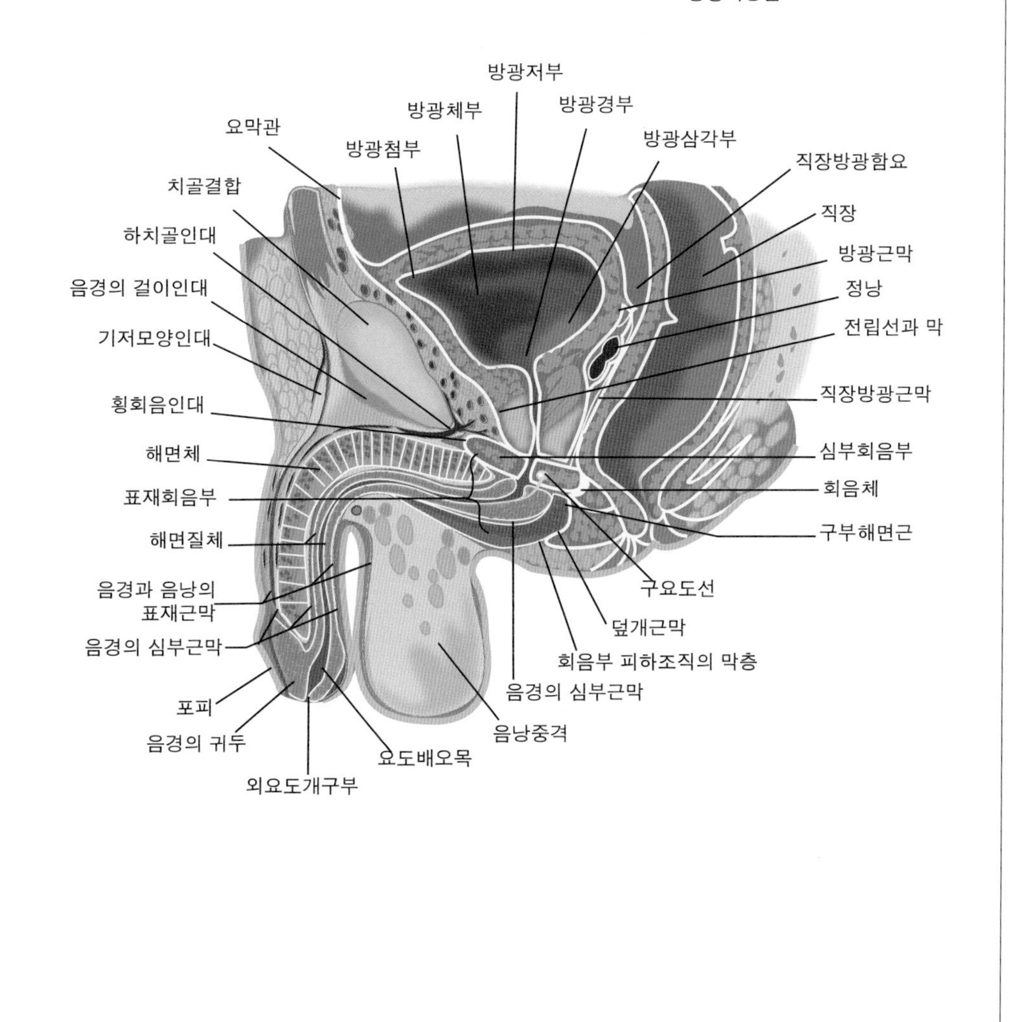

여성의 골반장기와 회음부 중앙시상면

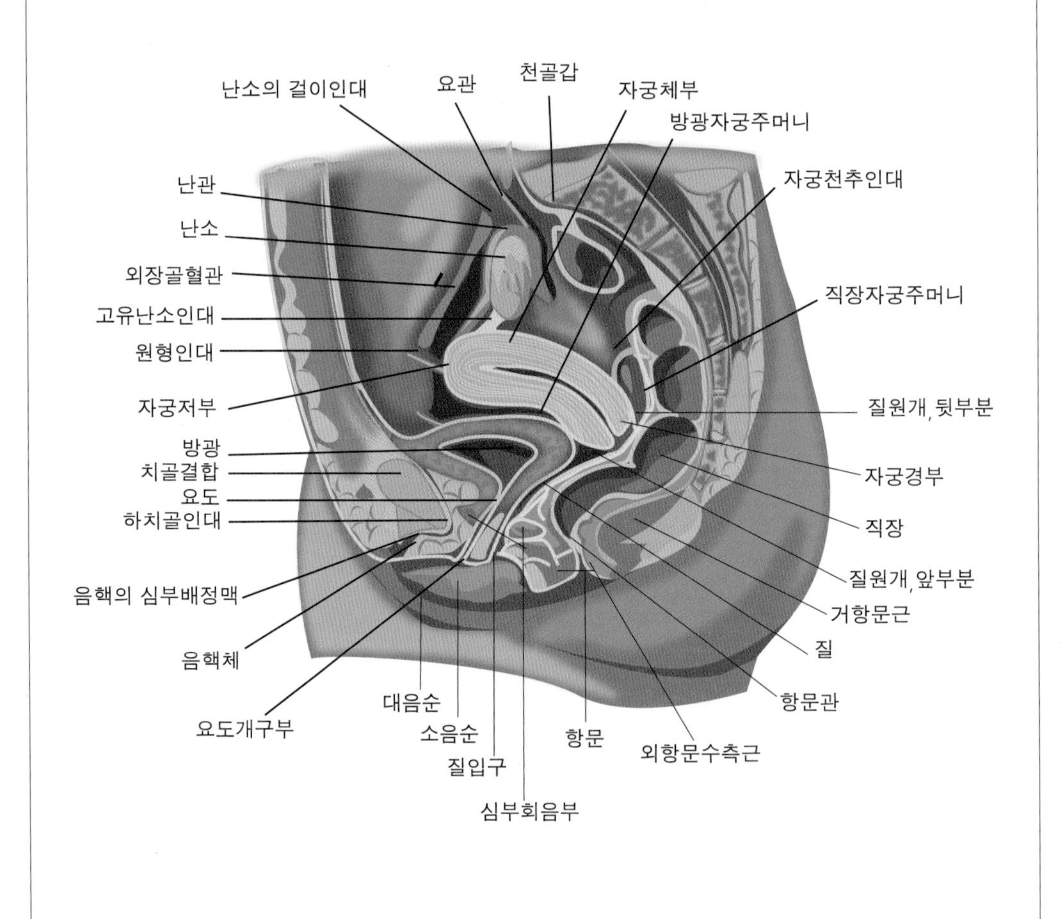

2. 척추 교정

척추 교정은 신체의 전반적인 균형을 조화롭게 맞출 수 있는 방법이다. 신체 대부분의 기능은 척추의 축에 의해 조절되는 것으로 척추, 그중에서 어깨가 삐뚤어지면 오장육부에 병이 온다고 했다. 대추의 축이 삐뚤어져서 흉추의 척추 골격이 도미노 현상에 의해 모두 삐뚤어지기 때문에 중추신경 장애를 일으키게 되며, 심장병, 고혈압, 당뇨병, 간질환, 신장 질환 등 만성병의 원인이 된다. 그래서 척추, 그중에서 어깨의 교정은 상체의 통증을 해소할 뿐만 아니라 디스크는 물론 오장육부의 기능을 정상화하는 데 매우 특효가 있다고 할 수 있다.

어깨는 경추 4, 5, 6, 7번과 흉추 1, 2, 3번 사이에서 중추 신경계와 자율 신경계의 지배를 받는다. 그리고 어깨 교정은 두개골 교정이 우선 되어야 한다. 신체의 모든 기능은 뇌의 신경에 의해서 조절되기 때문이다. 그리고 어깨 교정은 대추 부위의 전체적인 교정이 이루어져야 한다. 어깨 아픈 사람들은 대부분 대추 부위가 지그재그로 삐뚤어져 있다. 따라서 어깨가 아픈 것은 목 교정과 어깨 교정이 동시에 이루어져야만 원인적인 치료가 될 수 있다.

목 디스크나 오십견, 손저림 등 팔과 어깨에서 발생하는 여러 가지 통증은 어깨의 변형 때문에 발생하며 어깨가 변형 되는 원인은 대부분 잠자는 자세에 따라 변형된다. 낮은 베개를 베고 반듯하게 천장을 보고 누워자는 사람은 대개 일자목이 많으며 양쪽 어깨 팔이 다 아프다. 또한 좌측 옆으로만 누워자는 사람은 좌측 어깨가 우그러 지면서 좌측 흉곽이 변형 되기 때문에 좌측 어깨 팔 손이 아플 것이다. 그리고 우측으로만 누워 자는 사람은 우측 어깨가 우그러 지면서 우측 흉곽에 변형을 초래하기 때문에 우측 어깨 팔 손이 저리거나 아플 것이다.

1) 대추의 축(경추, 흉추)과 몸통의 균형 진찰 방법

우선 어깨와 몸통의 균형이 맞는지를 확인한다. 그러기 위해서는 대추 부위의 표준 상태와 몸통의 정상 상태를 정확히 알아야 하며 대추 부위와 몸통을 교정할 때는 항상 호흡 조절을 하여야 한다. 대추 부위의 척추 상태가 좌우 어느 방향으로 삐뚤어졌나를 관찰하며 척추의 전만과 후만 상태를 관찰한다.

대추 부위의 상태를 진찰할 때는 반듯한 교정 베드에 엎드린 상태에서 흉추 부위의 척추와 양쪽 대칭이 되는 등의 높낮이를 체크한다. 또는 교정 베드에 반듯하게 걸터앉게 한 뒤에 어깨와 평행 상태를 정확히 체크하여야 한다. 대부분 어깨가 내려간 쪽이 환측이다.

2) 대추의 축 교정 효과

대추의 축은 몸통을 지지한다. 머리, 골반과 함께 신체의 3대 축을 이룬다. 대추의 축은 경추 5, 6, 7번과 흉추 1, 2, 3번 부위를 말한다. 대추는 경추 7번과 흉추 1번 사이에 있는 혈자리이며, 척추 24마디 중에서 가장 중요하다고 하여 대추라고 한다. 대추는 신체에서 매우 중요한 역할을 한다.

경추 7번과 흉추 1번 사이의 척추 전근에는 성상신경절이라는 신경 다발이 있다. 성상신경절은 위로는 머리, 아래로는 몸통의 기능을 조절한다.

성상신경절은 중추신경계에서 나온 말초신경과 자율신경이 교합한 곳이다. 자율신경은 교감신경과 부교감신경으로 분리된다. 이것은 신체 내 오장육부의 기능을 조절한다.

신체의 내장 기능을 조절하는 자율신경은 미주신경이다. 이것은 머릿속 뇌교에 신경핵을 가지고 있으며 연수를 통해 척추의 전근을 따라 내려오면서 신체의 모든 기능을 조절한다.

성상신경절은 심장에 직접적인 영향을 미치므로 심혈관을 통해 신체의 전체적인 기능을 조절한다. 심장에서 나온 대동맥은 대추 부위에서 내경동맥, 외경동맥, 추골동맥을 따라서 뇌에 혈액을 공급한다. 이 중에서 추골동맥의 장애는 고혈압, 중풍의 원인이 된다. 혈액의 순환은 신경 작용에 의해 순환되는 것으로서 성상신경절의 장애는 뇌혈관 장애를 일으킬 수 있다.

대추 부위에서 어깨가 형성되며, 어깨가 삐뚤어지면 오장육부의 기능도 나빠지고 어깨, 팔, 손까지 아파진다. 이는 성상신경절의 기능을 말하는 것이다. 성상신경절에서 팔로 내려가는 동맥은 성상신경절의 신경지배구역인데 경추 7번과 흉추 1번 사이에서 몸통으로 내려오면서 오장육부의 내장기능을 조절하는 신경과 팔로 내려가는 신경과 머리로 올라가는 신경의 분리가 있다. 이렇게 오장육부의 내장 기능을 조절하는 성상신경절의 자율신경(미주신경)은 척추의 말초신경과 교합하여 작은 신경절을 이루면서 내장 기능을 조절한다. 특히 심장은 성상신경절의 신경 지배에 의해 전신에 혈액을 공급하며 신체의 기능을 다한다.

성상신경절을 통과한 자율신경은 말초신경과 교합하여 복강신경절, 콩팥신경절, 창자신경절, 골반신경절을 이루고, 골반신경절의 신경총에서 다시 신체의 모든 정보를 수집하여 뇌를 향해 상행한다.

목 디스크 증상으로 어깨와 팔이 아파서 고생하는 것은 대부분 경추 5, 6, 7번의 변형 때문이다. 경추가 후방으로 밀려 나오면서 좌측으로 삐뚤어지면 좌측 팔이 아프게 되고, 우측으로 삐뚤어지면 우측 팔이 아프게 되는 것이다.

목 디스크에 걸리면 어깨가 저리고 아프다. 팔을 들어 올릴 수 없을 정도로 아프다. 손가락에 마비가 오면서 손이 저린다. 손가락이 뻣뻣해지고 안 펴지면서 손이 아프다. 손목이 아프다. 어깨나 팔의 통증을 호소한다.

이런 증상은 목을 교정해주고 어깨 근육을 풀어주면 잘 낫는다.

다음은 신순철 선생님의 치료 사례다.

74세의 어느 목사님이 3년 전부터 손이 오그라들기 시작하여 손이 조막손이 되었다. 3회 정도 치료를 받은 후 손이 펴져서 세수를 할 수 있게 되었고, 차가웠던 손에 온기가 돌았다고 한다.

사우디아라비아의 제다 병원 오너가 목 디스크 증상으로 고생했는데, 5회 치료를 받은 후 어깨와 팔의 아픈 증상이 현저하게 좋아졌으며, 흉통이 없어졌다고 한다.

세브란스 병원에 근무하는 어느 과장의 부인은 남편 모르게 와서 치료를 받고 목 디스크뿐만 아니라 당뇨병도 나았다고 한다.

48세의 어느 회사 부장은 목 디스크에 허리 디스크까지 있었는데, 2개월 치료를 받은 후 목 디스크뿐만 아니라 당뇨병도 다 나았다고 한다.

영등포의 어느 정형외과 의사는 목 디스크 증상으로 교정을 받았는데, 1회 치료를 받은 후 몹시 아프던 어깨 통증이 없어졌으며, 3회 치료를 받은 후 손가락 마비가 풀리기 시작하더니 5회 치료를 받은 후에는 바빠서 못 온다고 하였다 한다.

다음은 필자의 치료 사례다.

강남의 유명한 안과 원장이 목 디스크 증상으로 어깨와 팔이 저려서 집도를 못 할 정도로 힘들어하였는데, 8회 치료를 받은 후 매우 호전되었다.

미국에 본사를 두고 있는 바이오벤처 회사 한국 지사장은 목 디스크 증상으로 어깨와 팔이 저리고 아팠는데, 8회 치료를 받은 후 거북목 체형도 많이 호전되었고, 10회 치료를 받은 후 어깨와 팔이 아프지 않아서 아주 행복하다고 하였다.

모 신문사 기자는 목 디스크 증상으로 수술 외에는 고칠 방법이 없다고 병원마다 진단했는데, 2개월 치료를 받은 후 목 디스크 증상뿐만 아니라 허리 디스크도 많이 호전되어 현업에서 왕성한 활동을 하고 있다.

목 디스크나 오십견 증상은 치료 즉시 효과가 있다. 이것은 확실하게 나을 수 있다는 의미로서, 치료의 원리를 알면 누구나 어떠한 환자라도 다 고칠 수 있을 것이다.

대추 부위가 지그재그로 삐뚤어진 것은 어깨가 삐뚤어져 있다는 것이다. 따라서 어깨의 균형을 바로 잡아주면 지그재그로 삐뚤어진 척추가 나을 수 있다.

목이 잘못되면 성상신경절의 기능에 장애가 일어나게 된다. 대추 부위에서 경추와 흉추가 지그재그로 삐뚤어져 있는 사람이 많다. 이러한 증상은 심장병, 당뇨병, 고혈압, 호흡곤란, 간질환, 신장질환 등 만성병의 원인이 된다. 또한 척추는 도미노 현상에 의해 척추 전체의 불균형을 초래해서 여러 가지 합병증을 일으키게 된다.

무슨 병이든 그 원인을 알고 나면 치료는 간단한 것이다.

3) 척추 전체 교정

척추가 올바르게 서지 못하면 어깨 통증이 심해진다. 특히 한쪽 어깨가 내려와 있거나 전방이 되어 있는 부분이 아프면 분명 척추가 앞쪽으로 쏠려 있기 때문에 일어나는 증상으로 본다.

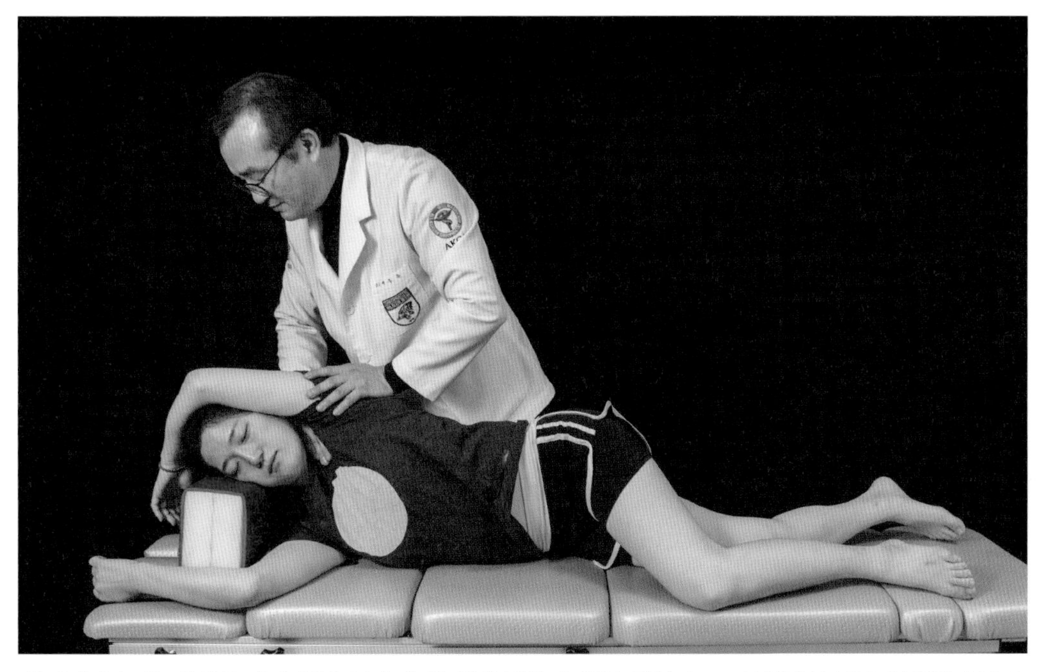

환자에게 높은 베개를 베게 하면 어깨 축에 의해 경추가 꺾일 것이다. 그 상황에서 통증 부위를 한손으로 감싸 쥐고 견갑골이 상방으로 올라가게 한 후 드롭 교정한다. 드롭 교정 시 호흡 조절을 통해 5~6회 쳐주면 어깨 통증이 즉시 해소된다.
대추 부위가 지그재그로 삐뚤어진 환자에게 꼭 필요한 교정 방법으로 목디스크 환자의 경우 직접적인 치료 효과를 볼 수 있다. 높은 베개를 베게 한 후 견갑골을 15도 상방으로 쳐주면 골격은 귀소본능의 원칙에 의해 정상 위치로 돌아간다.

4) 척추 부분별 교정

척추의 부분별 교정에는 흉곽, 앞쪽 어깻죽지, 뒤쪽 어깻죽지, 하부 흉추 부위, 하부 경추 부위, 대추 부위, 성상신경절 교정 방법 등이 있다. 특히 목디스크는 흉추가 매우 큰 영향을 미치는데 흉추가 일직선이든가 전만이 되어 있는 경우가 많다. 그리고 새가슴이라고 하여 흉골이 앞으로 돌출된 사람이 있는데 이로 인해 심폐 기능이 좋지 않을 수 있다. 흉곽 근육만 잘 풀리면 어깨결림이 해소된다.

하부 경추 교정 방법은 목덜미 하부에서 신경 다발을 이루며 그 부위가 아플 때 시행하면 된다. 일자목이거나 목이 경직되어 있을 때 또는 하부 경추 부위가 후방되어 있을 때 하는 교정으로 목을 C 자로 꺾어주는 방법이다.

성상신경절 교정 방법은 경추 7번과 흉추 1번 사이의 흉쇄유돌근 앞면을 체크해 통증을 확인하는데, 이쪽을 교정해주면 목디스크는 물론 오십견이나 손 저림 통증에 특효가 있으며 심장병이나 갑상선 치료에서 효과를 보인다.

흉곽 교정 방법

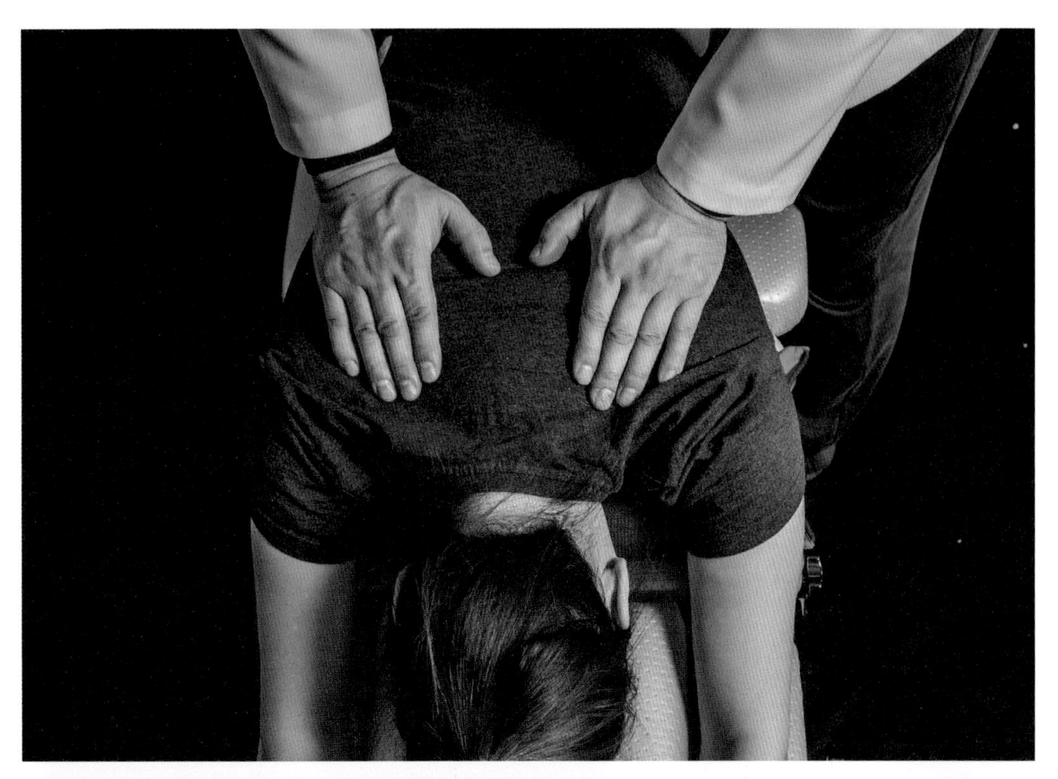

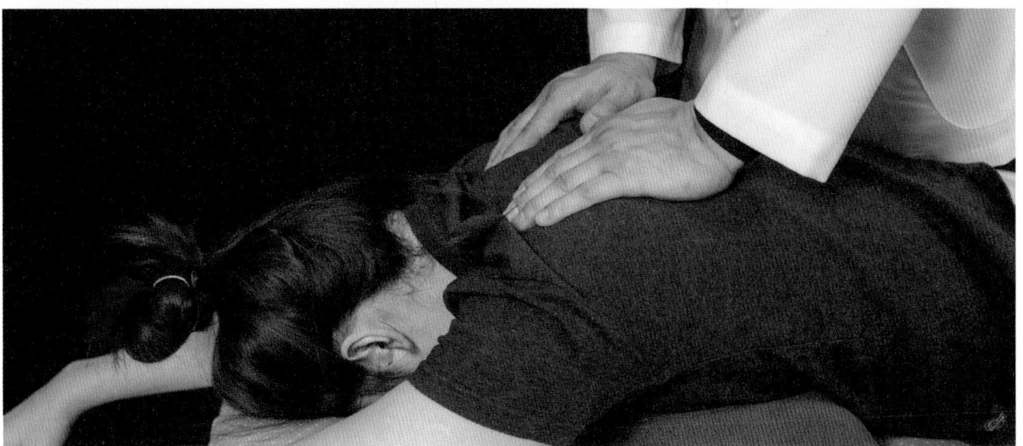

환자가 엎드린 상태(복와위)에서 베개를 앞가슴에 고이게 하고 만세 하듯이 팔을 위로 올리게 한 후 시술자가 환자의 견갑골을 감싸면서 잡고 호흡 조절을 시키면서 5~6회 드롭 교정한다. 이 교정 방법을 시행하면 어깨통증과 가슴이 답답하거나 찌르는 것 같은 증상이 사라지며 심장병에도 효과가 좋다.

※ 이것은 가슴의 흉곽이 삐뚤어지거나 전방된 가슴이 정상 위치로 돌아오게 하는 가슴 전체의 교정술이다.

앞쪽 어깻죽지 교정 방법 1

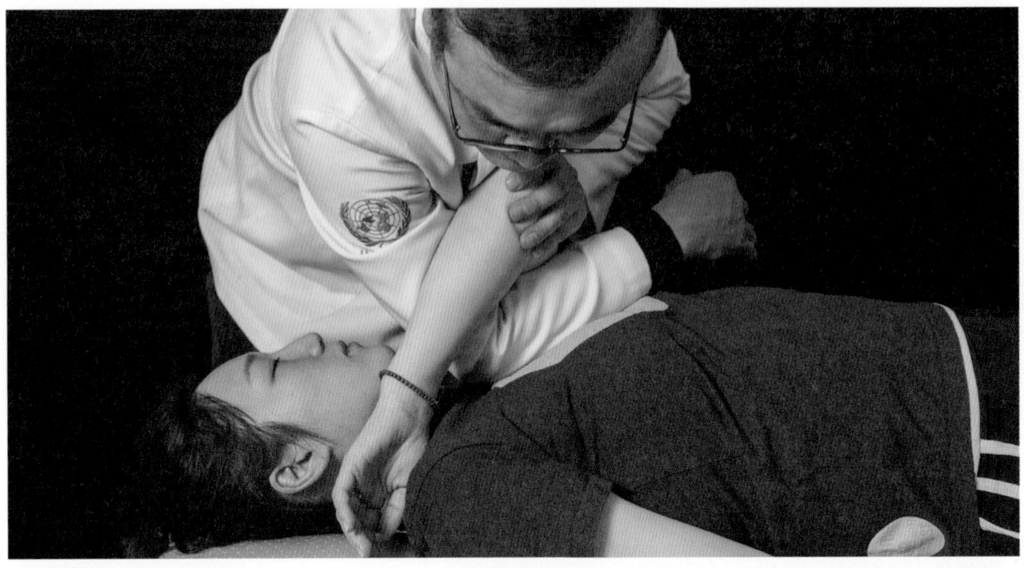

환자를 반듯하게 눕힌 상태(앙와위)에서 아픈 쪽을 체크하고 시술자가 환자의 흉추 2, 3번 부위의 앞 가슴 늑골 부분을 팔꿈치로 걸어서 근육이 하방된 것을 위쪽으로 당겨주듯 팔을 돌리면서 환자에게 호흡 조절을 시키며 5~6회 드롭 교정한다.

앞쪽 어깻죽지 교정 방법 2

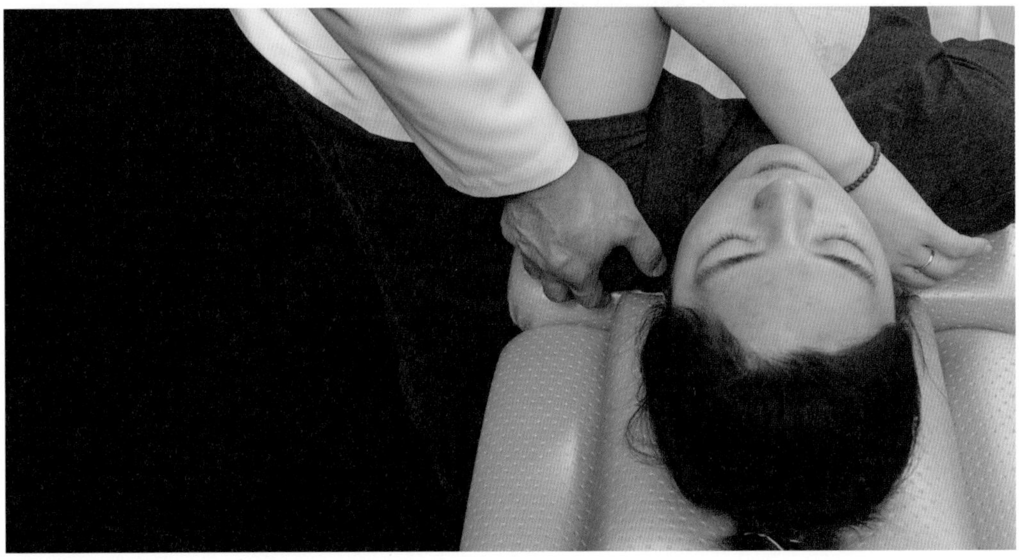

환자를 반듯하게 눕힌 상태(앙와위)에서 시술자가 한손은 환자의 어깨를 감싸듯이 잡고 다른 한손은 환자의 주관절을 잡은 후 호흡 조절을 시키며 5~6회 직하방으로 드롭 교정한다.

뒤쪽 어깻죽지 교정 방법

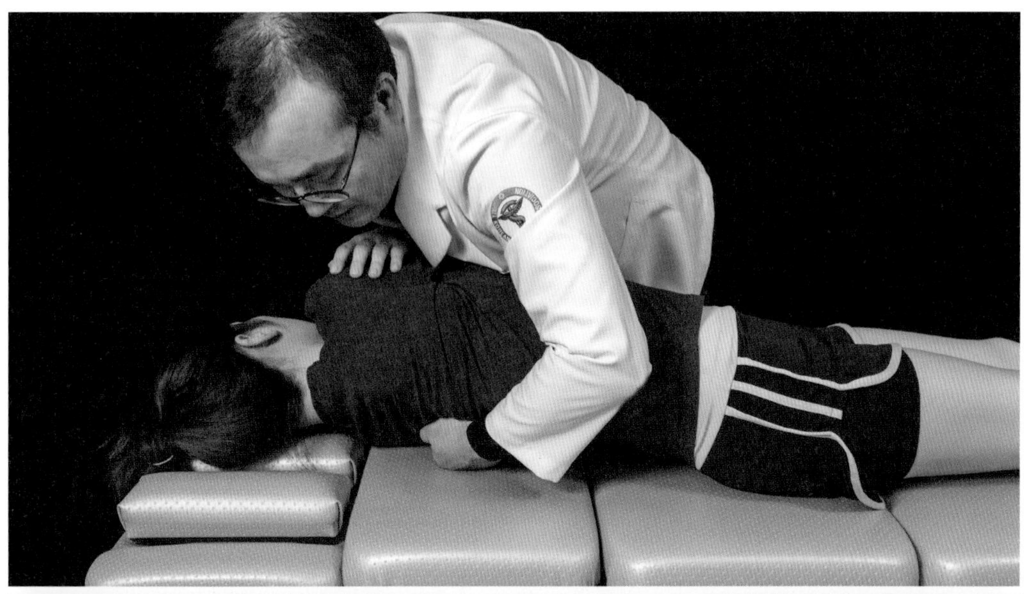

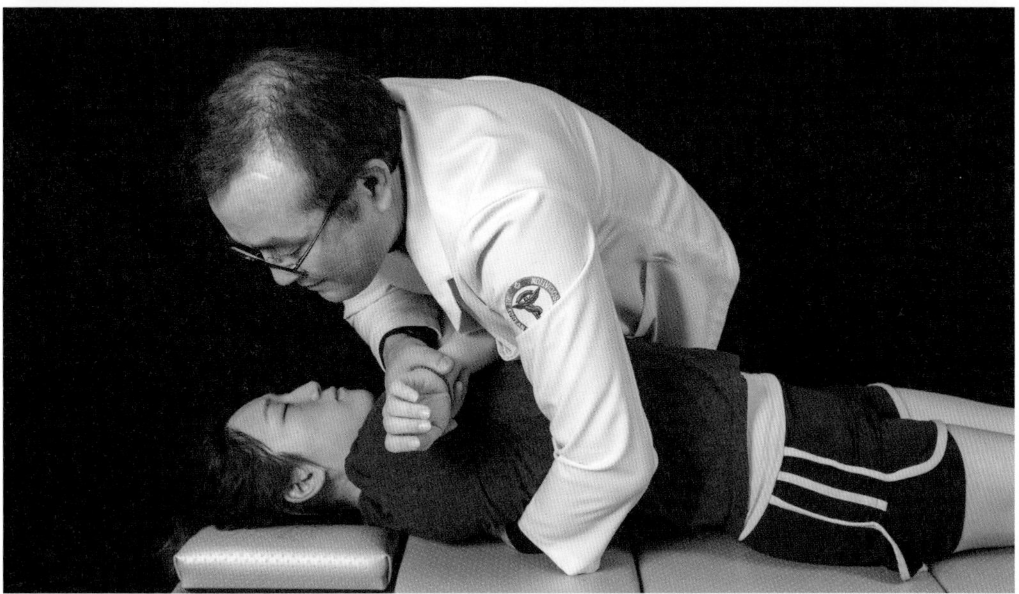

흉추 4, 5, 6번이 좌측이나 우측으로 밀려나간 경우가 있다. 이때 환자를 반듯하게 눕힌 상태(앙와위)에서 시술자가 환자의 환측 흉추가 밀려간 쪽에서 반대쪽으로 당겨주면서 주먹을 쥐어 흉추 4, 5, 6번의 극돌기에 검지와 중지를 댄다. 호흡 조절을 시키며 극돌기를 당기면서 드롭 교정한다. 5~6회 반복하면 시원해진다.

※ 이것은 척추측만증 환자에게 탁월한 효과가 있는 교정술이다. 또한 어깻죽지와 흉추가 동시에 교정되는 기술이다.

하부 흉추 부위 교정 방법

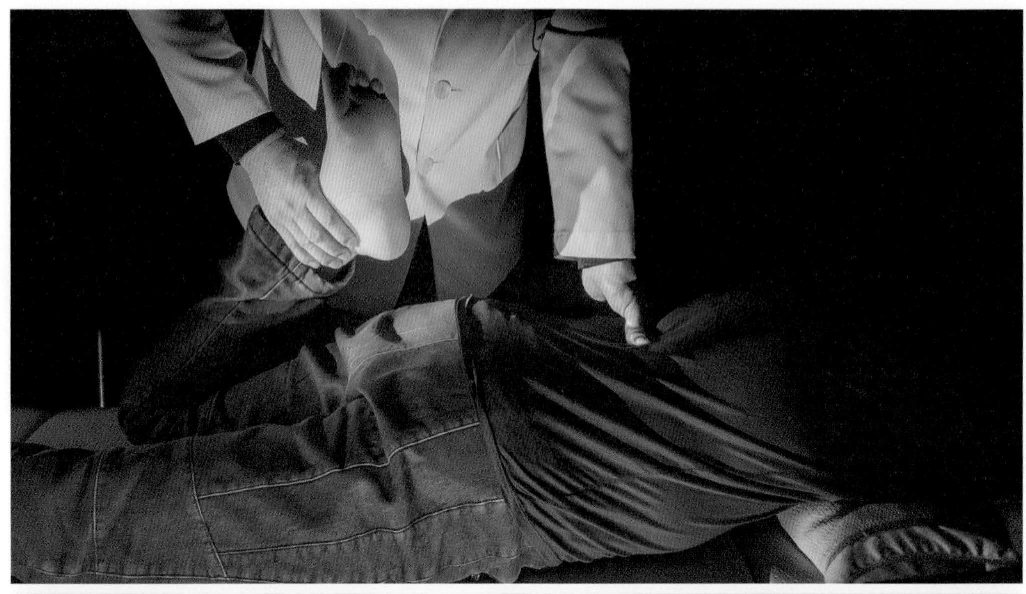

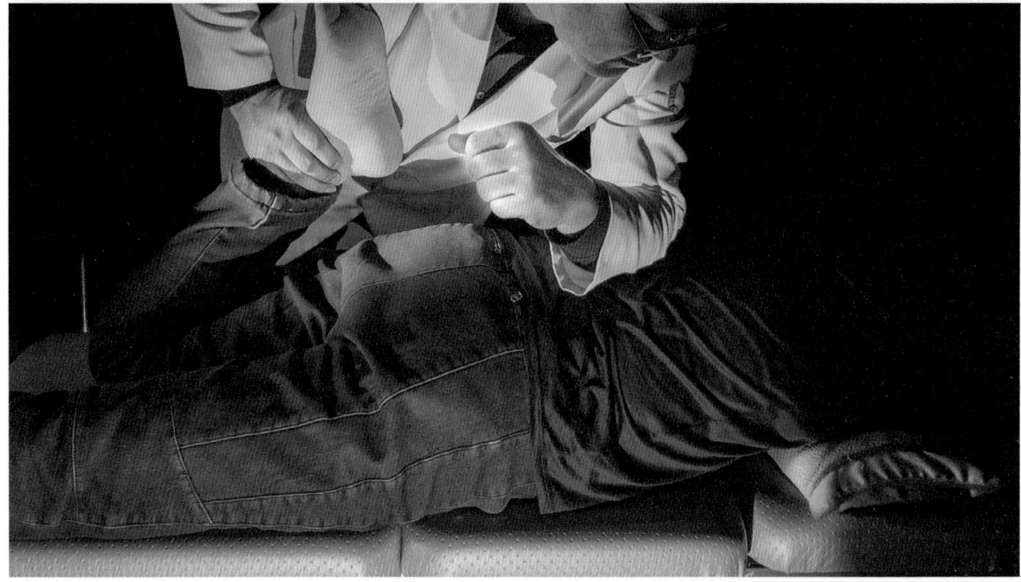

흉추 11, 12, 요추 1번이 후만되거나 삐뚤어져 있는 경우가 있다. 이때 환자는 엎드린 상태(복와위)에서 가슴에 베개를 고이고 시술자는 신장 부위에 엄지손가락 또는 팔꿈치를 대고(contact) 다리를 꺾어주면서 드롭 교정한다.

※ 신장병 환자에게 탁월한 효과가 있다. 신장 부위와 척추가 후방된 경우 적용한다.

하부 경추 부위 교정 방법

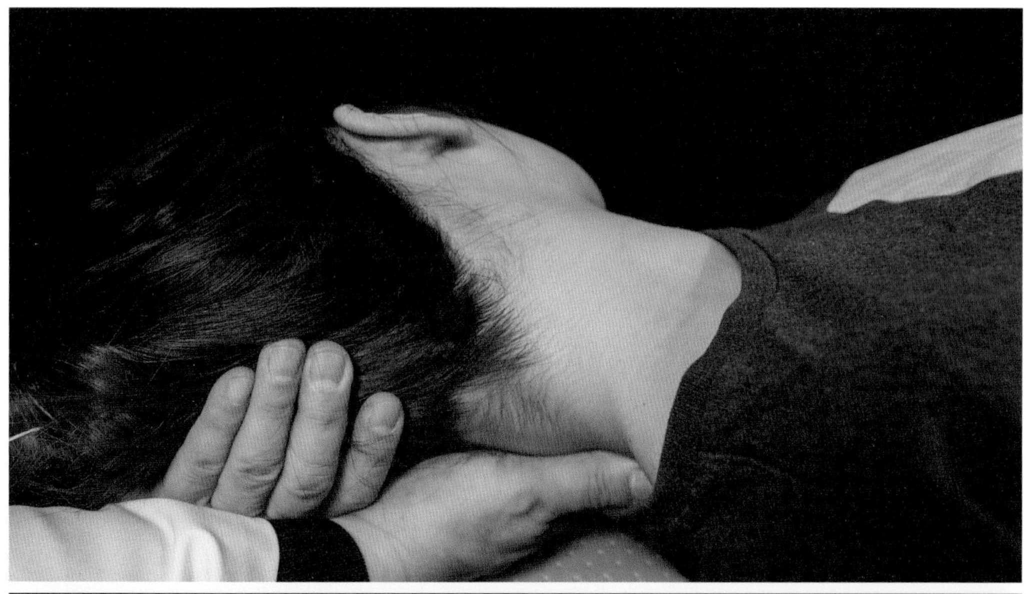

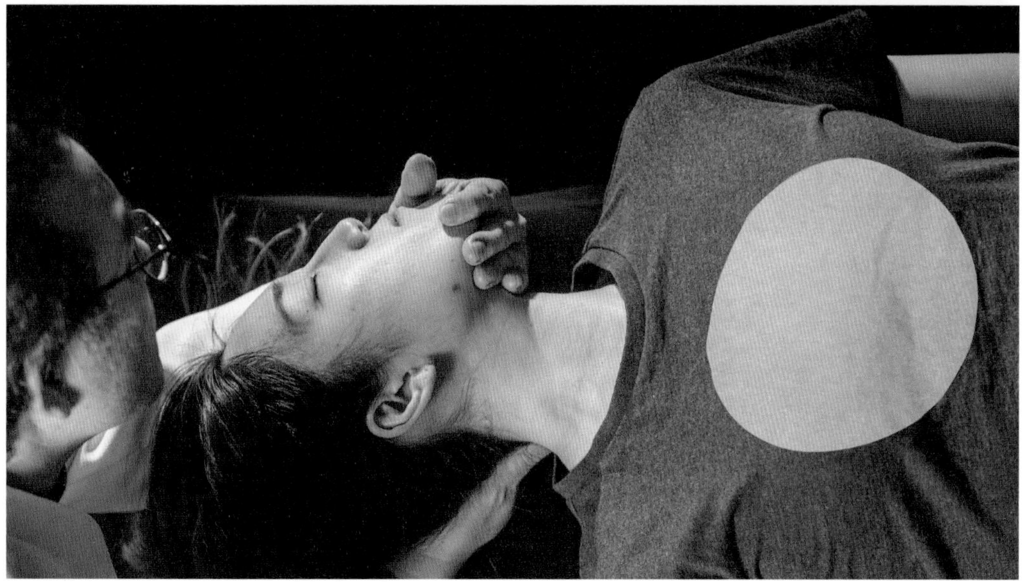

환자를 반듯하게 눕힌 상태(앙와위)에서 경추 4, 5, 6, 7번 중 제일 아픈 부위를 찾아서 엄지로 환자의 극돌기를 잡고 다른 손가락으로 횡돌기를 잡은 상태에서 목을 가동 한도 내에 최대로 비틀어 놓은 다음 원위치로 돌려놓는다. 5~6회 가볍게 비틀면서 교정한다.

대추 부위 교정 방법

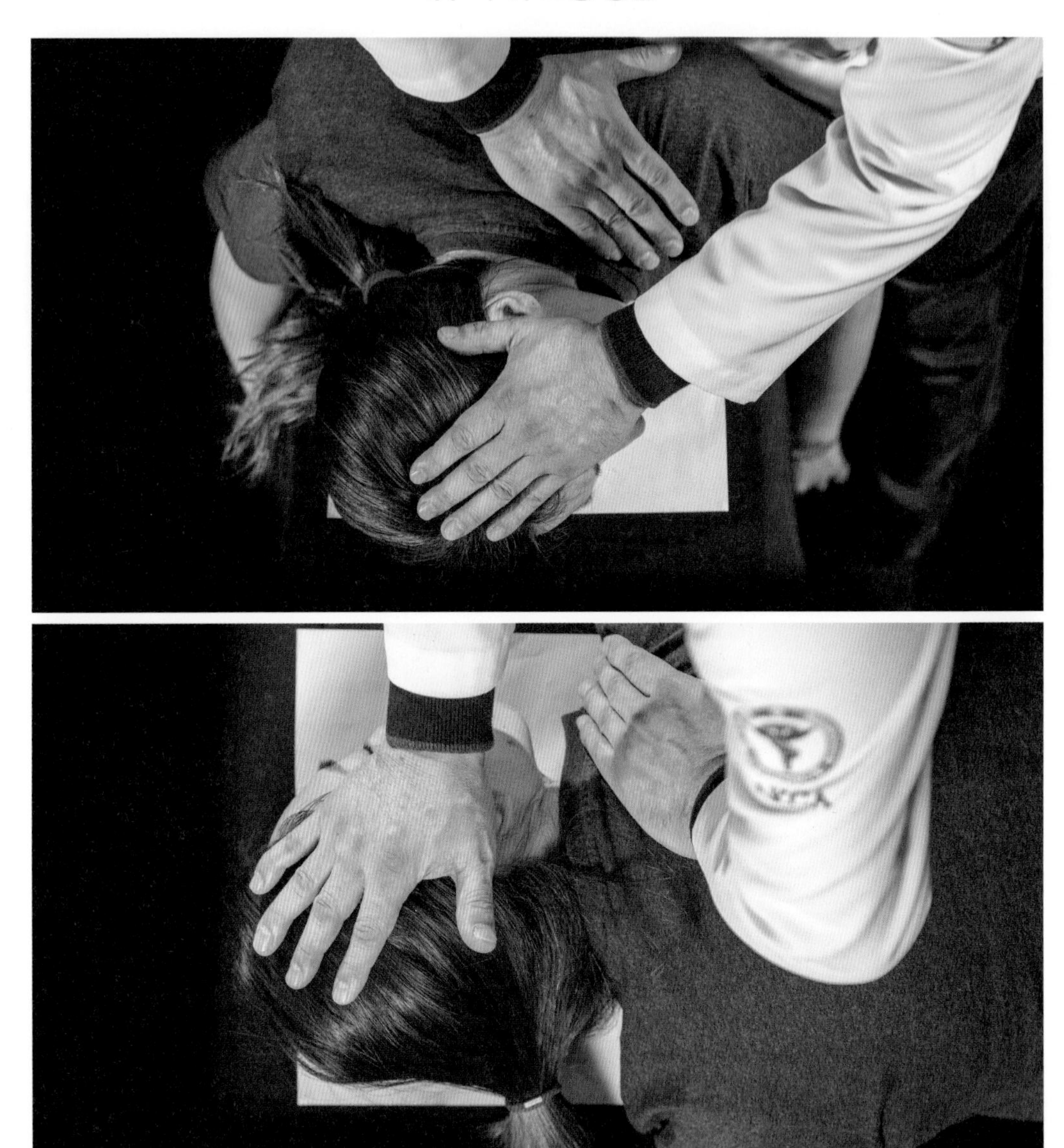

대추 부위(경추 5, 6, 7번과 흉추 1, 2, 3번)가 뒤로 거북등처럼 튀어나온 경우가 있다. 환자를 엎드린 상태(복와위)에서 턱을 위로 최대한 올리게 하여 삐뚤어진 방향부터 손의 수근부(pisiform)에 댄다. 머리를 최대한 꺾어주면서 동시에 누르면서(push) 교정한다(thrust). 이것은 대추 부위 전체가 후방된 것을 동시에 전방시켜주는 교정술이다.

성상신경절 교정 방법 1

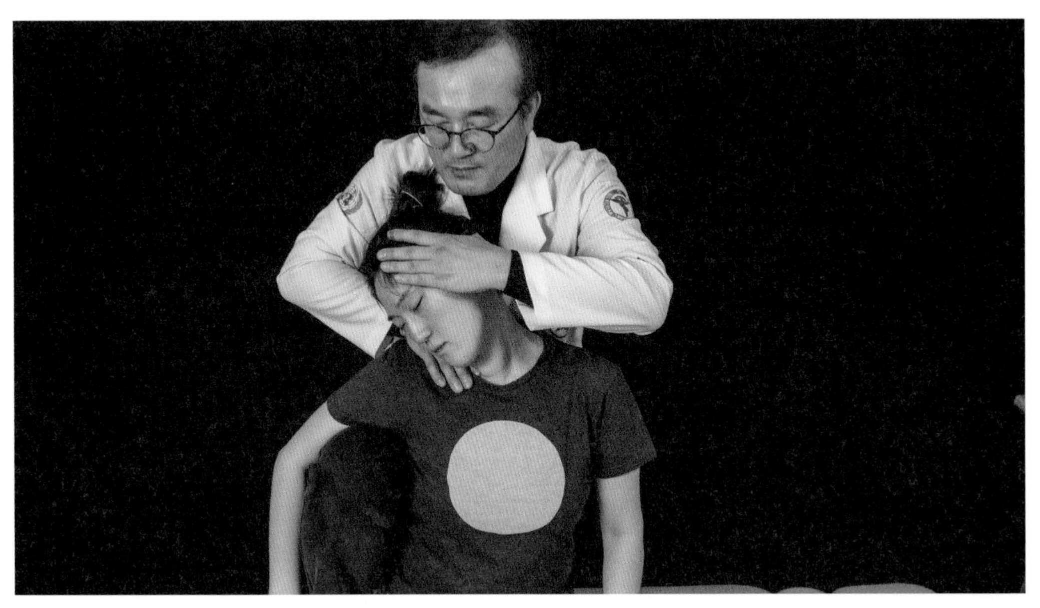

환자가 앉은 상태(좌위)에서 시술자는 환자의 경추 7번과 흉추 1번 사이의 흉쇄유돌근 앞면을 체크한 뒤 환자의 팔을 들어 어깨를 시술자의 무릎 위에 놓고 시술자의 검지로 환자의 흉쇄유돌근을 누르면서 환자의 머리를 환측 방향으로 옆으로 최대한 꺾이게 한다. 성상신경절 교정은 환자 자신의 힘에 의해 대추 부위의 경추가 밀려가면서 교정되는 방법이다.

성상신경절 교정 방법 2

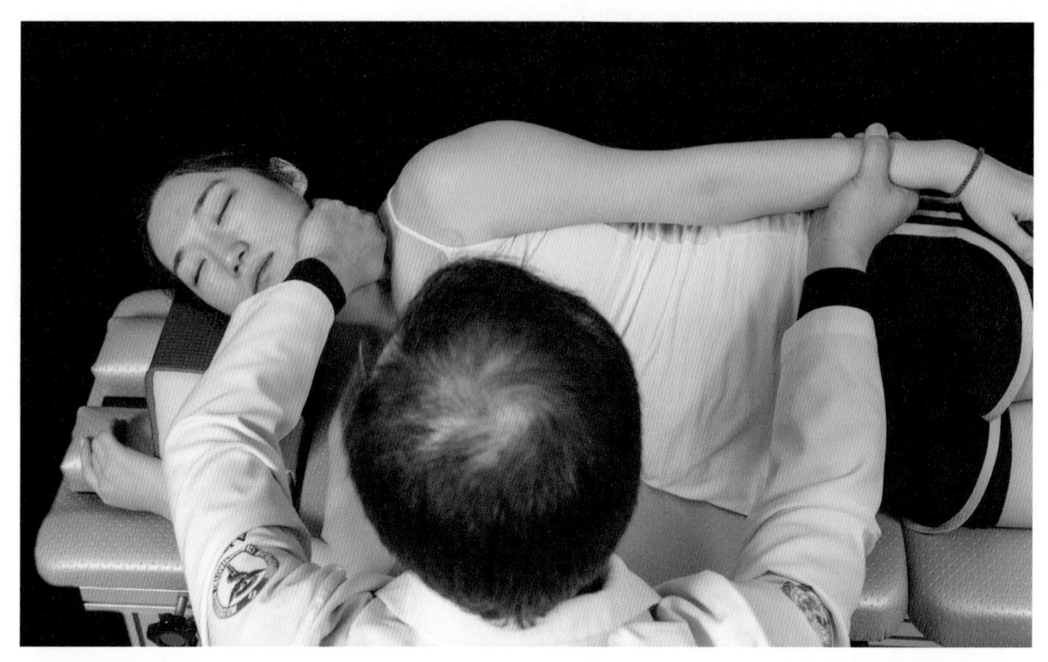

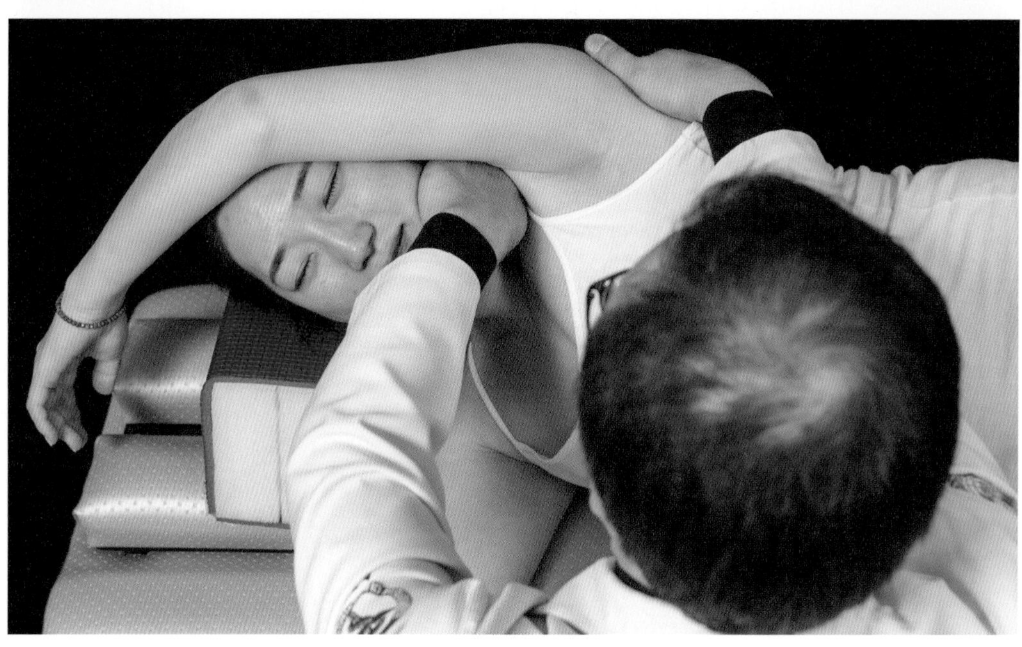

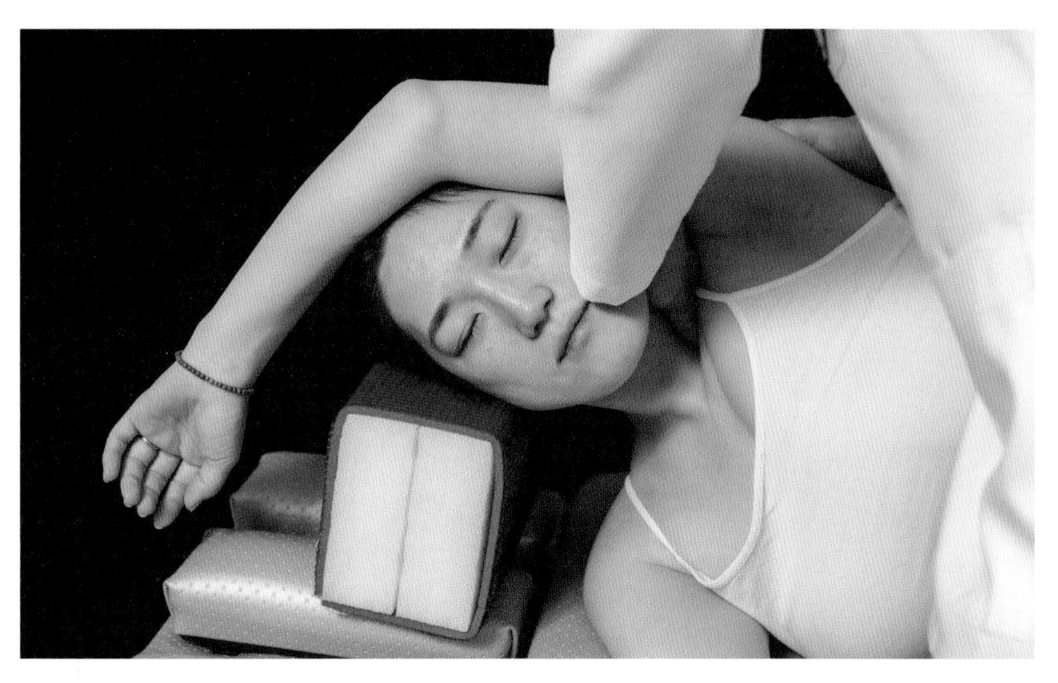

환자를 옆으로 눕게 하고 베개는 2개 정도로 높게 베게 한 후 시술자가 한 손의 엄지손가락으로 흉쇄유돌근과 사각근, 견갑거근 사이의 쇄골 안쪽 부위를 가볍게 누르면서 환자의 상지를 머리 쪽으로 올리고 다른 손으로 환자의 견갑골을 감싸 잡으면서 서서히 당긴다. 이때 환자에게 통증 및 감각의 유무를 물어보면서 누르는 엄지손가락과 견갑골을 잡고 당기는 손에 동시에 서서히 힘을 가해준다. 그러면 환자는 눌린 그 부위가 아프다고 하든가 견갑골 안쪽 부위 어딘가에서 뻐근한 자극을 느끼게 된다. 그리고 환자는 팔 전체 또는 팔꿈치 부위, 손가락에 이르기까지 저리거나 뻐근하다고 할 것이다. 환자의 안색을 살피면서 1~2분 정도 가볍게 눌러주고 당겨주면 된다. 그런 후 환자에게 팔을 스스로 올렸다 내렸다 하기를 반복해보라고 하면 많이 가벼워졌다고 하며 안색도 밝아져 있을 것이다.

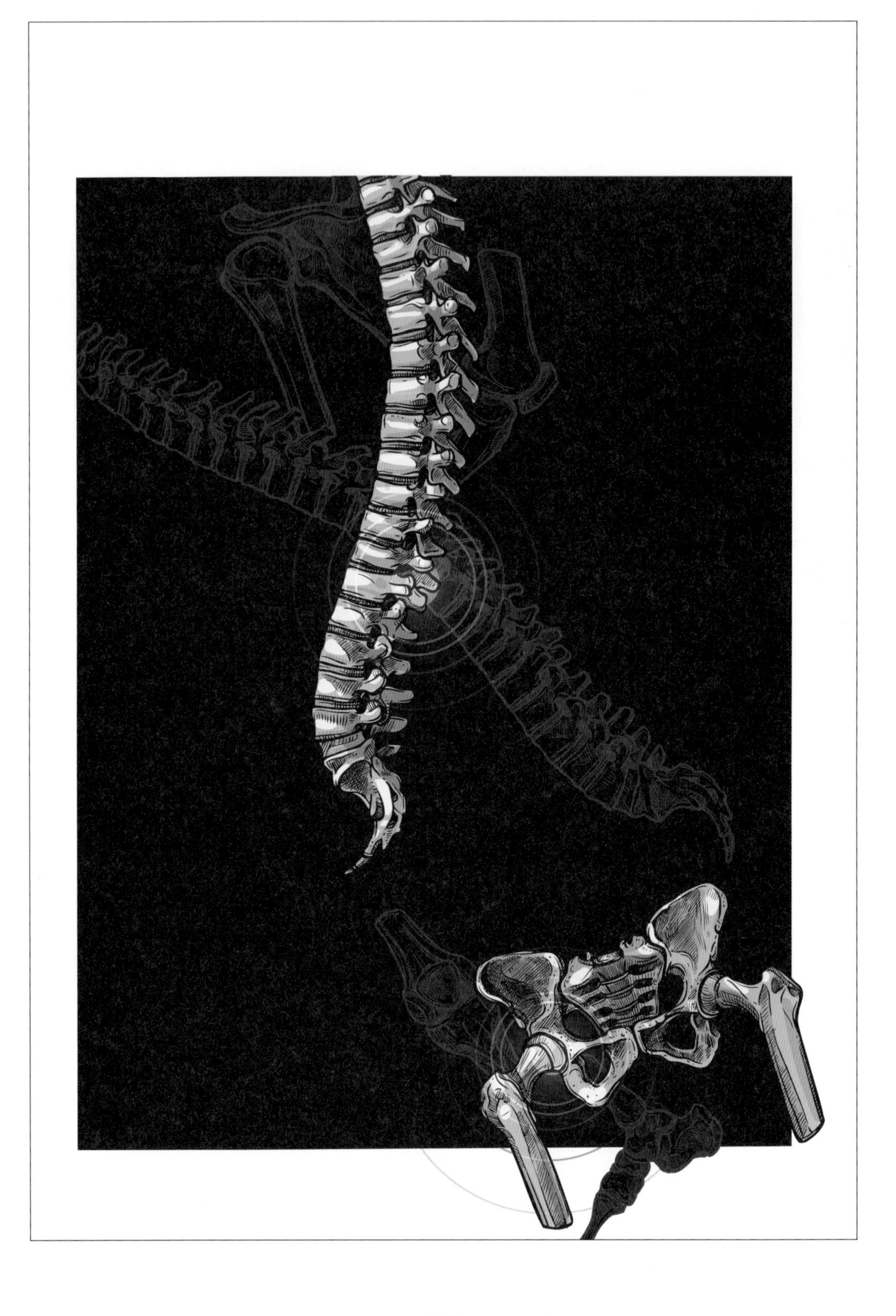

흉곽의 골격 전면상

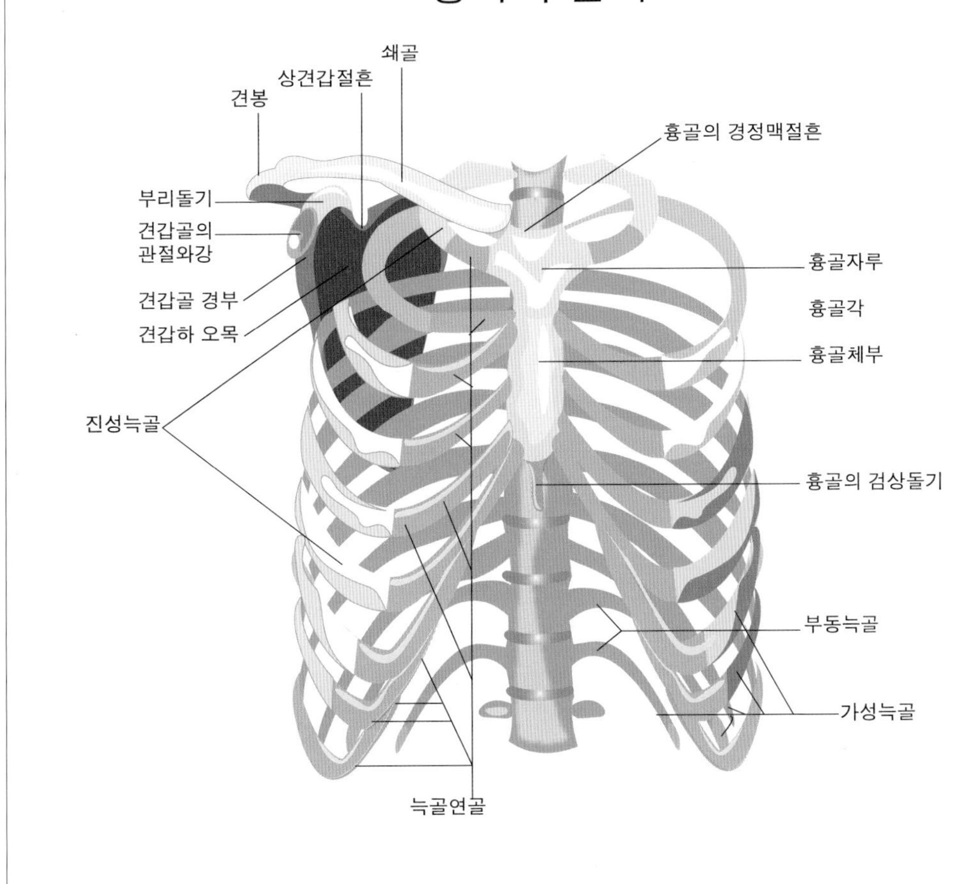

쇄골
상견갑절흔
견봉
흉골의 경정맥절흔
부리돌기
견갑골의
관절와강
흉골자루
견갑골 경부
흉골각
견갑하 오목
흉골체부
진성늑골
흉골의 검상돌기
부동늑골
가성늑골
늑골연골

등의 근육 표층

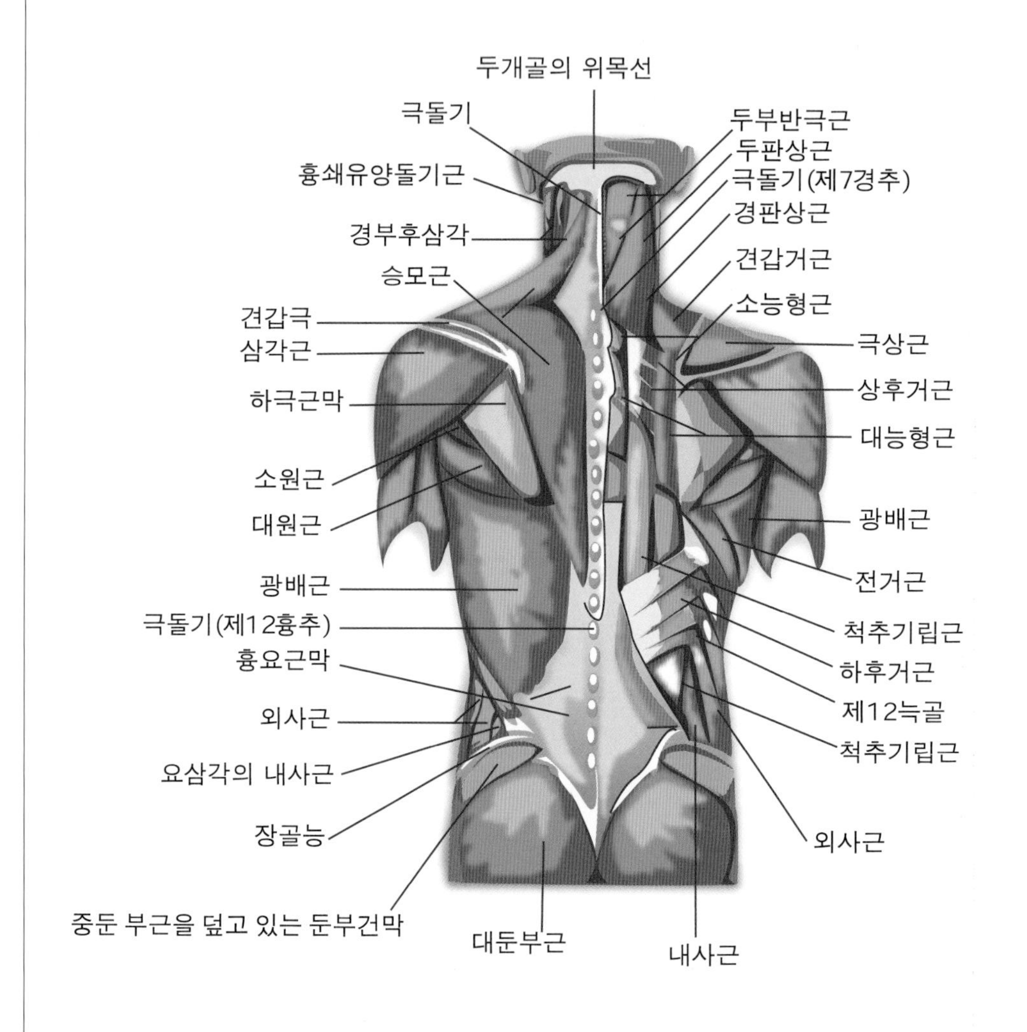

두개골의 위목선
극돌기
흉쇄유양돌기근
경부후삼각
승모근
견갑극
삼각근
하극근막
소원근
대원근
광배근
극돌기(제12흉추)
흉요근막
외사근
요삼각의 내사근
장골능
중둔 부근을 덮고 있는 둔부건막
대둔부근
내사근
두부반극근
두판상근
극돌기(제7경추)
경판상근
견갑거근
소능형근
극상근
상후거근
대능형근
광배근
전거근
척추기립근
하후거근
제12늑골
척추기립근
외사근

목의 근육 전면상

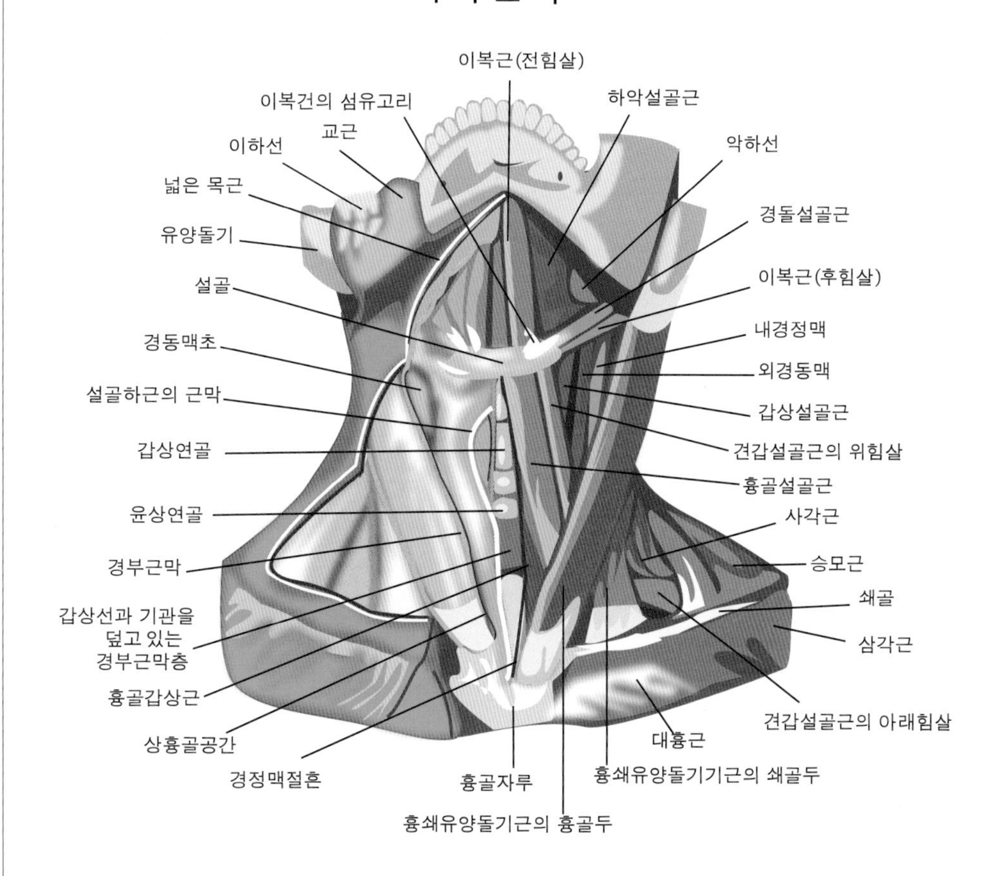

이복근(전힘살)
이복건의 섬유고리
하악설골근
교근
이하선
악하선
넓은 목근
경돌설골근
유양돌기
이복근(후힘살)
설골
내경정맥
경동맥초
외경동맥
설골하근의 근막
갑상설골근
견갑설골근의 위힘살
갑상연골
흉골설골근
유상연골
사각근
경부근막
승모근
쇄골
갑상선과 기관을
덮고 있는
경부근막층
삼각근
흉골갑상근
견갑설골근의 아래힘살
상흉골공간
대흉근
경정맥절흔
흉골자루
흉쇄유양돌기기근의 쇄골두
흉쇄유양돌기근의 흉골두

3. 두개골 교정

두개골 사이의 관절을 봉합관절(suture)이라 한다. 두개골은 Brain을 둘러싸고 있다. 즉, 뇌 기능과 밀접한 관련이 있다. 뇌 기능의 문제는 전신 신경계 문제를 초래하고 장부 및 조직에까지 영향을 준다.

두개골의 변위는 봉합관절의 미세 변위를 일으킨다. 따라서 두피혈관 및 뇌혈관에도 영향을 준다.

두개골 변위의 원인은 호흡 및 순환과 관련이 있다. 즉, 신체적 혹은 정신적 질병 상태에서는 호흡수 및 맥박수에 변화가 생긴다. 그리고 혈관의 수축과 팽창 현상에 문제를 초래하고 대뇌의 뇌척수액 순환에 장애를 일으키게 된다. 그래서 봉합관절이 변하게 된다. 호흡과 절대적 연관성이 있기 때문에 뇌 호흡, 명상 치료, 기(氣) 치료 등과 일맥상통한다고 볼 수 있다.

뇌의 중추신경은 대뇌에서 중뇌(간뇌), 뇌교와 소뇌, 연수를 통해 척추의 척수로 하행하면서 각 추골에서 말초신경 뿌리를 형성한다. 이렇게 척추골의 변형은 내장기관 및 신체 각 기관에 신경장애를 유발하여 여러 가지 병증을 일으킨다.

뇌의 자율신경(교감, 부교감신경)은 중뇌(간뇌)에서 뇌교와 소뇌의 내측 제4뇌실을 통하여 하행, 귀밑샘 부위에서 커다란 신경절을 이루면서 척추에서 나온 말초신경과 연결되어 척추 전근을 따라 하행하면서 신체의 기능을 조절한다.

간뇌의 하부, 뇌교의 신경핵에서 시작되는 미주신경은 귀밑샘 부위를 통하여 하행하면서 오장육부의 기능을 조절한다.

또한 뇌교의 신경핵에서 시작되는 삼차신경은 접형골 내측에서 안면부의 상부, 중부, 하부의 줄기로 뻗어 나가면서 얼굴의 기능을 조절한다. 즉, 안면 신경마비나 입 삐뚤어진 것 등 얼굴 비대칭, 안면경련 같은 기능을 조절한다.

뇌하수체는 간뇌의 시상에서 정맥혈을 통해 귀밑샘 부위를 따라 하행하면서 갑상샘, 이자샘, 부신의 분비샘 표적에 자극하여 신체의 호르몬 기능을 조절한다.

두개골 교정은 미골 교정과 같이 하여야 치료의 효과를 극대화 할 수 있다. 미골을 자극하면 뇌에 직접적으로 반응하여 두개골의 근육이 이완되고 뒷목 굳은 것이 풀린다. 그리고 머리가 맑아진다. 다시 말해서 두개골 교정이 용이해 진다.

한편, 미국 카이프로랙틱 기술 가운데 Major Bertrand De jarnette은 Sacro Occipital Technique을 개발하였다. 뇌척수액이 두개·천골 메커니즘에 의해 두개골관, 척주관, 천골관 내를 순화, 유통하여 신경세포에 영양 공급 활동을 함으로써 물질대사를 왕성하게 하여 인간의 항상성을 유지하는 데 도움이 된다고 주장하고 이것을 SOT의 이론적 근거로 삼았다. 따라서 SOT는 두개골과 골반 사이의 역학적 관계를 이용하여 뇌막에 영향을 미쳐 중추신경계와 말초신경계의 기능을 정상적으로 회복시키는 것을 목적으로 한다.

블록이라고 불리는 쐐기 모양의 도구를 복와위나 앙와위를 취하고 있는 환자의 골반과 테이블 사이에 끼워 놓아 중력이 무명골(장골)*과 천골의 관계에 영향을 미치도록 한다. SOT는 명확한 결의 변화를 보이는 상부 승모근의 후두섬유를 평가하고 치료한다. 그리고 후두골의 수기치료법도 사용된다. 평가 방법은 자세 평가뿐만 아니라 반사 현상들에 바탕을 두고 있다.

이와 같이 미국의 카이로프랙틱 기술은 척추 교정 방법을 어렵고 복잡하게 연구하다 보니 배우기도 어렵고 교정에도 어려움을 겪게 된다. 두개골과 천골의 관계에 대하여 일리 있는 이론을 정립했지만 실제는 아니다. 두개골은 부분별로 아무리 잘 교정해도 정상화될 수 없다. 두개골 교정은 전체적인 교정이 이루어져야만 진정한 교정이 이루어진다. 즉, 두개골이 전체적으로 수축되어야만 한다.

※ **무명골(장골)**: 몸통과 다리를 연결하는 한 쌍의 큰 뼈. 골반을 형성한다.

1) 환추의 축(환추, 두개골)

두개골은 둥그렇기 때문에 어느 한 부분을 누른다고 두개골이 교정되는 것은 아니다. 두개골의 종합 교정은 먼저 잘못된 부분별로 교정을 한 후 나중에 종합 교정을 하는 방법이다. 즉, 부분별로 교정을 한 후에 전체적인 교정이 이루어지도록 유도해야 한다.

환추의 축은 경추 1번과 후두골 사이의 관절이고 머리를 전, 후, 좌, 우로 움직이게 하는 관절의 축이다. 그리고 뇌의 중추신경이 뇌에서 척추로 내려가는 관문 역할을 하는 곳이다. 교정은 환추와 두개골 교정이 주를 이룬다.

상부경추(Occiput, C1, C2) 영역의 변위(subluxation)는 관절 사이에 부종성 액체가 유입되어 연골이 부종화되어 피막인대(capsular ligament)를 돌출시켜 신경섬유를 압박하는 상태이다. 하위 추체의 디스크에 의한 신경 압박과 유사하나 신경 압박의 주요 인자가 디스크인지 피막인대인지의 차이가 있다.

머리의 뇌신경과 경추 1, 2, 3번의 신경은 얼굴이나 두개골에서 일어나는 모든 기능을 다 하게 하며, 환추의 축 불균형은 직접적으로 두통, 충혈, 눈의 압박감과 열감, 청각 이상, 어지럼증, 고혈압, 중풍의 원인이 된다. 이는 뇌신경 장애 때문에 일어나는 현상이다. 그리고 간접적으로는 심장병, 당뇨병 등 오장육부의 병이나 목디스크, 허리디스크, 성기능장애 등 모든 병이 도미노 현상에 의해 뇌신경의 영향을 받기 때문이다.

2) 환추와 두개골의 진찰 방법

두개골과 환추의 표준 상태를 모르고서는 두개골 교정을 할 수 없다. 그리고 두개골 교정 시에는 반드시 호흡 조절에 의해서만 시술하여야 한다. 또한 환추와 두개골의 변위를 진찰할 때는 단단한 베개나 두꺼운 책을 머리에 베고 반듯하게 누운 상태에서 두개골과 얼굴의 변위 상태를 살펴본다.

첫째 얼굴을 위로 하고 반듯하게 누운 상태에서 앞이마의 좌우대칭을 살핀다. 만약 좌측 앞이마가 나와 있으면 후두골은 우측이 후방되어 있는 것이다. 그리고 접형골 부위는 우측 방으로 약간 나와 있는 것이다.

처치 시술자는 한 손으로는 좌측 이마를 누르고 다른 손으로는 우측 접형골을 가볍게 눌러준다. 우측의 후방된 후두골과 함께 베개의 압력에 의해 3면에서 두개골은 교정 압박을 받는다. 10회 정도 호흡 조절하면서 가볍게 누른다.

둘째 이마 쪽의 눈썹이 툭 튀어나온 사람이 있다. 이는 환추와 후두골이 전방되어 있는 것이다.

처치 단단한 베개를 베게 하고 양쪽 눈썹 위를 누르면 몹시 아파할 것이다. 시술자는 가볍게 지긋지긋 눌러준다. 그러면 전방되어 있던 후두골이 교정된다. 처음에는 벌어졌던 봉합선이 교정되는 과정에서 몹시 아픈데 며칠 치료받으면 머리

통도 작아지면서 아무리 눌러도 아프지 않게 된다. 10회 정도 호흡 조절하면서 가볍게 누른다.

셋째 양쪽 눈의 높이와 눈꼬리의 상태를 살펴본다. 눈이 하방된 쪽과 눈꼬리가 하방된 쪽으로 측두골과 후두골이 후만되어 있으며 그 반대쪽이 환측이다. 즉, 반대쪽 접형골은 측방으로 약간 나와 있으며 측두골 역시 상방으로 벌어지면서 변형이 온 것이다.

처치 환추를 교정한 후 단단한 베개로 후두골 부위에 대고 한 손은 상방된 쪽 이마에 대고 다른 손으로 상방된 쪽 접형골과 측두골을 호흡 조절하면서 가볍게 10회 정도 눌러준다. 그러면 상방된 쪽 접형골과 측두골이 동시에 교정된다.

넷째 얼굴의 좌우 관골을 관찰한다. 대칭되는 광대뼈가 한쪽이 더 올라 있을 것이다. 그리고 접형골과 측두골도 상방되어 있을 것이다. 환추 역시도 올라간 쪽으로 밀려 있게 된다. 상방되어 있는 쪽이 환측이다.

처치 양손으로 양쪽 광대뼈를 호흡 조절에 의해 가볍게 10회 정도 눌러 준다. 그러면 광대뼈가 잘 들어간다. 그리고 후두골 부위에 단단한 베개를 고이고 머리를 환측 반대 방향으로 약간 경사지게 뉘어서 접형골과 측두골을 가볍게 10회 정도 눌러 준다.

다섯째 양쪽 귀의 높낮이를 본다. 귀는 측두골의 하단부에 있고 귀가 상방된 방향으로 측두골이 벌어지게 된다. 환측은 귀가 상방된 쪽이다. 유양돌기도 벌어져 있게 된다.

처치 환추 교정 후 단단한 베개로 환측의 귀 뒤쪽 측두골에 대고 반대쪽에서 측두골 하단부와 측두골의 접합 부위에 손을 대고 가볍게 눌러 준다.

여섯째 코의 상태를 본다. 코는 얼굴의 정중심부에 있으며 코의 진찰이 중요하다. 얼굴의 중심선에서 코끝이 어느 방향으로 삐뚤어졌나를 파악하여야 한다. 코끝이 삐뚤어진 방향으로 환측이다. 환추도 코끝이 삐뚤어진 방향으로 삐뚤어져 있으며 측두골, 접형골, 후두골도 코가 삐뚤어진 방향으로 변형된다.

처치 반듯이 누운 상태에서 후두골에 단단한 베개를 베고 양손으로 앞이마를 접촉한 후 삐뚤어진 반대 방향으로 향하여 가볍게 눌러 주면 두개골의 봉합선은 귀소본능의 원칙에 의해 정상 위치로 찾아가게 된다.

일곱째 입술 양쪽 끝의 입꼬리를 본다. 그리고 대문니의 교합 상태를 본다. 입술의 꼬리가 돌아간 반대쪽이 환측이다. 대문니 역시 밀려간 쪽 반대쪽이 환측이 된다. 원인은 신경 기능이 정상인 부위에서는 끌어당기고 신경 기능이 약한 곳에서는 근육과 힘이 약하니까 근육이 밀려나게 되는 데 있다.

처치 근육이 밀려간 쪽 환추를 교정한다. 그리고 환측의 귀 뒤쪽 측두골에 단단한 베개를 고이고 반대쪽 측두골 상하단부와 두정골 하단부의 접합 부위를 가볍게 눌러 준다.

여덟째 환추와 후두골 사이를 관찰한다. 촉감으로 환추와 후두골 사이를 뒤로 꺾어보면 15도 정도 뒤로 넘어가야 한다. 그런데 그 부위가 뻣뻣하고 뒤로 넘기려 해도 안 넘어간다. 이때 시술자가 환자의 환추 부위에 엄지손가락을 대고 머리를 뒤로 꺾어주는 운동을 시켜야 하는데 환자는 아프니까 안 하려 한다. 시술자는 환자가 아프다고 하여도 참고 열심히 운동하게 해야 한다. 이 부위는 숨골이다. 따라서 이곳이 신경 장애로 막히면 사망하게 된다.

아홉째 양쪽 승모근의 기시점 부위와 후두골 하단부를 관찰한다. 후두골 상단부 양쪽에는 측두골과 두정골이 만나는 삼각 꼭짓점이 있다. 승모근의 근육은 이곳에서 시작되며 양쪽으로 3cm 정도 내려오면 후두골과 환추 사이에 혈 자리 천주혈이 있다. 천주는 하늘의 기둥이라는 뜻으로 머리를 받히고 있는 자리이다. 양쪽 천주를 촉진해보면 한쪽이 부은 것처럼 뒤로 튀어나와 있을 것이다. 이것은 환추의 횡돌기가 삐뚤어져서 생기는 증상이다. 따라서 환추의 횡돌기가 삐뚤어지면 추골동맥에 직접적인 장애를 일으켜 소뇌에 영향을 미치게 되며 잘못되면 중풍으로 쓰러지는 수가 있다. 시술자는 이것을 명심해야 한다.

시술 방법 환추 부위에 엄지손가락을 대고 뒤로 꺾어주는 운동을 시키면 된다.

3) 환추의 축(두개골) 교정 효과

머리는 신체의 모든 기능을 총괄하는 기관이다. 따라서 뇌신경은 보고, 듣고, 생각하는 외부의 모든 정보를 집합하여 전신에 전달하며 내부적으로 먹고 마시고 운동하고 일을 하게 하여 신체의 모든 기능을 다 하게 함으로써 삶이 유지되도록 한다.

두개골의 변형은 신체의 전체적인 균형을 떨어뜨려 많은 병증을 유발하게 된다. 예컨대 뇌신경 장애나 호르몬 기능장애를 초래하므로 뇌 혈액순환 장애로 인해 고혈압이나 중풍, 편두통, 노이로제, 빈혈증, 자폐증, 다운증후군, 불면증 등 여러 가지 뇌 질환이 발생하게 한다. 문제는 뚜렷한 치료 방법이 없다는 것이다.

현대 의학에서는 뇌수술로 병을 치료할 수 있지만, 부작용의 확률이 높으며 비용이 많이 든다.

두개골 변형으로 인하여 신체에 병이 발생했을 때 간단하게 치료할 수 있는 방법으로 두개골 교정술이 있다. 물론 예방의학적 방법으로도 큰 효율이 있다고 할 수 있다.

수기요법에는 여러 가지 신체 교정 방법이 있지만, 두개골 교정을 모르고서는 수기요법을 한다고 말할 수 없을 것이다.

미국의 카이로프랙틱 대학에서는 두개골 교정술은 위험하다고 하여 두개골 교정에 대한 교육을 기피하고 있으며 일본에서는 두개골 교정에 대하여 많은 연구를 하고 있지만, 너무 복잡하고 장기간을 필요로 하는 치료술로서 큰 효율이 없다.

본 저자와 신순철 스승님께서도 수년간 연구해 봤지만 별다른 방법이 없었는데 한 가지 깨달은 바가 있어 실시해 봤더니 큰 효과가 있었다.

고혈압이나 중풍 등 뇌 질환의 만성병들은 현대 의학에서는 속수무책이다. 고혈압은 평생 약을 복용해야 한다고 되어 있다. 두개골 교정술만으로도 간단하게 나을 수 있는 병인데도 마음 졸여가면서 평생을 살아야 한다는 것은 너무나 억울한 일이다.

다시 말해서 두개골 교정은 신체의 전체적인 균형을 정상화하는 역할을 한다. 신체의 모든 기능은 뇌신경에 의해 조절되고 신체의 균형을 담당하는 머릿속의 전정관에 의해 조절된다. 따라서 만성두통이나 편두통, 불면증, 노이로제, 히스테리 증상 등 머리에서 일어나는 많은 병증 치료에 특효가 있다.

4) 환추의 축 시술 방법

(1) 두개골 전체 교정 방법

단단한 베개를 후두골 부위에 베고 전두골 전체를 손바닥으로 감싸듯이 잡고 호흡 조절을 시키면서 꾹꾹 눌러만 주어도 8개 조각의 두개골 뼈는 봉합선에 의해 으지직하면서 정상 위치를 찾아간다. 특히 엄지손가락으로 코 옆을 눌러 주는 것은 사골까지 교정하기 위한 것이다. 호흡 조절과 함께 10회 정도 눌러 준다.

※ 두개골 교정을 할 때는 반드시 단단한 베개를 베게 하고 교정한다.

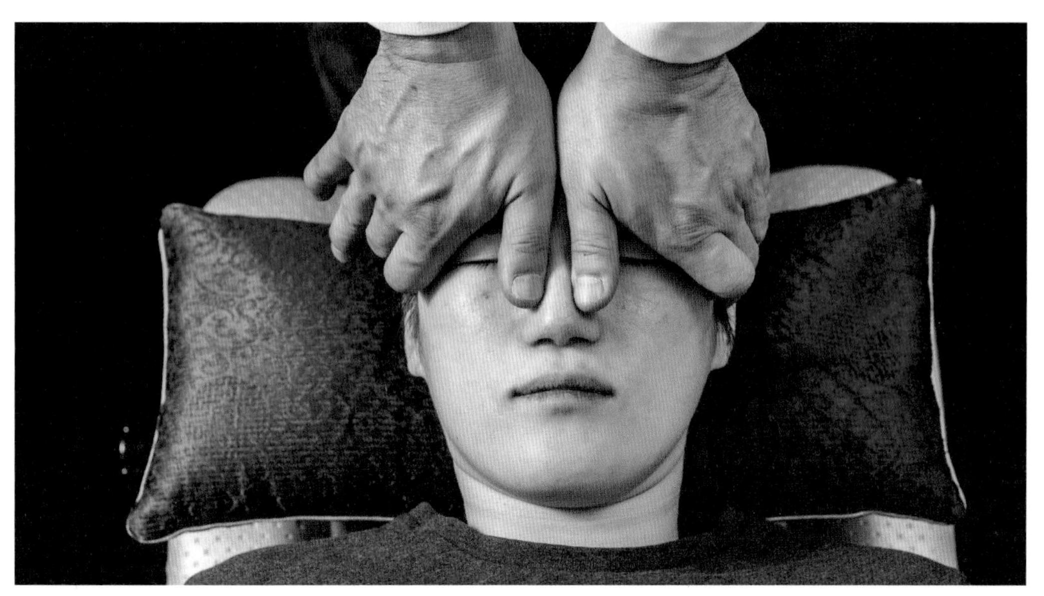

환자는 반듯하게 누운 상태(앙와위)에서 단단한 베개를 후두골에 베고 시술자는 양손으로 앞이마(전두골)를 감싸 쥐고 두 번째 손가락으로 접형골을 동시에 누른다. 호흡 조절과 함께 10회 정도 꾹꾹 눌러준다.

※ 앞이마를 누르는 것은 전두골과 접형골, 측두골, 두정골, 후두골에 동시에 압박을 가할 수 있기 때문이다. 이로 인해 전체 교정이 되는 것이다.

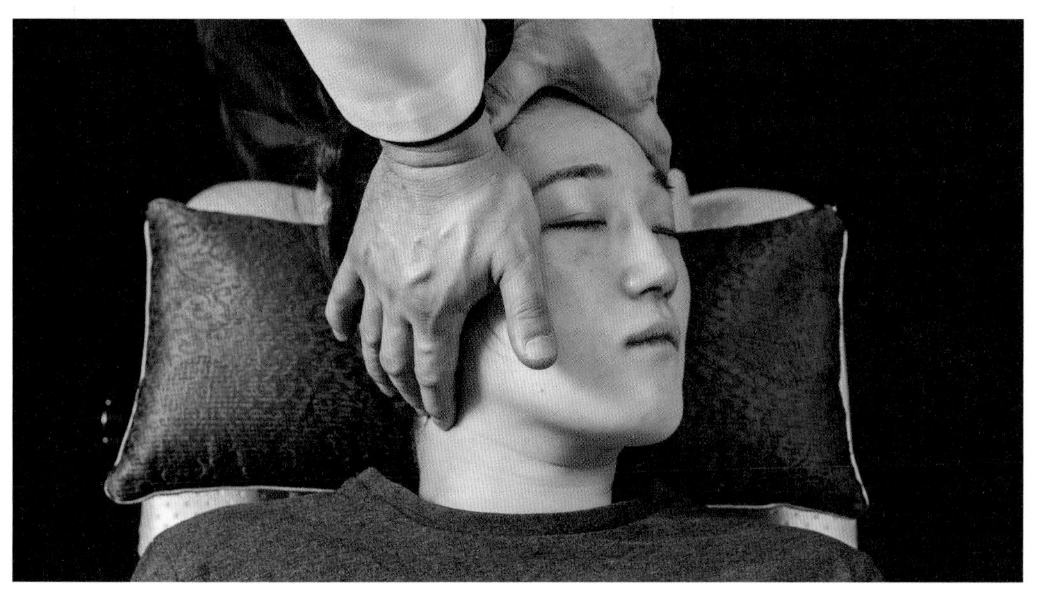

좌측 후두골과 측두골이 단단한 베개에 닿게 하고, 양손으로 우측 전두골과 두정골, 측두골을 감싸 잡고 눈꼬리가 올라간 방향을 수근부로 눌러 내리면서 교정한다. 호흡 조절을 시키면서 10회 정도 꾹꾹 눌러준다.

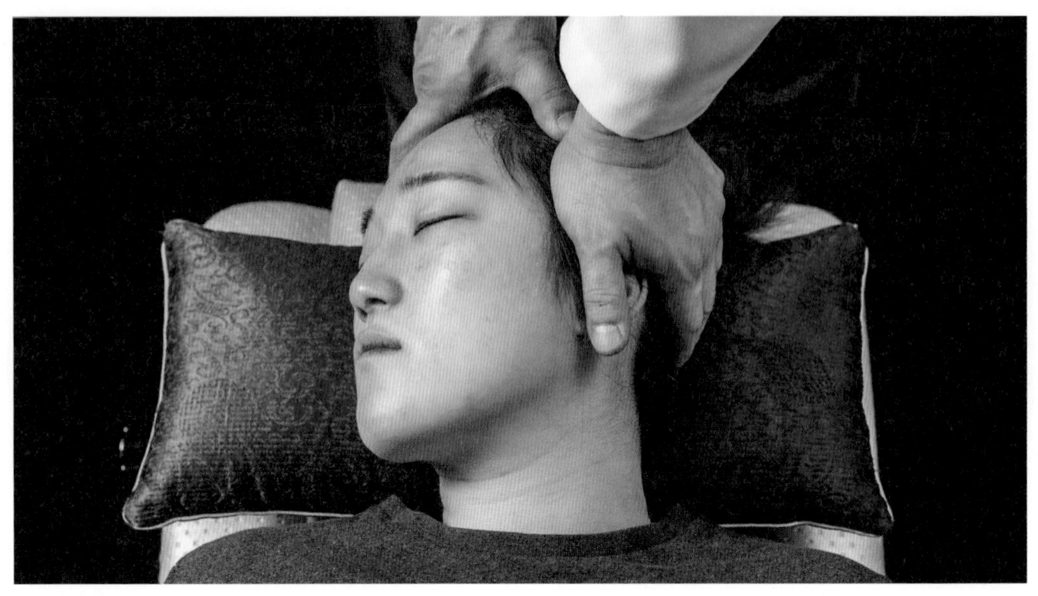

우측 후두골과 측두골이 단단한 베개에 닿게 하고, 한손으로 좌측 전두골을 감싸 잡고 다른 손으로 두정골과 측두골, 후두골의 삼각 꼭짓점을 잡고 외측된 방향을 내려주면서 교정한다. 호흡 조절을 시키면서 10회 정도 꾹꾹 눌러준다.

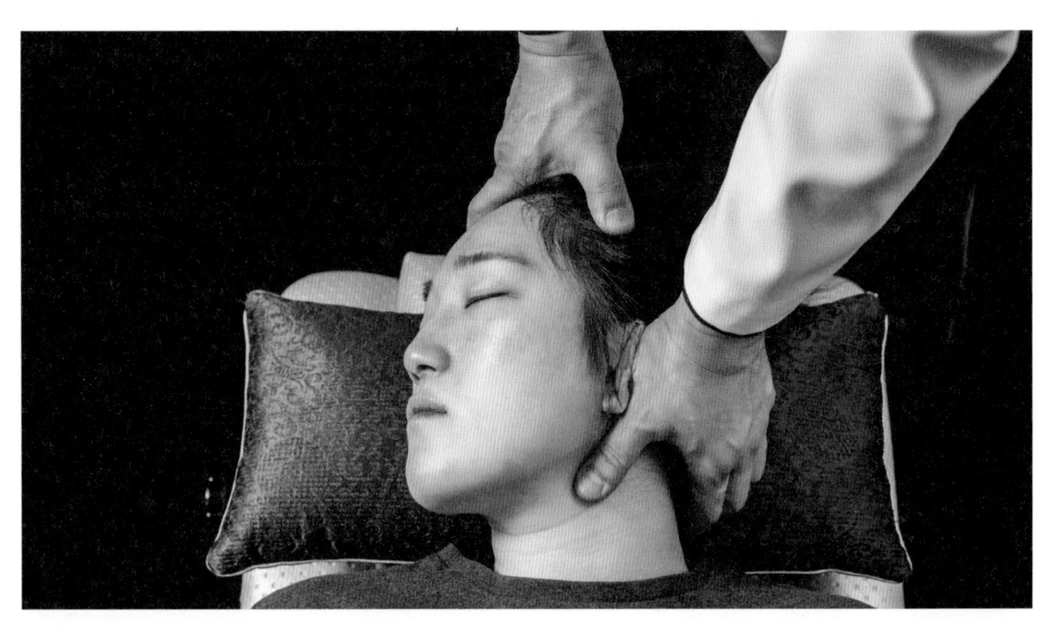

우측 후두골과 측두골이 단단한 베개에 닿게 하고, 한손으로 좌측 전두골을 감싸 잡고 다른 한손으로 후두골의 하단부 유양돌기를 잡고 아래 방향으로 내려주면서 교정한다. 호흡 조절을 시키면서 10회 정도 꾹꾹 눌러준다.

(2) 두개골 부분 교정 방법

① 전두골 교정 방법

전두골은 앞이마를 형성하고 있다. 앞이마는 정면에서 무엇과 부딪히더라도 뇌에 손상을 덜 주기 위하여 튼튼한 구조를 이루고 있다. 그러나 전두골이 변형된 사람은 손바닥으로 가볍게 눌러만 주어도 몹시 아파한다.

눈이 서구인들처럼 쑥 들어간 사람들은 대부분 전두골이 튀어나온 사람들이다. 전두골 교정 시 처음에는 몹시 아파하더라도 반복해서 여러 날 하게 되면 아무리 눌러도 아파하지 않으며 얼굴의 균형이 잡혀 얼굴의 피부도 깨끗해지며 예뻐질 것이다. 매일 머리가 아프다는 사람들도 전두골 교정을 해주면 머리 아픈 것이 사라질 것이다.

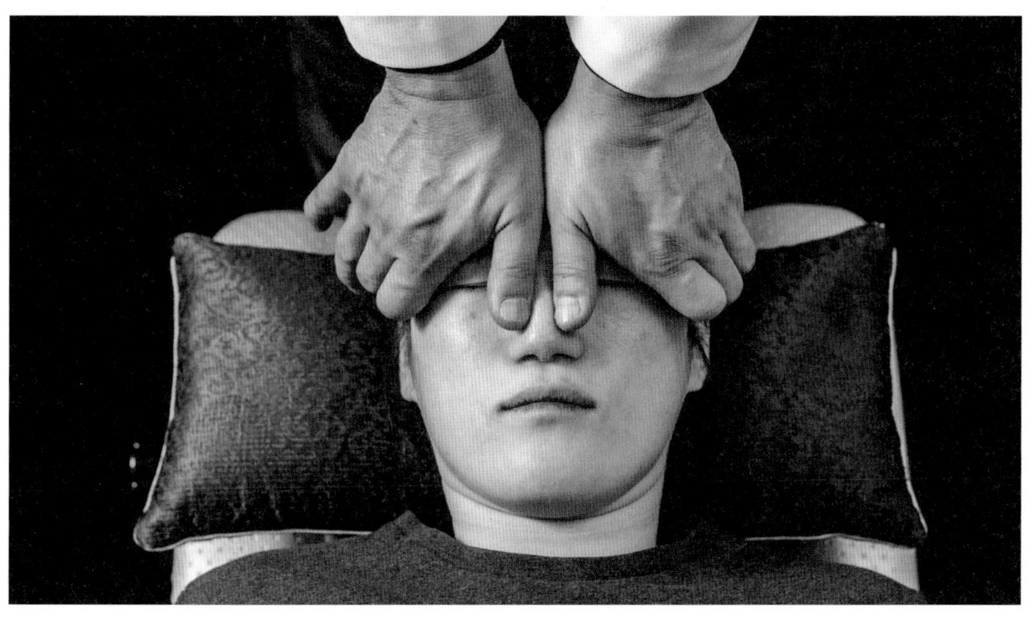

환자는 반듯하게 누운 상태에서 단단한 베개를 후두골에 닿게 베고 시술자는 양손으로 앞이마를 15도 정도 숙이면서 교정한다. 호흡 조절을 시키면서 10회 정도 꾹꾹 눌러준다.

② 접형골 교정 방법

접형골은 입천장 위쪽에서 두개골의 바닥을 형성하고 있으며 접형골의 정가운데에는 뇌하수체가 있고 뇌하수체는 신체의 모든 호르몬 기능을 조절한다. 접형골의 바닥에는 무수한 구멍줄이 뚫려 있으며 이 구멍을 통하여 뇌의 많은 신경이 빠져나와 신체의 많은 기관의 기능을 조절한다. 또한 이 구멍을 통하여 심장에서 올라온 내경동맥은 뇌에 혈액을 공급하며 뇌의 정맥과 동맥이 이 구멍을 통하여 순환한다.

접형골은 외부로는 관자놀이 부위에 형성되어 있다. 양쪽 관자놀이 뼈를 촉지해 보면 환자들은 대부분 한쪽으로 경직되어 있거나 삐뚤어져 있는 것을 볼 수 있다.

접형골은 뇌를 떠받치고 있는 중요한 골격으로서 주먹으로 관자놀이 뼈를 치면 잠시 졸도하는 것도 뇌에 직접적인 영향을 주기 때문이다.

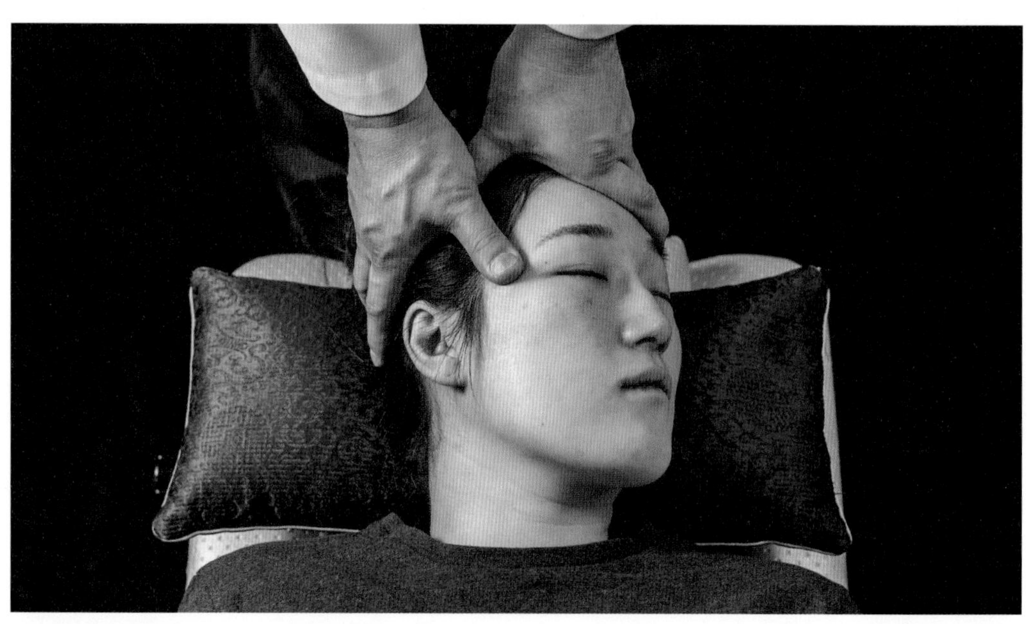

환자는 좌측 측두골과 후두골에 단단한 베개를 베게 하고 시술자는 한 손으로 전두골을 잡고 다른 손의 엄지손가락으로 접형골을 15도 하방으로 내려주면서 교정한다. 호흡 조절을 시키면서 10회 정도 꾹꾹 눌러 준다.

③ 두정골 교정 방법

두정골은 두 쪽의 뼈가 합쳐져서 머리의 뚜껑을 이루고 있다. 뚜껑이 삐뚤어지게 되면 두개골 전체가 다 삐뚤어지게 된다.

두정골에 뿔이 나는 것처럼 머리가 몹시 아프다는 사람도 있고, 양쪽 두정골이 벌어져서 뒤쪽으로 홈이 많이 벌어진 사람도 있다.

두개골 수축 교정을 반복해서 하면 두개골이 현저하게 작아지면서 두개골이 교정될 것이다.

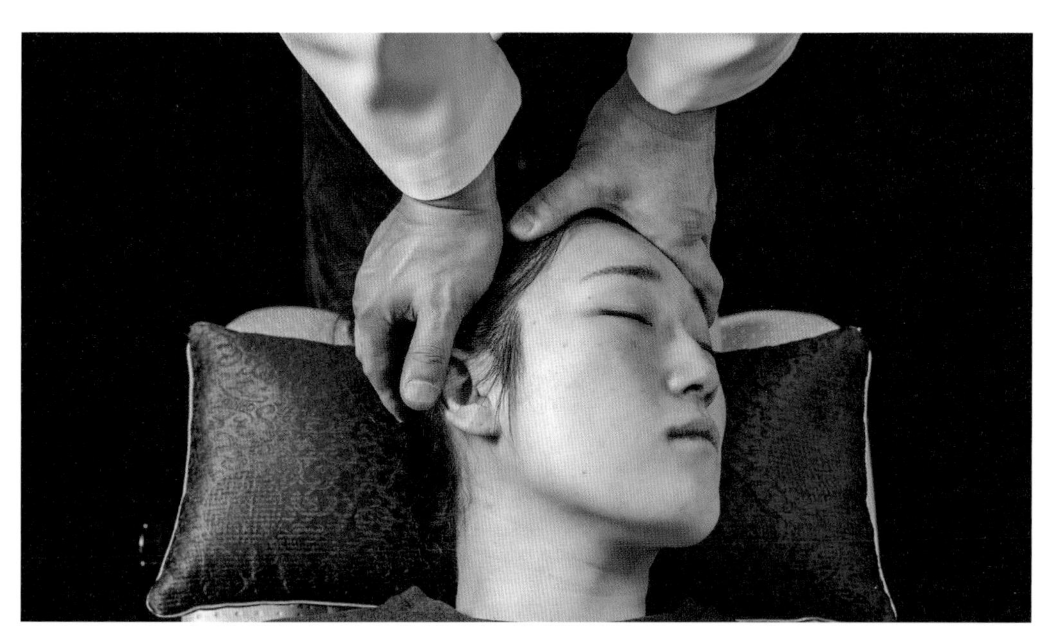

환자는 좌측 측두골과 후두골에 단단한 베개를 베게 하고 시술자는 한 손으로 전두골을 잡고 다른 손으로 두정골의 외측 부위를 접촉한 후 15도 정도 하방으로 내려주면서 교정한다. 호흡 조절을 시키면서 10회 정도 꾹꾹 눌러 준다.

④ 측두골 교정 방법

측두골의 두께는 매우 두껍다. 측두골의 하단부에는 귓구멍이 있고 그 속에는 전정관이 있다. 전정관은 신체의 평형을 유지하는 작용과 보기, 듣기, 냄새 맡기, 맛 보기 등 모든 외부의 정보를 조절하는 기관이다. 측두골이 삐뚤어지게 되면 직접적으로 3차 신경 장애를 받게 되며 얼굴이 삐뚤어지게 되고 턱이 삐뚤어지거나 입이 삐뚤어지는 현상을 초래하게 된다.

T.M.J. 교정 역시도 측두골이 삐뚤어져서 턱이 삐뚤어지게 되기 때문에 하는 방법이며, 대문니의 교합이 안 맞는 것도 측두골이 삐뚤어지기 때문이다.

측두골이 삐뚤어지는 것은 잠잘 때 한쪽으로만 자기 때문이므로 이쪽저쪽으로 마음대로 굴러다니면서 자는 것이 제일 좋은 것이다.

측두골 교정은 두개골의 전체 교정과 같이 이루어져야 측두골이 정상을 유지할 수 있다.

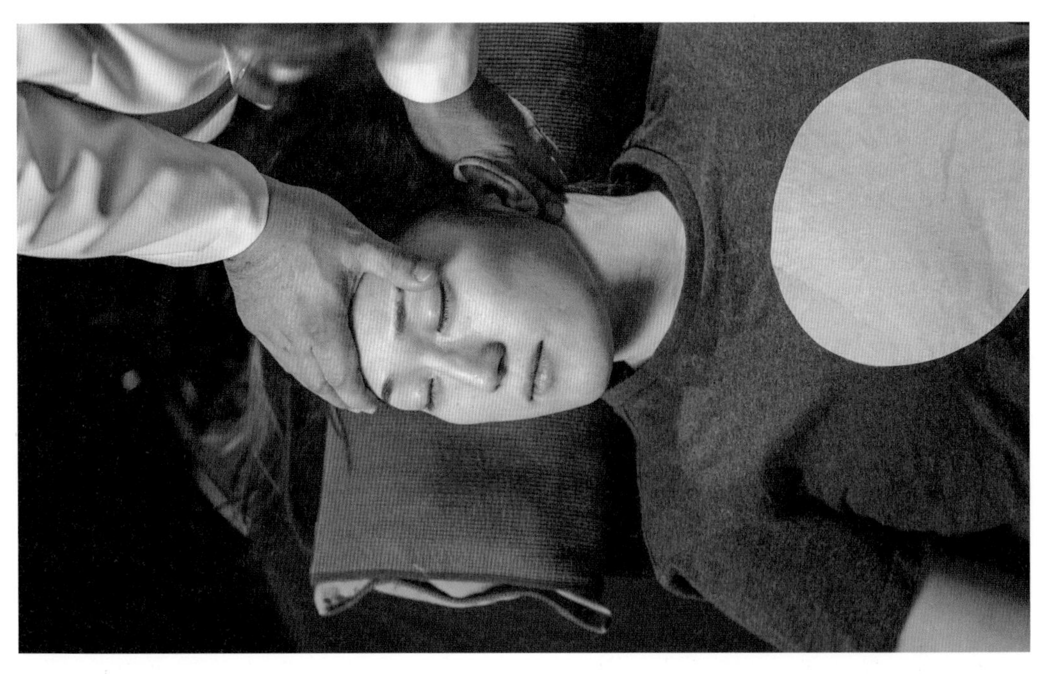

환자는 우측 측두골과 후두골이 단단한 베개에 닿도록 베게 하고, 시술자는 한 손으로 전두골과 두정골과 측두골의 상부 꼭짓점 부위의 수근부를 잡고 다른 손 엄지손가락으로 측두골의 하단부 유양돌기를 15도 하방으로 누르면서 두 손으로 동시에 교정한다. 호흡 조절을 시키면서 10회 정도 꾹꾹 눌러준다.

⑤ 후두골 교정 방법 1

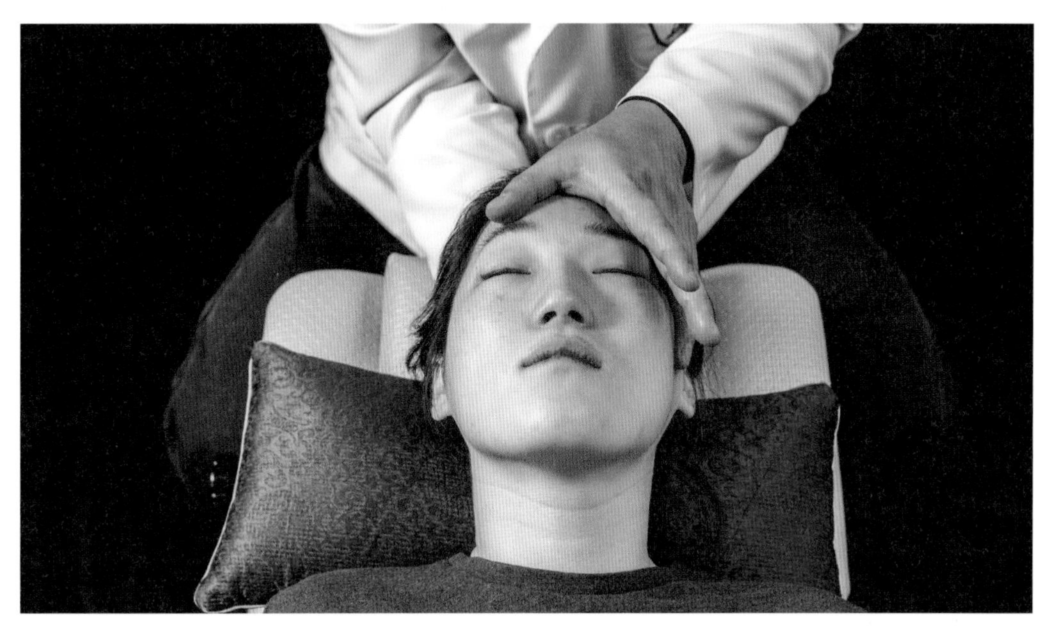

환자가 반듯이 누운 상태에서 시술자는 환자의 후두골 하단부 연수부 위에 가운뎃손가락 끝을 대고 한 손으로 환자의 이마를 잡고 뒤로 15 정도 꺾어 주면서 교정한다.

교정 요령

골격은 근육의 힘에 의하여 교정된다. 손가락 끝을 연수 부위에 꺾어서 대고 있으면 처음에는 몹시 아플 것이다. 그렇지만 20초~30초가량 지나면 서서히 근육이 이완되면서 덜 아파질 것이다. 이렇게 반복해서 매일 치료하게 되면 후두골 근육이 이완되면서 후두골이 교정되게 된다.

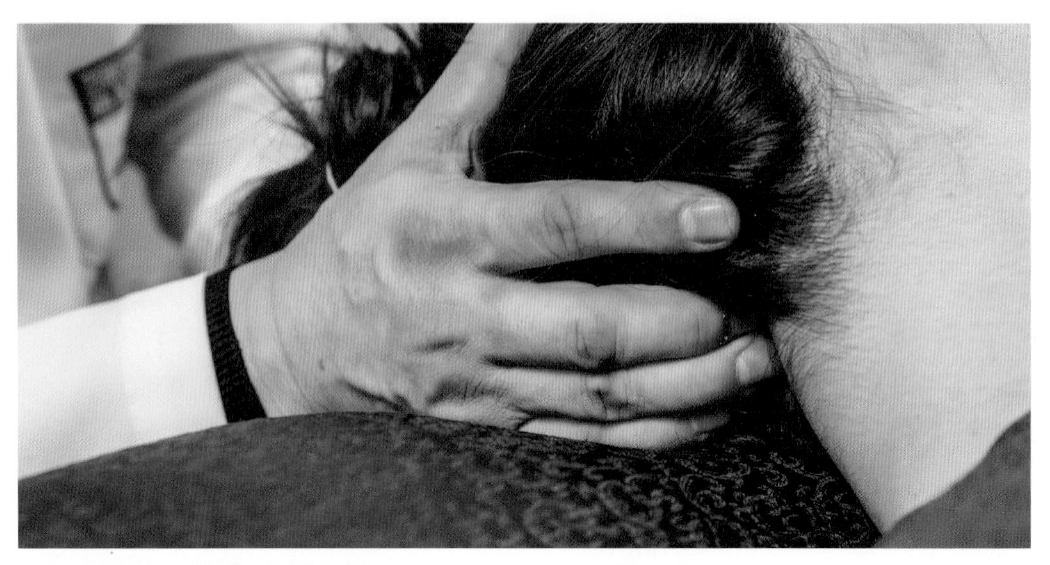

연수는 생명에 직접적인 영향을 주는 기관이다. 호흡중추의 핵과 심혈관 조절 신경핵과 미주신경의 핵이 여기에서 나오며 뇌의 척수신경은 연수를 통해 전신에 전달된다. 또한 혈액순환을 조절하는 기관으로서 신체 건강에 가장 중요한 기관이다.

⑥ 후두골 교정 방법 2

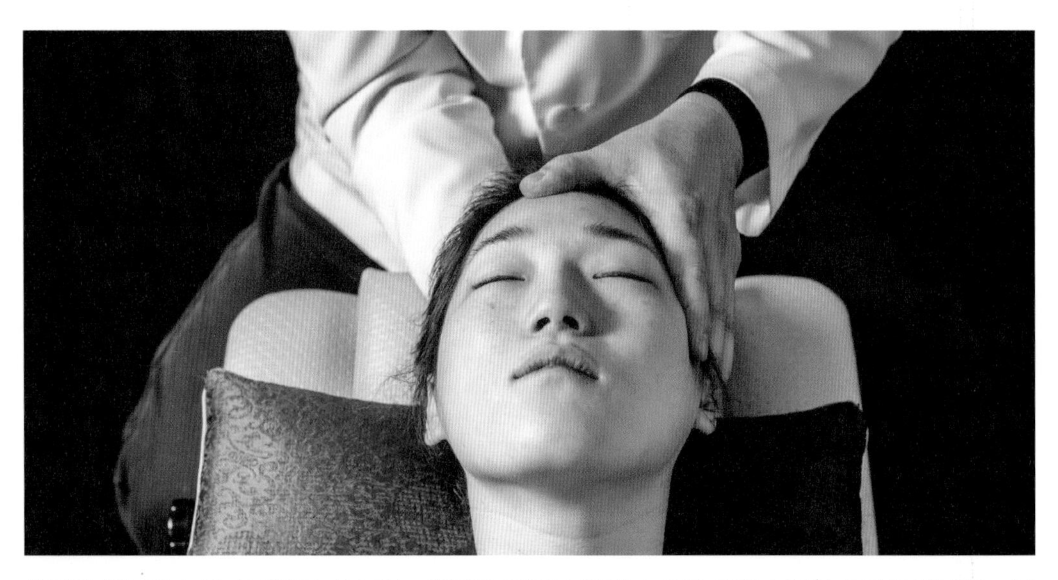

환자가 반듯이 누운 상태에서 시술자는 환자의 후두골 하단부 측면 천주 부위(승모근이 내려오는 부위)에 두 번째 손가락 끝을 대고 한 손으로 환자의 이마를 잡고 뒤로 15도가량 꺾어주면서 교정한다.

교정 요령

골격은 근육의 힘에 의하여 교정된다. 손가락 끝을 천주 부위에 꺾어서 대고 있으면 처음에는 몹시 아플 것이다. 그렇지만 20~30초 지나면서 서서히 근육이 이완되면서 덜 아파진다. 이렇게 반복해서 매일 치료하게 되면 후두골 근육이 이완되면서 서서히 후두골이 교정된다.

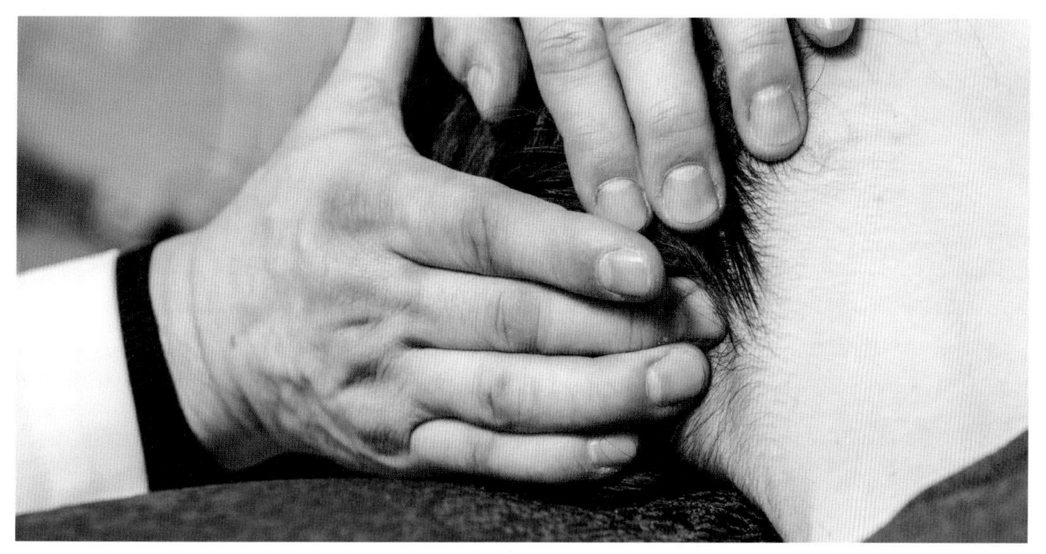

후두골 천주 부위가 경직되면 환추가 삐뚤어지는 원인이 된다.
척추측만증이나 목디스크, 허리디스크 등 신체의 균형이 삐뚤어져서 오는 병증은 대부분 천주 부위가 삐뚤어지거나 경직되어서 생기는 것이다.

⑦ 관골(광대뼈) 교정 방법

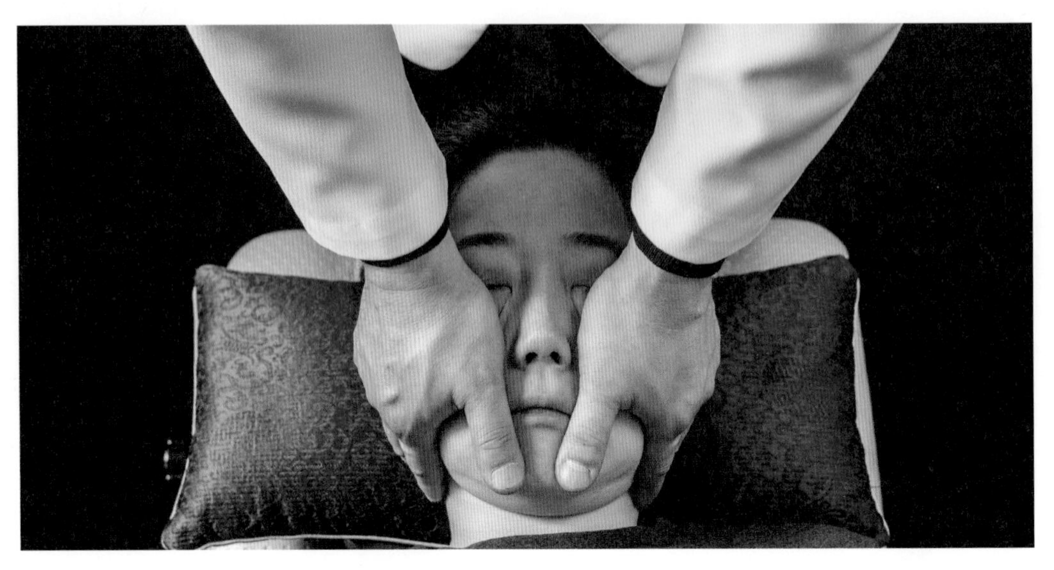

환자가 반듯이 누운 상태에서 시술자가 양손으로 광대뼈 부위를 감싸 쥐고 호흡 조절을 시키면서 양손을 안쪽으로 약간 모아서 15도 하방으로 10회 정도 지그시 눌러주면 넓은 얼굴은 길어지며 툭 튀어나온 광대뼈는 서서히 들어가면서 예쁜 얼굴이 될 것이다. 교정할 때는 단단한 베개를 베게 하고 얼굴을 눌러 주어야 두개골이 작아지면서 얼굴도 작아진다.

⑧ 상부 경추(경추 1, 2번) 교정 방법

환자를 반듯이 눕게 하고 환자의 경추 부위를 관찰하여 보면 경추 상부(경추 1, 2) 부위가 뒤로 후방되어 있거나 아픈 쪽으로 삐뚤어져 있을 것이다.

경추는 C 자를 유지해야 한다. 후방되거나 일직선이 된 일자목 경추는 잘못된 것이다. 경추가 좌로 혹은 우로 삐뚤어지게 되면 그 방향으로 아파질 것이다.

후방된 경추 극돌기에 엄지손가락을 대고 최대한 뒤로 꺾어주면서 목이 올라가는 한도 내에서 머리를 약간 돌리면서 순식간에 교정한다. 그리고 가볍게 꺾어서 엄지손가락으로 근육이 이완되도록 1분간 눌러준다.

상부 경추의 변형은 두개골 변형에 직접적인 관계가 있다. 그래서 두개골 교정은 상부 경추의 교정과 같이 이루어져야 한다.

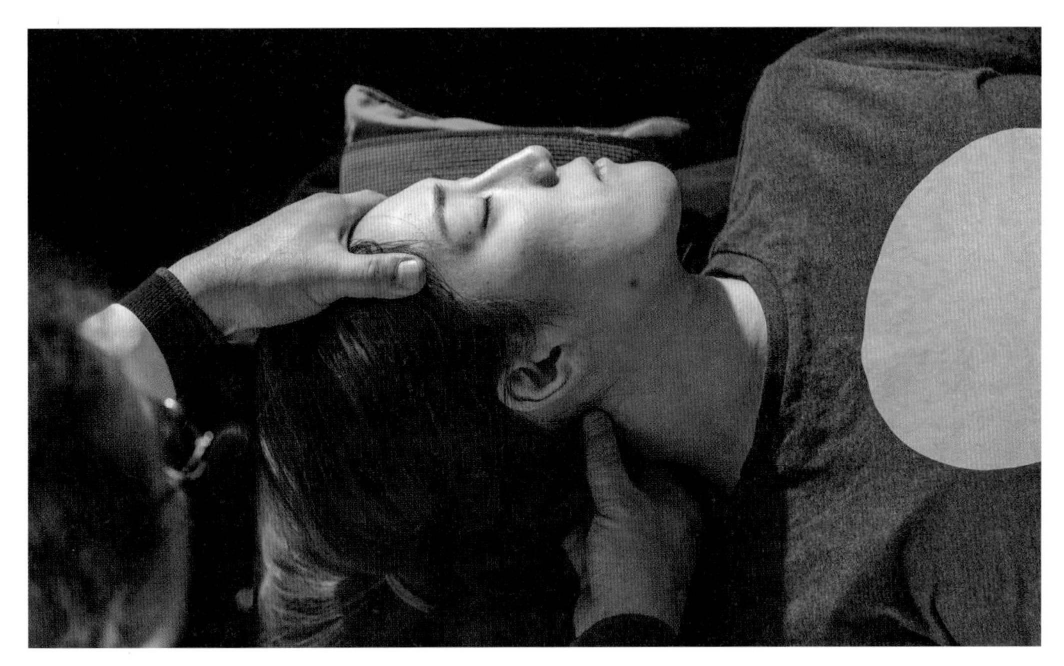

경추 1번 위치

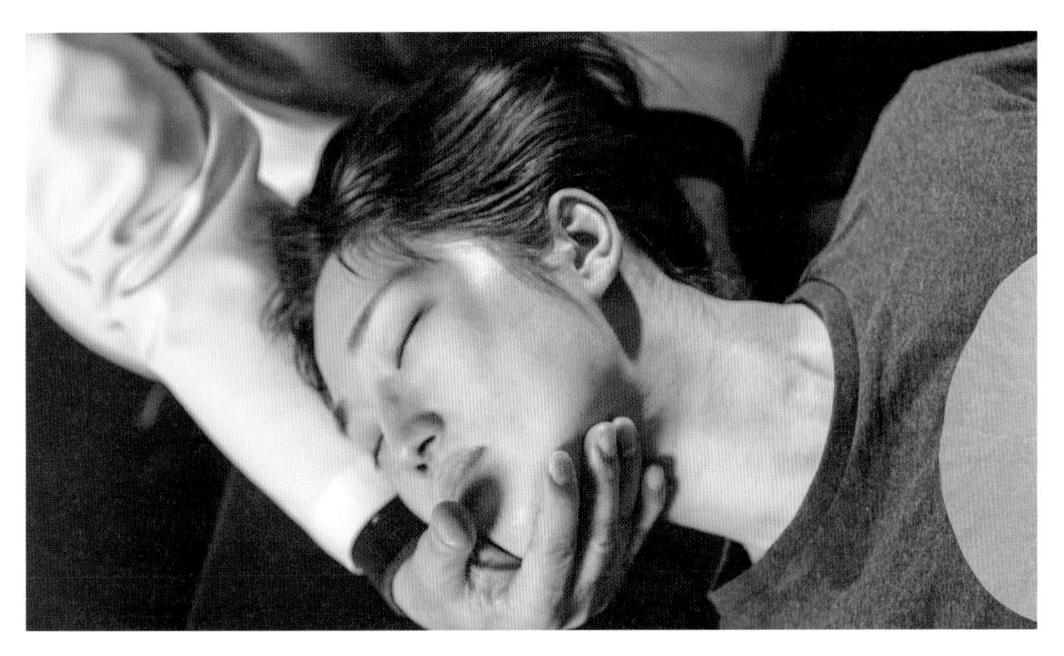

전체 장면

※ 두개골 전체 교정 방법

1. 양손으로 전두골을 감싸 쥐고 엄지손가락으로 코의 양옆 사골 부위를 누르면서 호흡 조절을 10회 시킨다.
2. 양손으로 전두골을 감싸 쥐고 두 번째 손가락으로 양쪽 접형골을 누르면서 호흡 조절을 10회 시킨다.
3. 한쪽 손으로 전두골을 감싸 쥐고 다른 손으로 두정골과 측두골, 접형골의 접합 부위를 누르면서 호흡 조절을 10회 시킨다.
4. 한쪽 손으로 전두골을 감싸 쥐고 다른 손으로 두정골과 측두골, 후두골의 상부 부위를 누르면서 호흡 조절을 10회 시킨다.
5. 한쪽 손으로 전두골을 감싸 쥐고 다른 손으로 측두골의 하단부를 잡고 내측을 향해 눌러주면서 호흡 조절을 10회 시킨다.

※ 두개골 부분 교정 방법

1. 전두골 교정 방법: 앞이마를 내측으로 밀면서 눌러준다.
2. 접형골 교정 방법: 양옆 접형골의 상방된 것을 내려준다.
3. 두정골 교정 방법: 측두골과 두정골 사이를 내려준다.
4. 측두골 교정 방법: 측두골 하단부를 잡고 내려준다.
5. 후두골 교정 방법 1: 후두골 하단부 연수 부위 교정
6. 후두골 교정 방법 2: 후두골 하단부 천주 부위 교정

⑨ 신비의 치료 귀밑샘 교정

귀밑샘 부위의 교정 방법은 신체에 무궁무진한 반응을 나타낸다. 귀밑샘 교정은 중뇌에서 시작되는 자율신경과 뇌교에서 시작되는 미주신경의 신경선을 직접 자극하는 방법으로, 뇌신경이 신경선을 따라 하행하면서 신체의 각 기관에 반응하는 것이다.

엄지손가락으로 측두골 귀의 앞쪽 귀밑샘 부위를 눌러주면 배 속이 요동친다는 사람이 있는가 하면 오장육부가 찌르르한다는 사람도 있다. 또는 다리까지 시원해진다는 사람도 있다.

두개골의 귀밑샘 교정 방법은 세계적으로 본 저자의 스승님께서 처음 개발한 것이다. 많은 병의 원인이 귀밑샘 부위에서 발현되고 이를 교정함으로써 신체에 무궁무진한 반응이 생겨남을 알게 된 건 스승님으로부터 비롯된 것이다.

인체의 모든 기능은 뇌의 신경에 의해서 조절된다. 따라서 측두골과 접형골의 하단부 귀밑샘 부위를 통과해서 하행하는 자율신경과 미주신경, 즉 교감신경과 부교감신경의 기능장애는 신체의 많은 기관에 신경 기능장애를 유발하며, 심장에서 귀밑샘 부위를 통해 뇌로 상행하는 내경동맥, 외경동맥, 추골동맥의 혈액순환 장애는 뇌에 기능장애를 유발한다. 그리고 뇌하수체에서 귀밑샘 부위를 통해 하행하는 정맥혈은 내분비 기능을 조절한다. 눈이 튀어나온 갑상선 환자는 귀밑샘 교정 즉시 눈이 시원해질 것이다.

신체의 모든 기능은 통하지 않으면 병이 생긴다. 예컨대 당뇨병, 고혈압은 귀밑샘 부위의 신경과 혈액순환 장애가 원인이다.

귀밑샘 부위가 변형되는 원인

대부분의 환자는 잠자는 상태에 따라 두개골이 변형되는 것으로 한쪽으로만 베개를 베고 잠을 자는 습관 때문에 아래쪽 측두골의 귀밑샘 부위가 붓거나 굳어져서 몽우리가 생긴다. 잠을 잘 때는 베개의 선택이 중요하다. 푹신한 솜 베개나 물렁물렁한 라텍스 베개는 가장 나쁜 것이다. 이러한 베개는 잠잘 때 머리가 푹 파묻혀서 머리에 통풍이 잘 안 되므로 머리에서 열이 발생해 머리가 붓거나 삐뚤어지게 된다. 따라서 머리통의 변형은 직접적으로 귀밑샘 부위에 신경 기능장애를 유발한다.

일단 베개의 선택이 중요하다. 고침단명(高枕短命)이라고 하여 낮은 베개가 좋은 줄

알고 솜 베개나 라텍스 베개, 낮은 베개를 베고 반듯하게 누워서 잠을 자게 되면 후두골이 납작하게 되면서 측두골이 벌어지게 되어 중추신경과 자율신경에 기능장애가 생기게 된다. 한쪽 옆으로만 누워서 잠을 자는 것도 나쁜 자세다. 베개를 벤 아래쪽 측두골이 변형되면 귀밑샘 부위가 붓거나 몽우리가 생기게 된다. 베개는 약간 단단한 베개가 좋으며 옛날에는 왕겨를 넣어서 만든 자연스러운 베개가 좋았는데 지금은 일반 시장에서 구하기가 어렵다. 그래도 맥반석 자연 건강 베개나 편백나무를 넣어서 만든 약간 단단한 베개가 좋다. 약간 단단한 베개를 베고 머리를 좌우로 자연스럽게 돌리면서 옆으로 누워 잠을 자는 것이 가장 좋다. 온몸이 이완된 상태에서 자연스럽게 목과 머리의 균형이 정상으로 돌아가도록 잠을 자면 귀밑샘 부위가 붓거나 몽우리 진 것이 자연스럽게 풀린다.

귀밑샘 부위가 변형되는 이유는 한쪽으로만 잠을 자는 습관 때문이다. 치료 방법은 베개를 예전과 다른 반대 방향으로 베는 것이다. 즉, 귀밑샘이 부어 있는 쪽을 위로하고 잠을 자면 귀밑샘이 붓거나 몽우리 진 것이 자연스럽게 풀린다. 특히 잠은 한쪽으로만 계속 자면 안 된다. 처음 잠들기 전에는 아픈 쪽을 위로 하고 잠을 자며, 그 이후 잠이 들면 자연스럽게 좌우로 마음대로 굴러다니면서 자는 것이 좋다.

귀밑샘 교정법

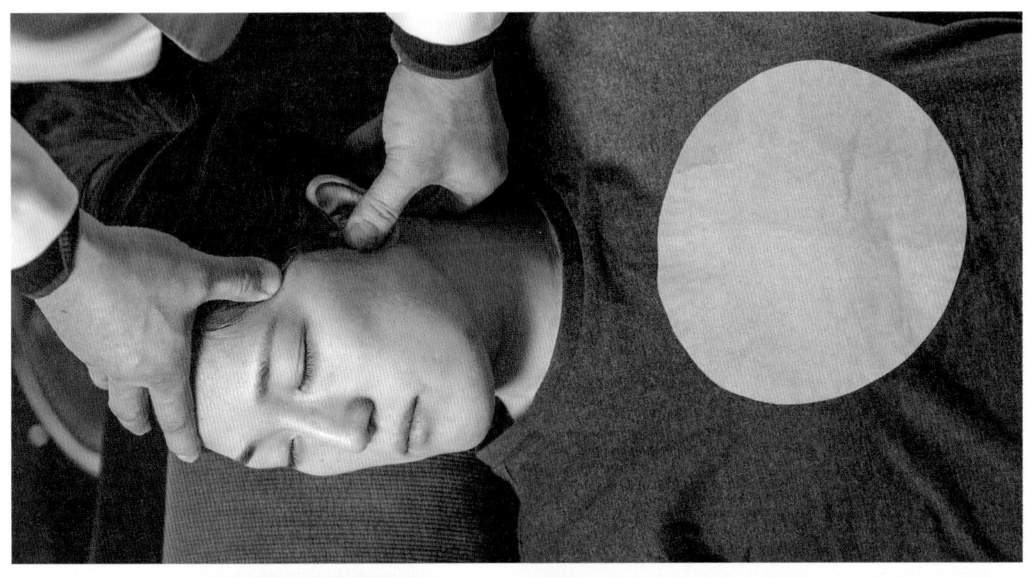

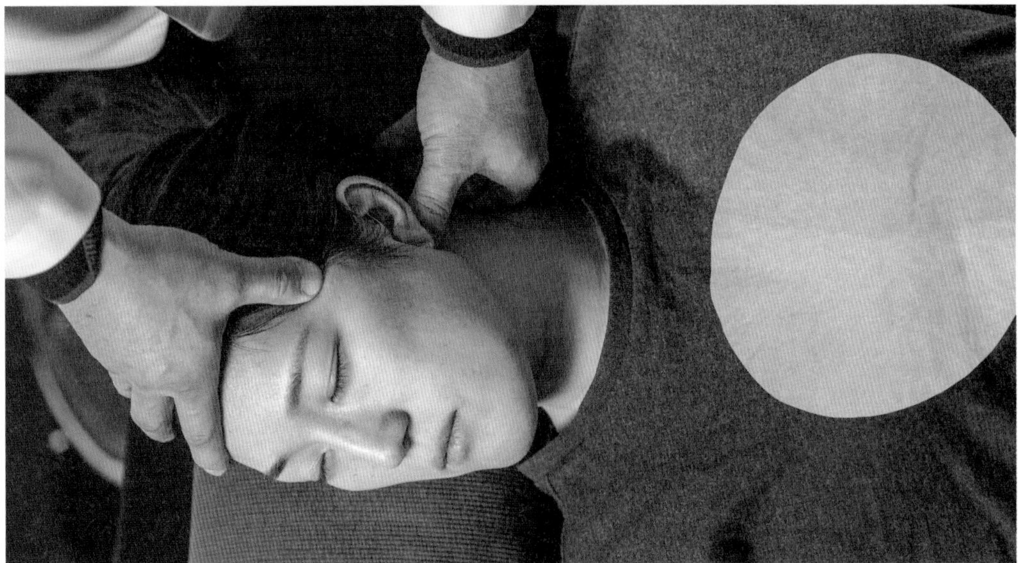

귀밑샘 교정 방법은 다음과 같다. 귀밑샘 부위가 변형된 쪽을 위로 하고 반대쪽에 베개를 2개 정도 높게 고이고 한쪽 손으로 접형골 부위를 가볍게 누른다. 그리고 다른 손의 엄지손가락으로 가볍게 귀밑샘 부위를 1~2분 정도 눌러주면 귀밑샘 부위의 근육이 풀린다. 귀밑샘 부위는 예민한 곳으로 그 부위를 세게 누르면 졸도할 수가 있으니 주의해야 할 것이다.

대뇌-정상 위치의 뇌 시상면_내면상

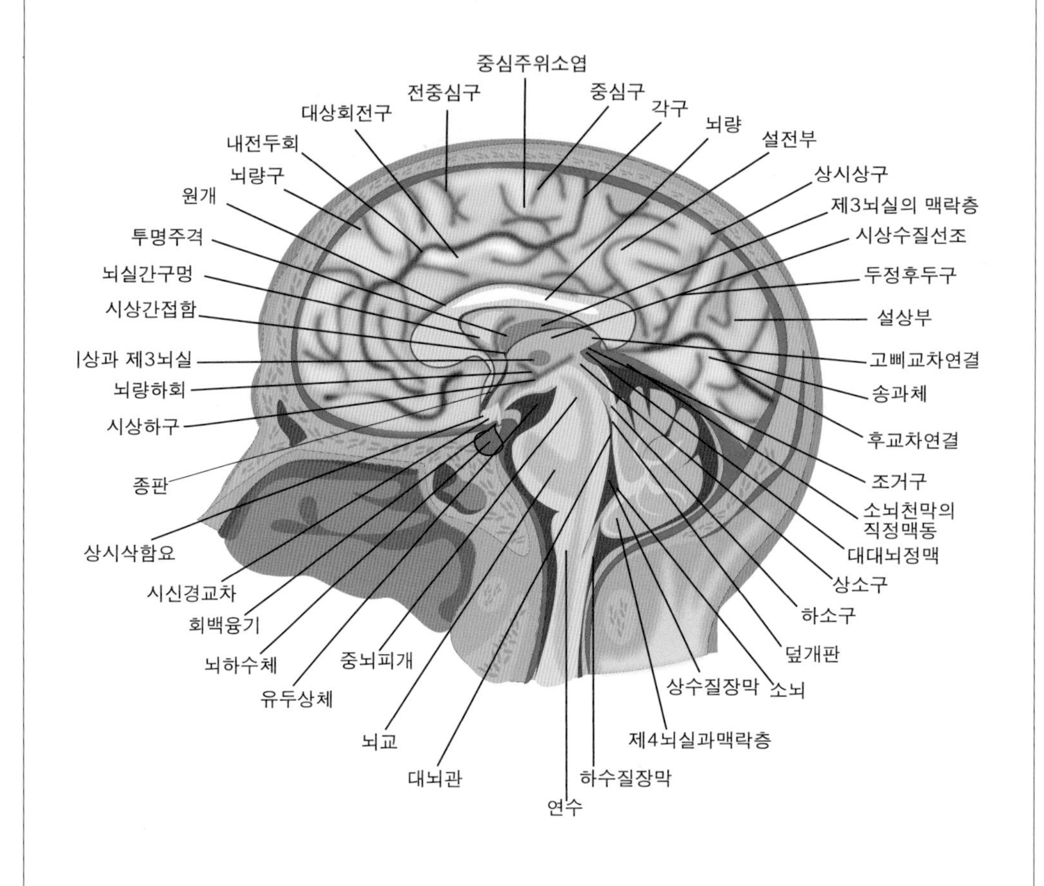

두개골 측면상

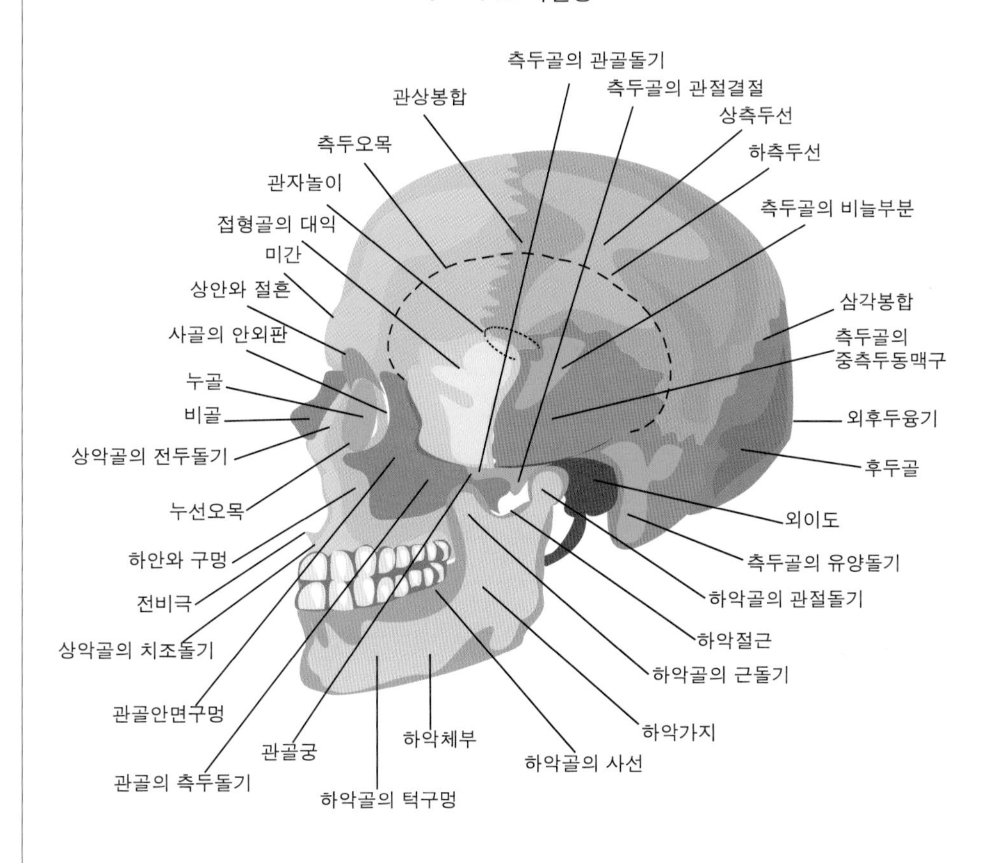

측두골의 관골돌기
측두골의 관절결절
관상봉합
상측두선
측두오목
하측두선
관자놀이
접형골의 대익
측두골의 비늘부분
미간
상안와 절흔
삼각봉합
사골의 안외판
측두골의
중측두동맥구
누골
비골
외후두융기
상악골의 전두돌기
후두골
누선오목
외이도
하안와 구멍
측두골의 유양돌기
전비극
하악골의 관절돌기
상악골의 치조돌기
하악절근
하악골의 근돌기
관골안면구멍
하악가지
하악체부
관골궁
하악골의 사선
관골의 측두돌기
하악골의 턱구멍

얼굴과 두피의 표재성 동맥과 정맥

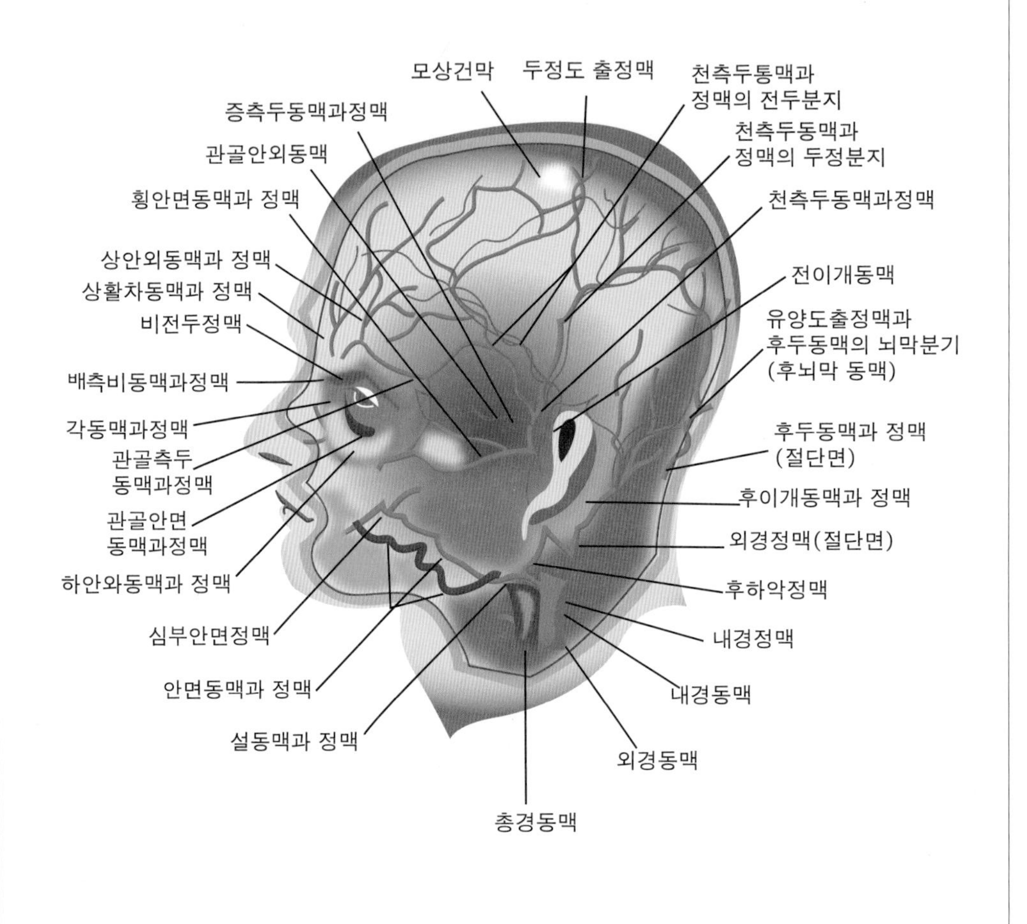

머리와 목의 골격 측면상

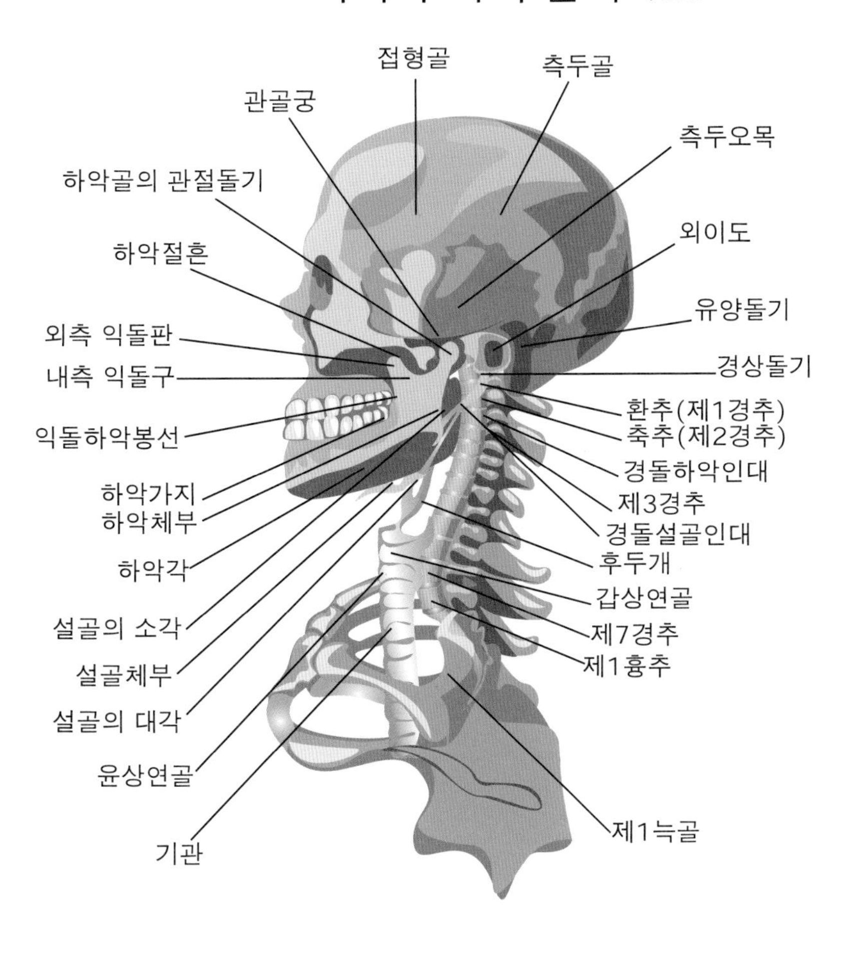

접형골
측두골
관골궁
측두오목
하악골의 관절돌기
외이도
하악절흔
유양돌기
외측 익돌판
경상돌기
내측 익돌구
환추(제1경추)
익돌하악봉선
축추(제2경추)
경돌하악인대
하악가지
하악체부
제3경추
경돌설골인대
하악각
후두개
갑상연골
설골의 소각
제7경추
설골체부
제1흉추
설골의 대각
윤상연골
제1늑골
기관

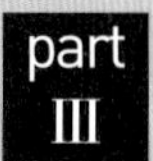

6대 관절 교정

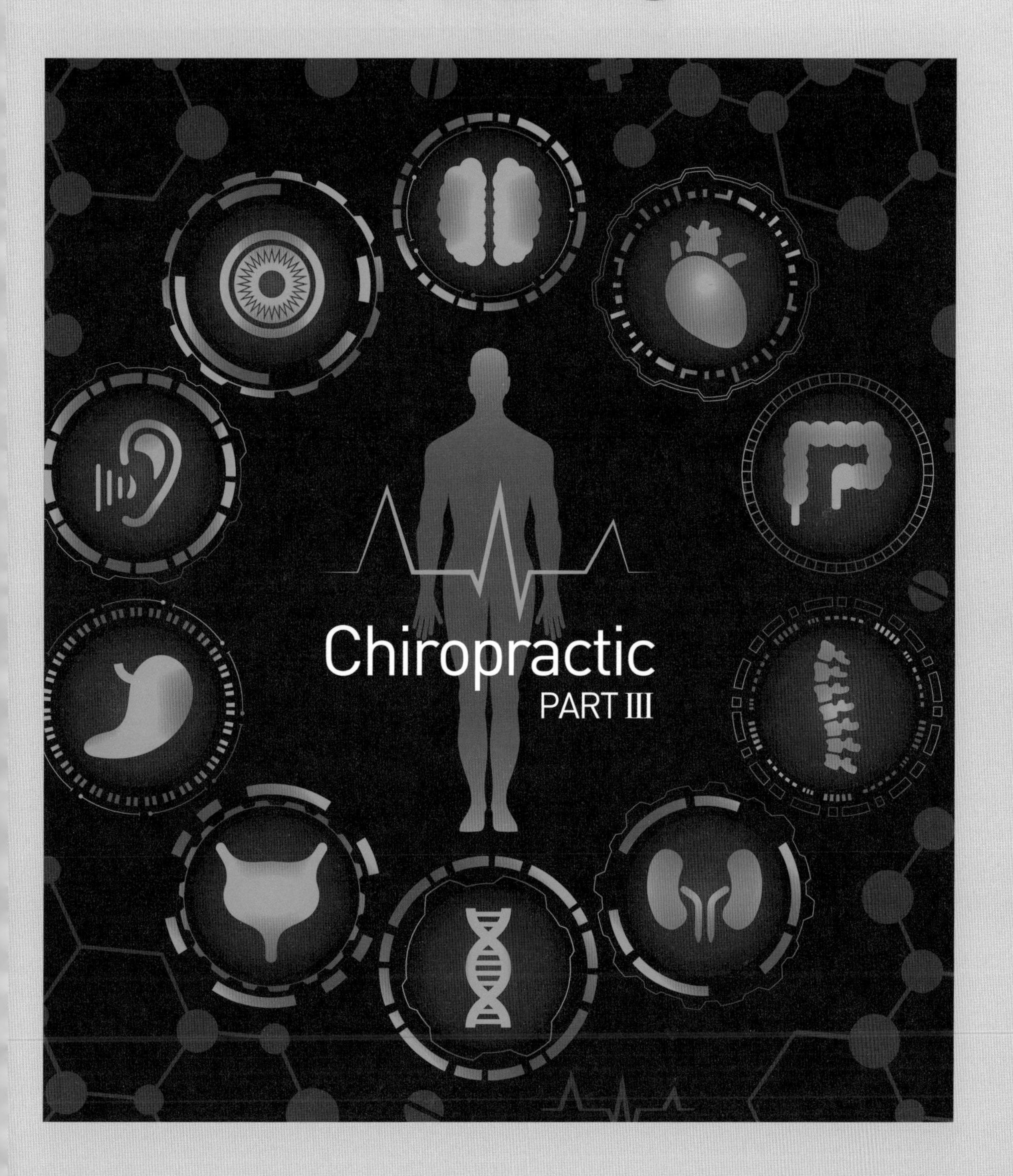

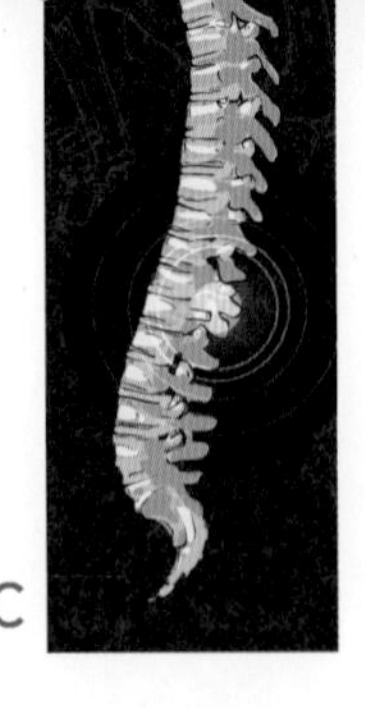

Chiropractic PART Ⅲ

6대 관절 교정

"通則不痛(통즉불통) 不通則痛(불통즉통)." 한의학에서는 기와 혈의 순환이 잘 되면 통증이 없고, 순환이 잘 되지 않으면 통증이 있다고 하였다. 이는 통증의 원인과 치료 방법을 동시에 제시하고 있다.

인체의 각 부위는 관절로 연결되어 그 주변 조직은 근육과 인대가 지지하고 있다. 관절의 특징은 굴곡과 신전, 회전이다.

6대 관절 부위는 순환이 잘 안 될 확률이 많다. 그곳을 부드럽게 풀어주기만 해도 정체된 邪氣(사기), 즉 탁기나 냉기가 빠지게 되고 에너지의 변화가 일어나서 몸이 금방 따뜻해진다.

핵심은 회전이다. 회전을 통하여 그 주변 근육과 인대의 체온을 최대한 높여서 관절 가동 범위가 넓어지게 되면 정체된 邪氣(사기)가 연소되고 이완이 빠르게 된다.

1. 상지 교정

상지는 어깨(견관절), 팔꿈치(주관절), 손목(완관절)으로 나눌 수 있다.

1) 견관절 교정

견관절의 변위를 결정하기 위한 기본 검사는 4가지로 나눌 수 있다.

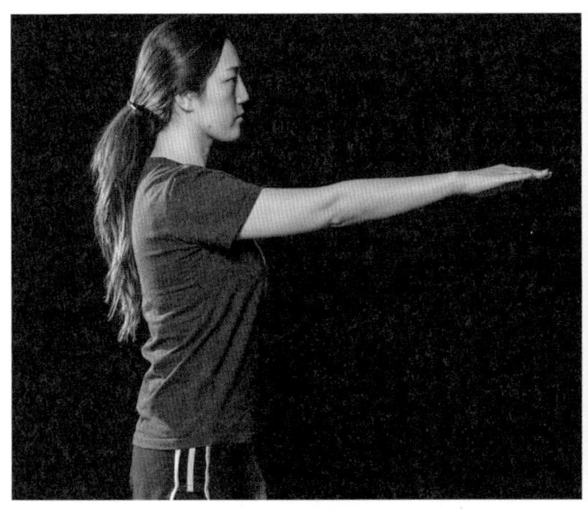
굴곡(flexion)

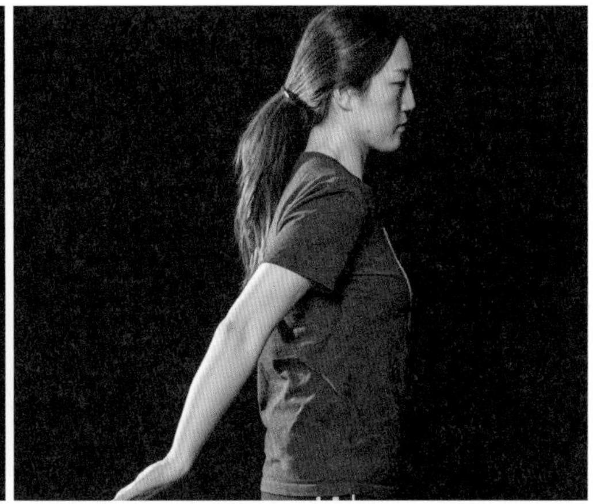
신전(extension)

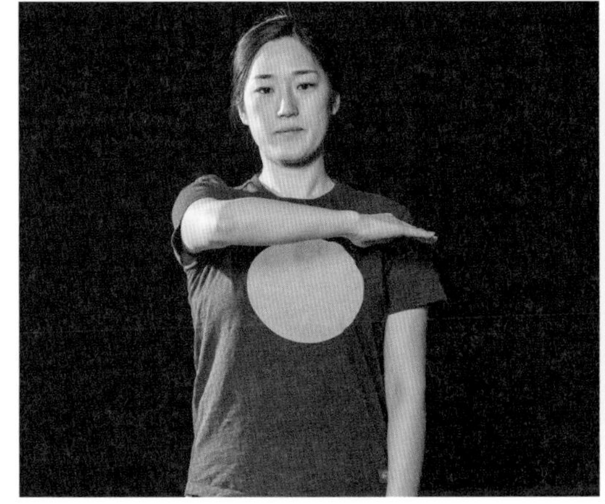
내전(horizontal adduction)

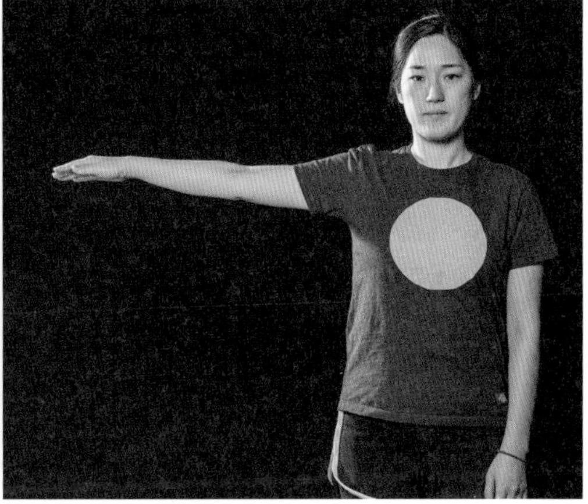
외전(horizontal abduction)

(1) 상완골 관절(glenohumeral joint)

① 변위 및 탈구

AI(전하방-97%가 여기에 해당) → 상완골의 전면(전삼각근 부위) 통증

PS(후상방) → 상완골의 후면(후삼각근 부위) 통증

AI(anterior inferior 전하방) 변위 시는 굴곡(flexion)할 때 통증이 나타난다.

PS(posterior superior 후상방) 변위 시는 신전(extension)할 때 통증이 나타난다.

외전(horizontal abduction)할 때 통증이 나타나면 내회전 변위

내전(horizontal adduction)할 때 통증이 나타나면 외회전 변위

② 치료

ㄱ. 굴곡(flextion)할 때 통증

- 환자를 앙와위 자세로 눕힌다.
- 시술자는 환자의 환측 손을 잡고 팔을 천천히 거상하면서 긴장 상태(tension)가 나타나는 각도에서 멈춘다.
- 시술자가 주동 손(chiropractic hand)을 상완골두(통증부위)에 contact하고 수직으로 저항 가동점(end range)까지 연조직 견인(tissue pull)해서 자세를 잡고 이 상태로 drop을 쳐 준다.

※ 저항 가동점(end range): 관절을 수동적으로 최대한 가동했을 때 관절 가동 범위가 더 이상 늘어나지 않는 수동적 관절 가동의 한계점을 말한다.

※ 연조직 견인(tissue pull): 느슨한 피부의 표면 조직을 축소하여 잘못된 정렬을 바로 하는 데 도움을 주는 동작. 정확한 교정(adjustment) 위치를 찾거나 표면의 피부가 미끄러지는 것을 최소화하기 위해서 환자의 피부 조직을 당기는 동작이다.

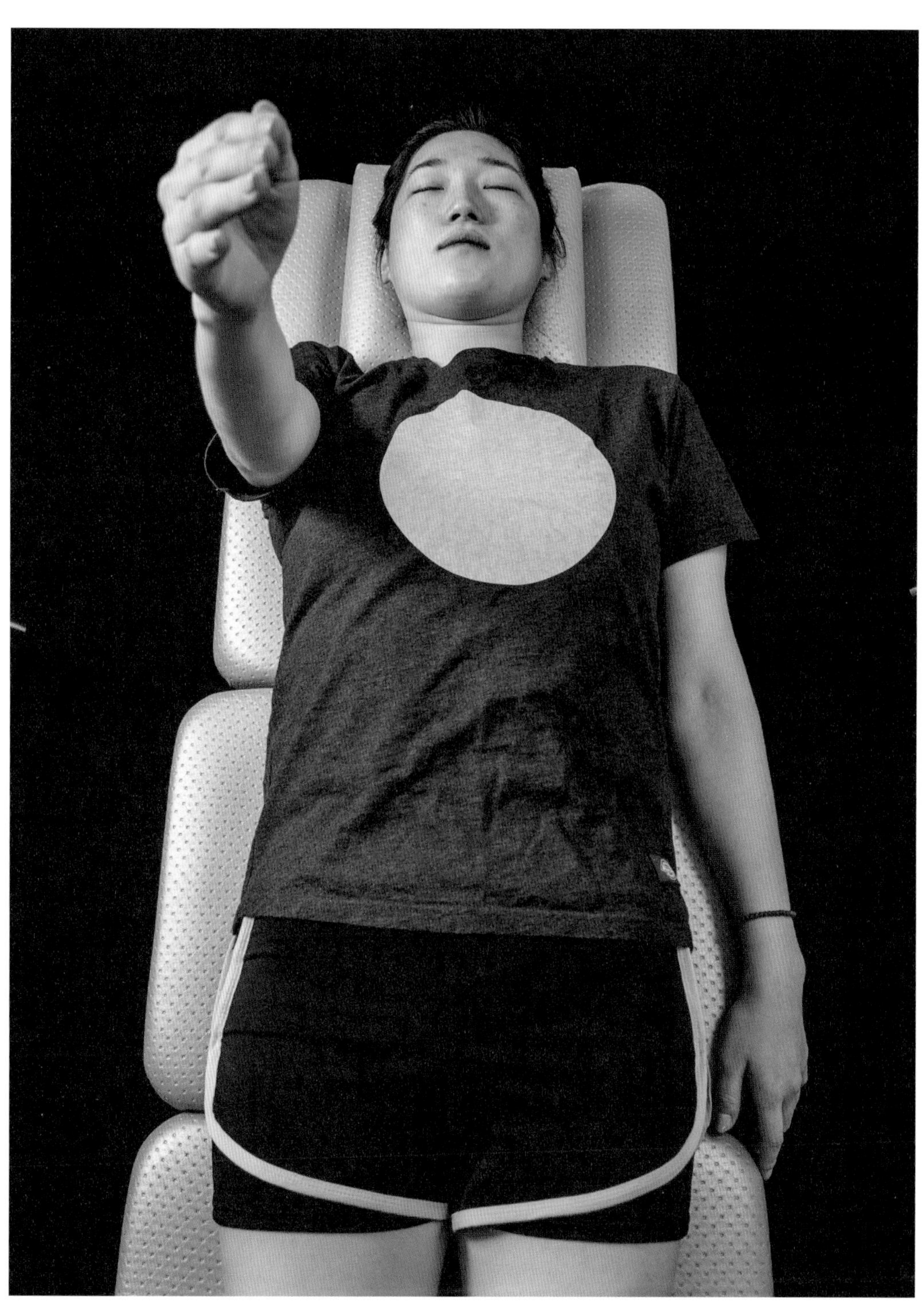

긴장 상태(tension)가 나타나는 각도에서 stop

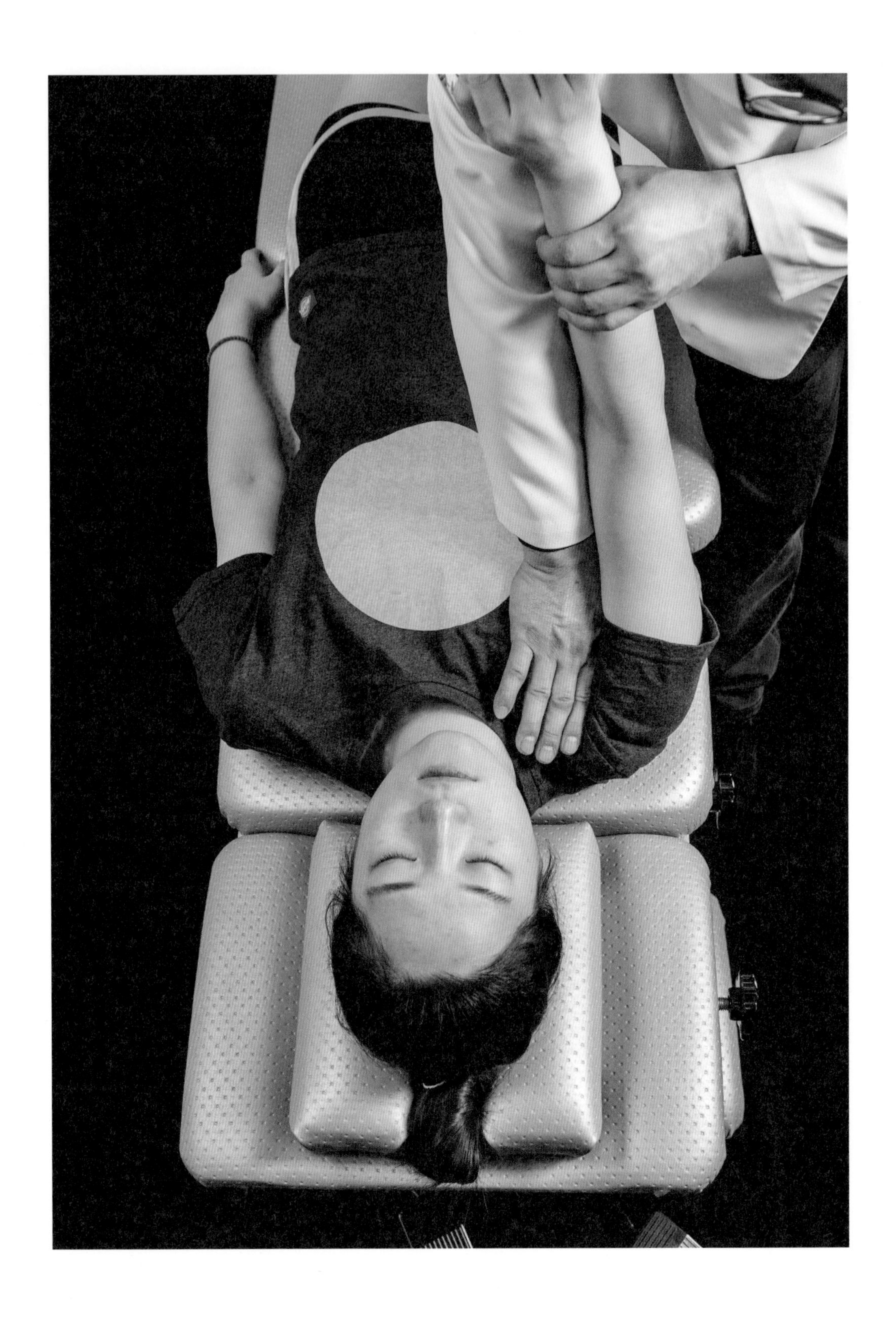

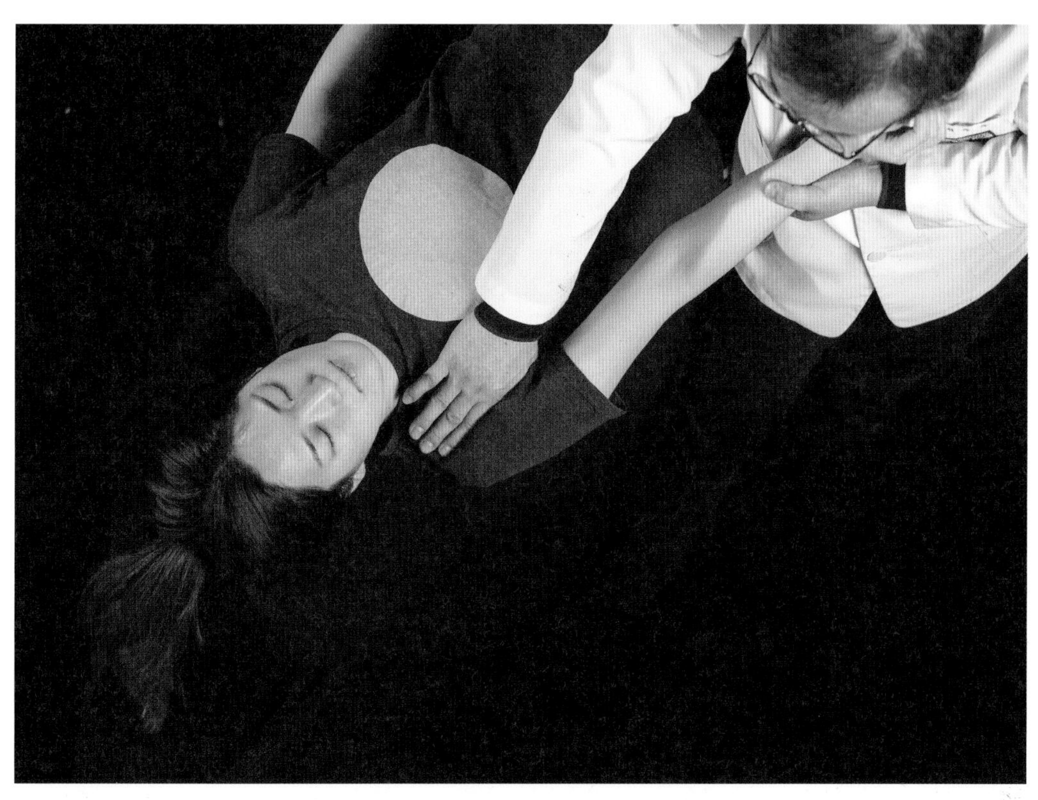

시술자가 자세를 잡고 drop을 쳐 준다.

또 다른 방법

- 환자를 앙와위로 눕힌다.
- 환자의 환측 팔을 굽혀서 손은 허리 부위 밑으로 놓는다.
- 시술자 주동 손(chiropractic hand)은 환자의 상완골에 contact하고, 보조 손(support hand)은 환자의 전완 부위에 contact한다.
- 그런 다음에 전완 부위를 push하면서 상완골에 추력(thrust)을 가한다.

※ 추력(thrust): 순간적으로 힘을 가하는 것.

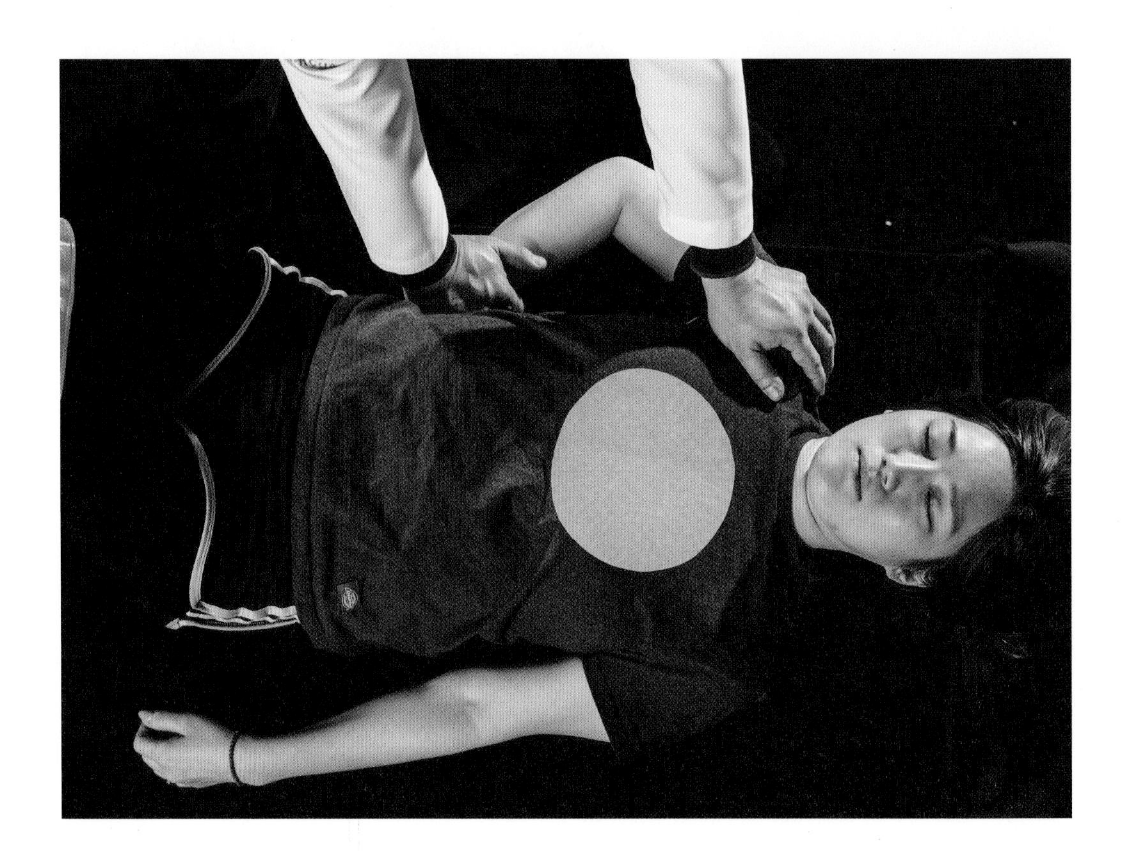

ㄴ. 신전(extension)할 때 통증-신전(extension)이 잘 안 되는 것이다.

- 환자를 복와위 자세로 눕힌다.
- 시술자는 환자의 환측 손을 잡고 팔을 천천히 거상하면서 긴장 상태(tension)가 나타나는 각도에서 멈춘다.
- 시술자가 주동 손(chiropractic hand)을 상완골 관절(glenoid)에 contact, 엄지 손가락은 겨드랑이(axillary fold)에 들어가도록 하고, 그 각도에서 수직으로 저항 가동점(end range)까지 연조직 견인(tissue pull)해서 자세를 잡고 이 상태로 drop을 쳐 준다.

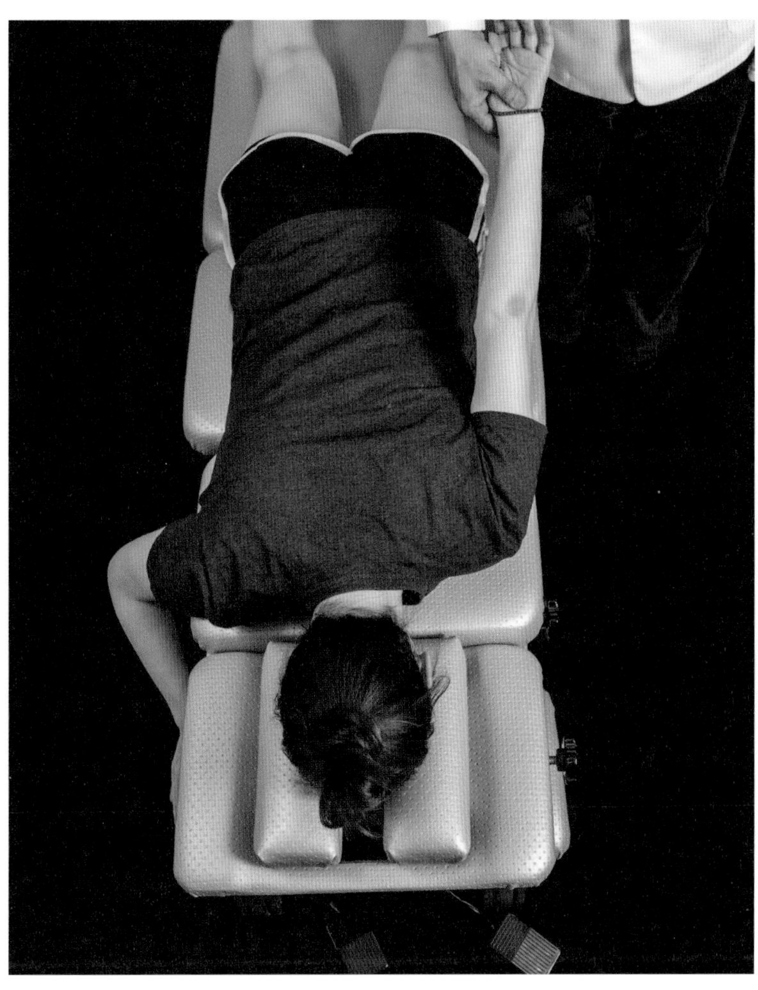

긴장 상태(tension)가 나타나는 각도에서 stop

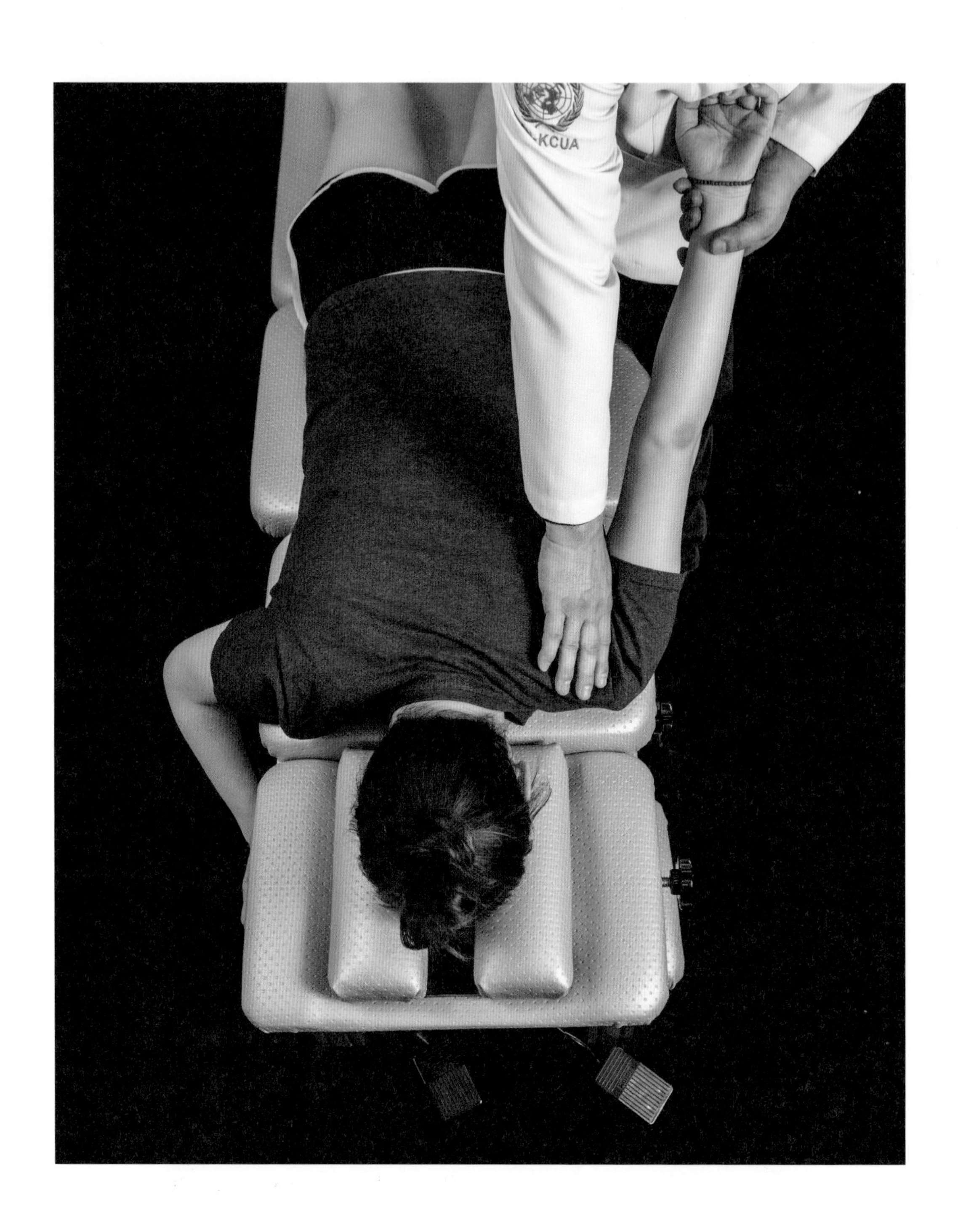
KCUA

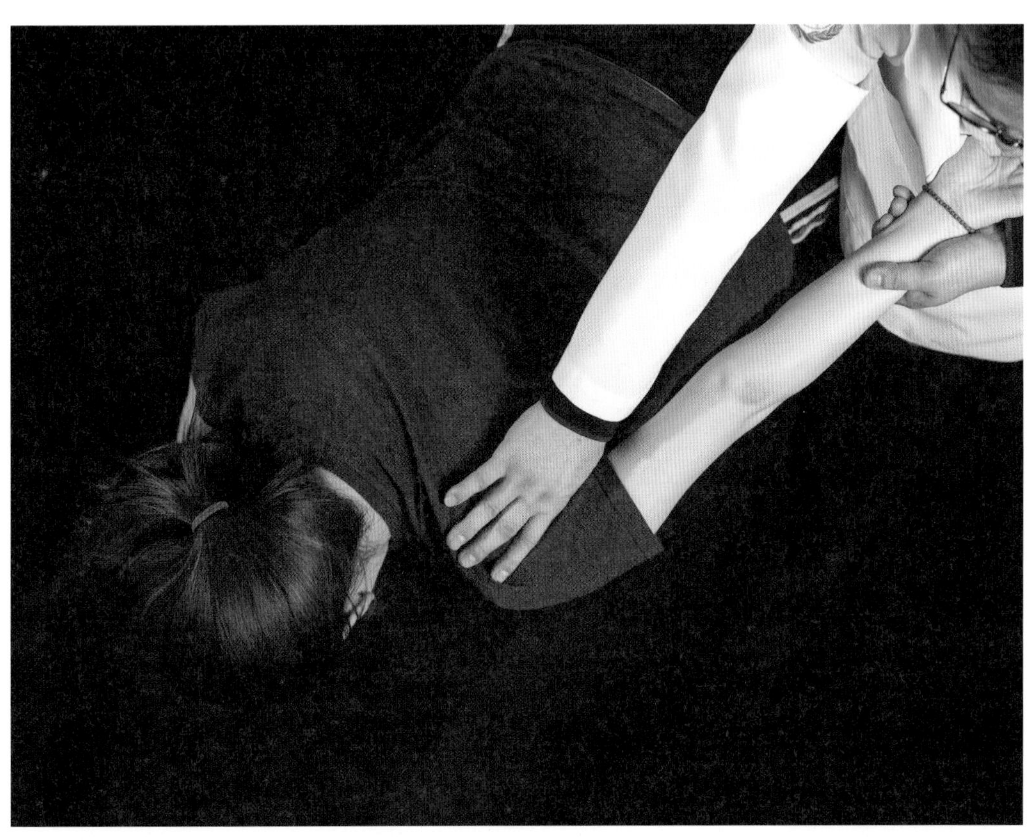

시술자가 자세를 잡고 drop을 쳐 준다.

ㄷ. 외전(horizontal abduction)할 때 통증

- 환자를 앙와위 자세로 눕힌다.
- 시술자는 환자의 환측 손을 잡고 팔을 천천히 외전하면서 긴장 상태(tension)가 나타나는 각도에서 멈춘다.
- 시술자가 주동 손(chiropractic hand)을 통증 부위에 contact하고 수직으로 저항 가동점(end range)까지 연조직 견인(tissue pull)해서 자세를 잡고 이 상태로 drop을 쳐 준다.

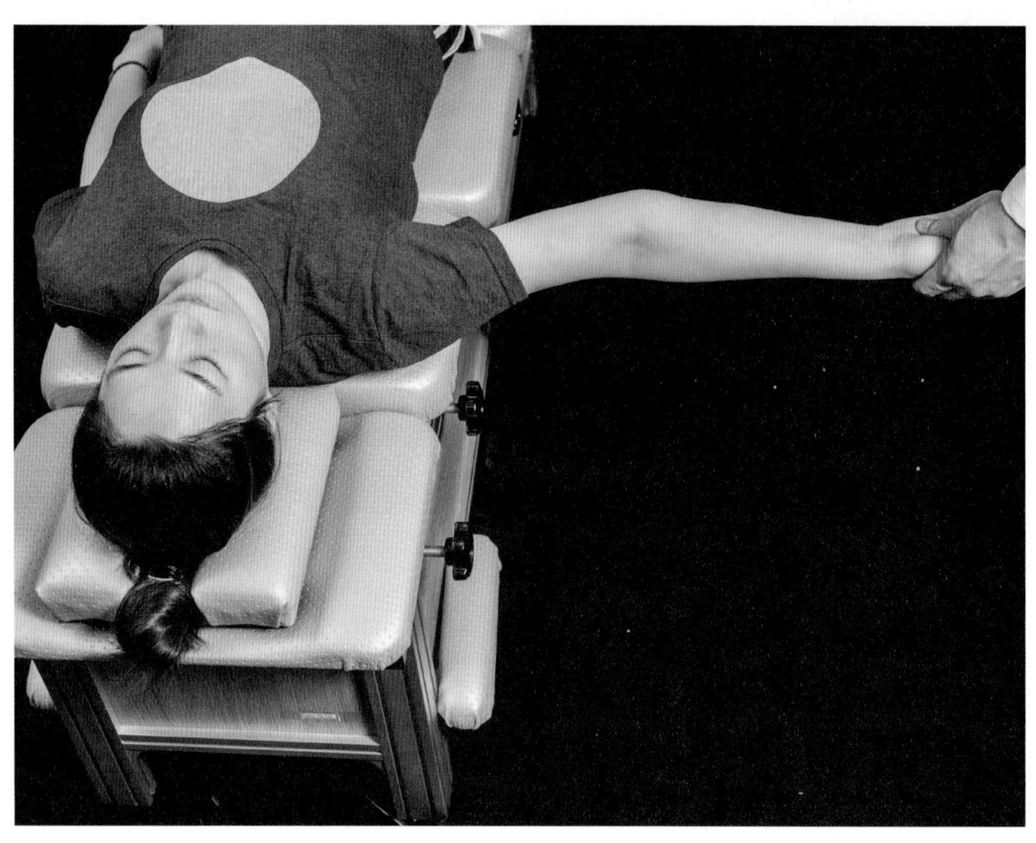

긴장 상태(tension)가 나타나는 각도에서 stop

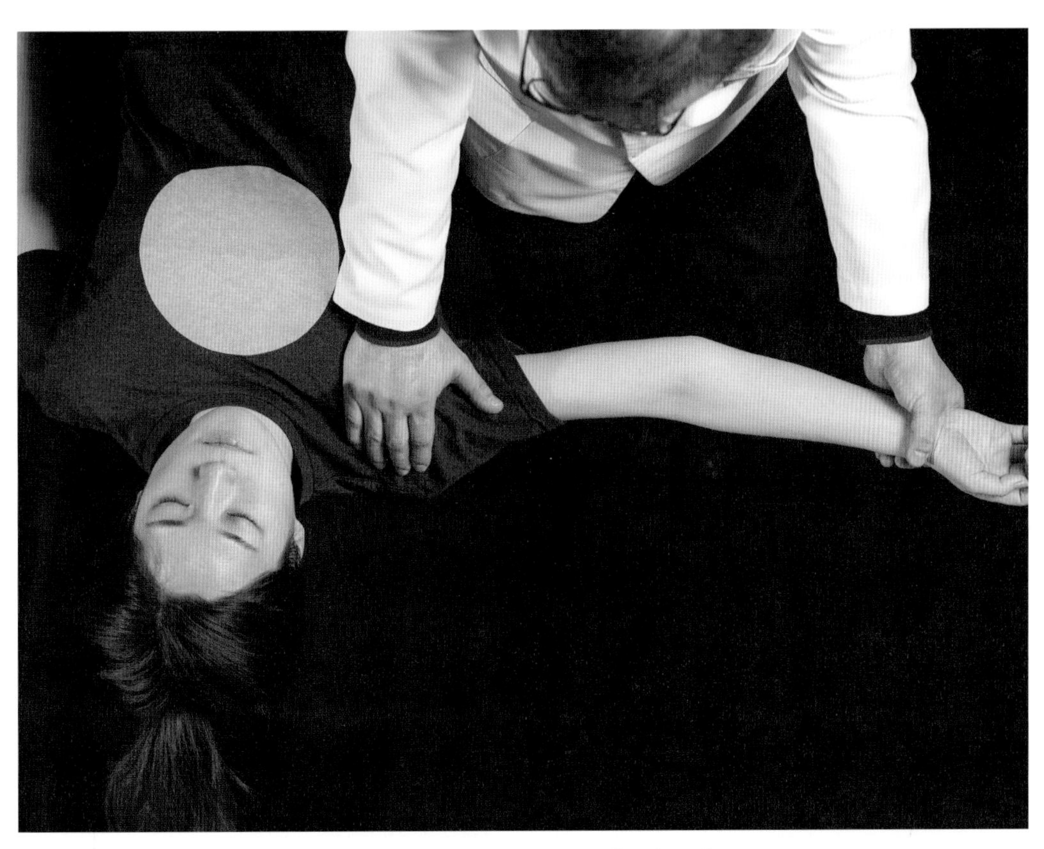

시술자가 자세를 잡고 drop을 쳐 준다.

ㄹ. 내전(horizontal adduction)할 때 통증

- 환자를 복와위 자세로 눕힌다.
- 시술자는 환자의 환측 손을 잡고 팔을 천천히 거상하면서 긴장 상태(tension)가 나타나는 각도에서 멈춘다.
- 시술자가 주동 손(chiropractic hand)을 통증 부위에 contact하고 수직으로 저항 가동점(end range)까지 연조직 견인(tissue pull)해서 자세를 잡고 이 상태로 drop을 쳐 준다.

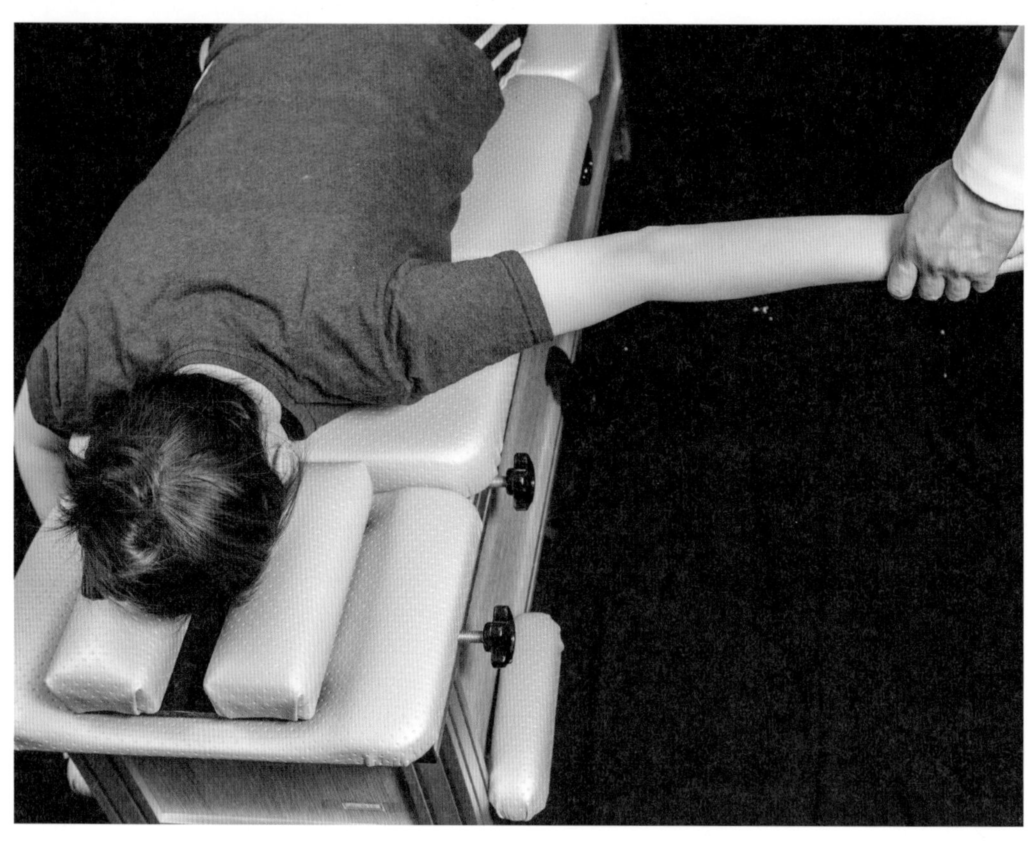

긴장 상태(tension)가 나타나는 각도에서 stop

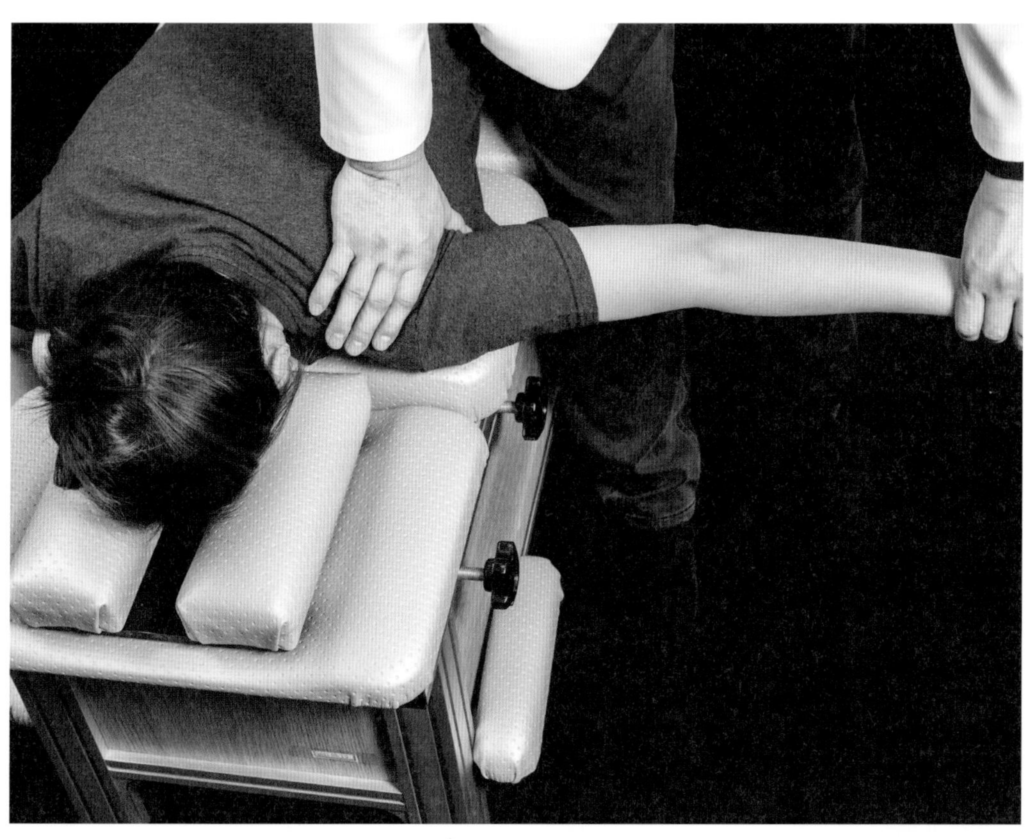

시술자가 자세를 잡고 drop을 쳐 준다.

ㅁ. 탈구(dislocation)

- 원리는 더 이탈시켰다가 순간적으로 놔 버리는 것이다.
- 탈구된 어깨에 시술자의 발을 대고 양손을 이용해 동측의 상완을 견인(traction)한다.
- 충분히 시간이 지나서 상완의 근육 저항이 감소되면 순간적으로 견인(traction)을 더 했다가 놔 버린다.

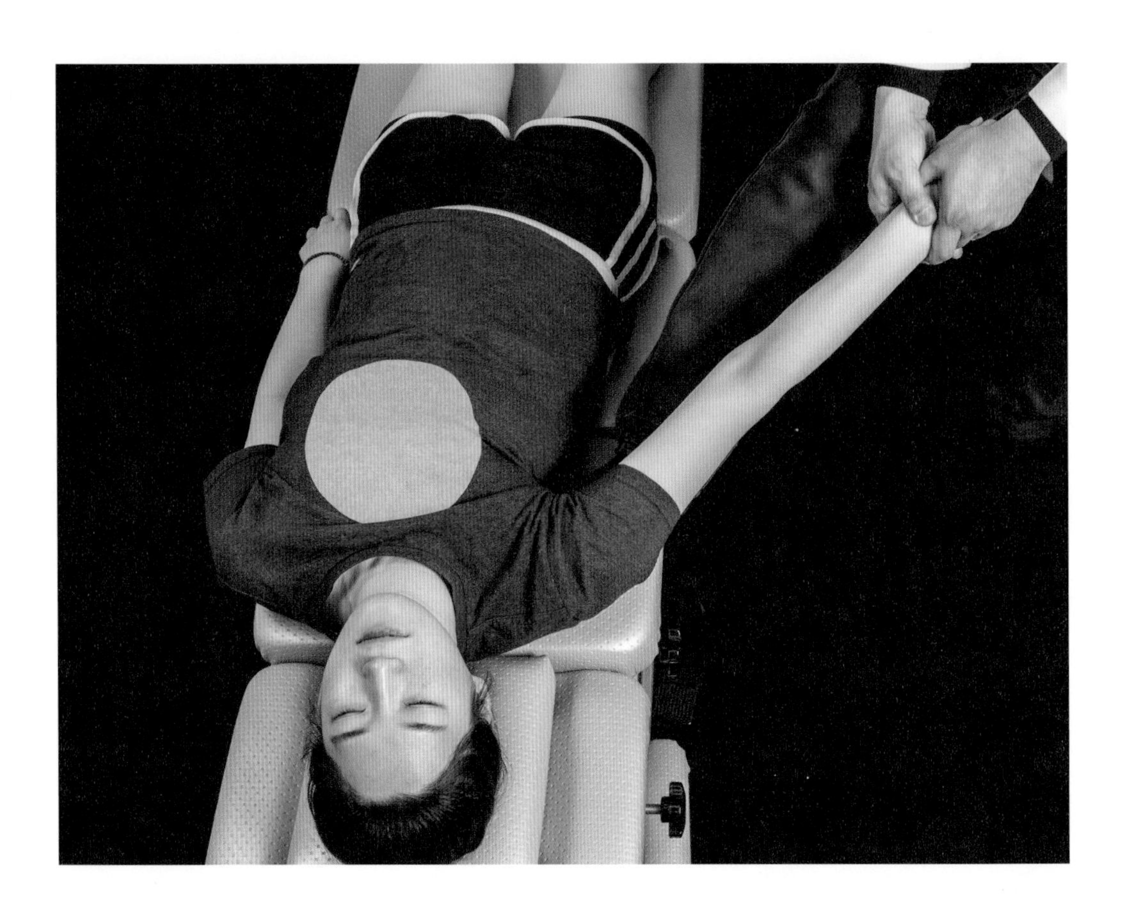

(2) 견쇄관절(Acromio Clavicular joint)

① 변위 및 탈구

S(superior 상방 변위)

I(inferior 하방 변위)

② 눈으로 보았을 때 좌우의 불균형이 보인다.

외전(abduction)할 때 통증이 나타난다.

③ 치료

- 기본자세를 만든다.
- 환자를 앙와위로 눕힌다.
- 내려간 쪽 어깨의 팔은 올리고 올라간 쪽 어깨의 팔은 내린다.
- 양쪽 무릎을 90도 굴곡(flexion)시킨다.

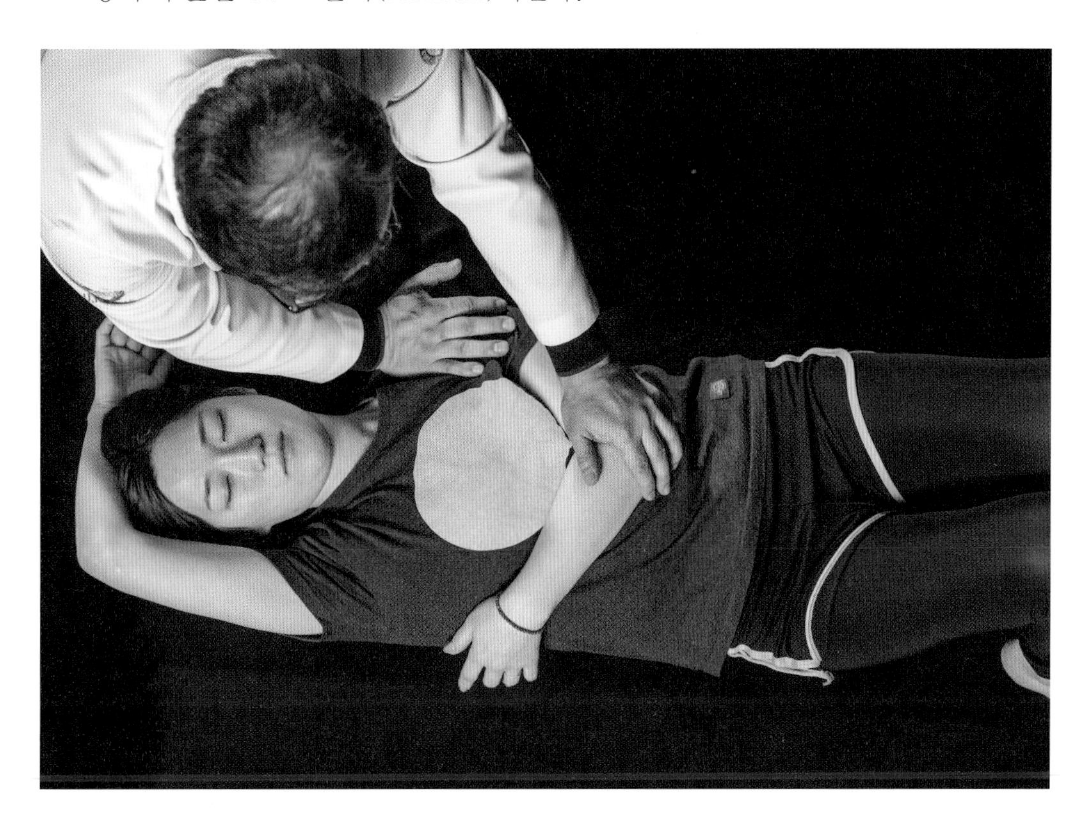

- 시술자의 보조 손(support hand)을 내린 쪽 팔의 주관절에 놓고 흔들리지 않도록 한다.
- 주동 손(chiropractic hand)의 손바닥(palm)을 견쇄관절(AC joint)에 놓는다.
- 저항 가동점(end range)까지 연조직 견인(tissue pull)한다.
- 그런 다음에 drop을 쳐 준다.

(3) 흉쇄관절(Sterno Clavicular joint)

① 변위 및 탈구

S(superior 상방 변위)

I(inferior 하방 변위)

A(anterior 전방 변위)

P(posterior 후방 변위)

② 촉진 시 통증이 나타난다.

③ 치료

기본 자세

- 환자를 앙와위로 눕힌다.
- 환자의 무릎을 90도 굴곡(flexion) 시킨다.
- 환자의 양손을 포개서 아랫배에 올려놓는다.

전방 변위

- 쇄골(clavicle)에 주동 손(chiroprac tic hand)의 hypothenar 또는 knife edge를 contact한다.
- 저항 가동점(end range)까지 연조직 견인(tissue pull)한다.
- 그런 다음에 drop을 쳐 준다.

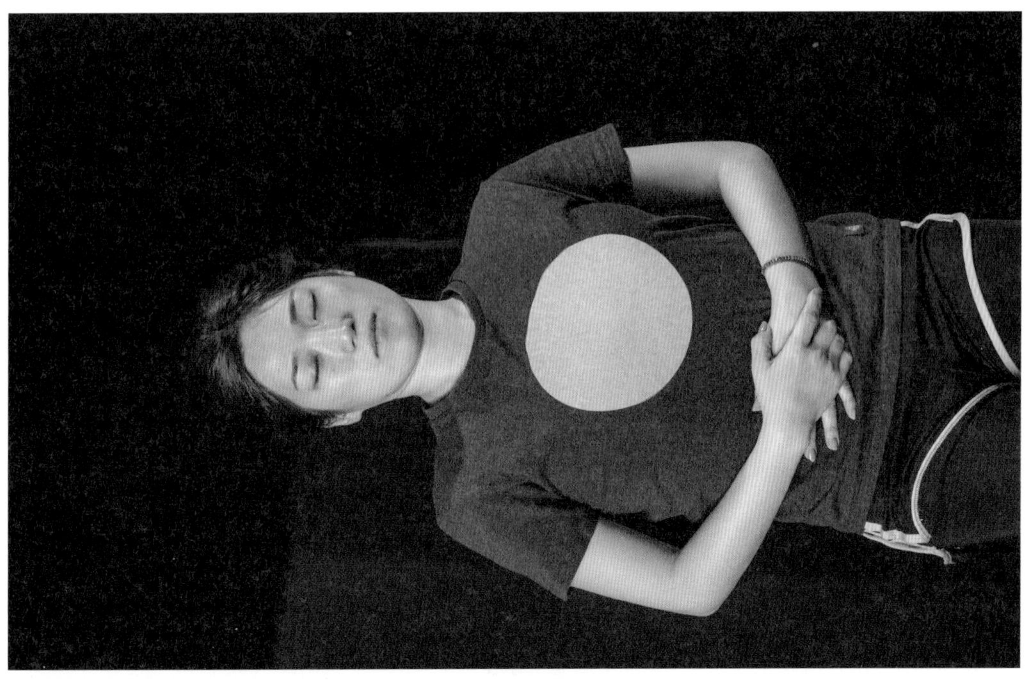
기본 자세

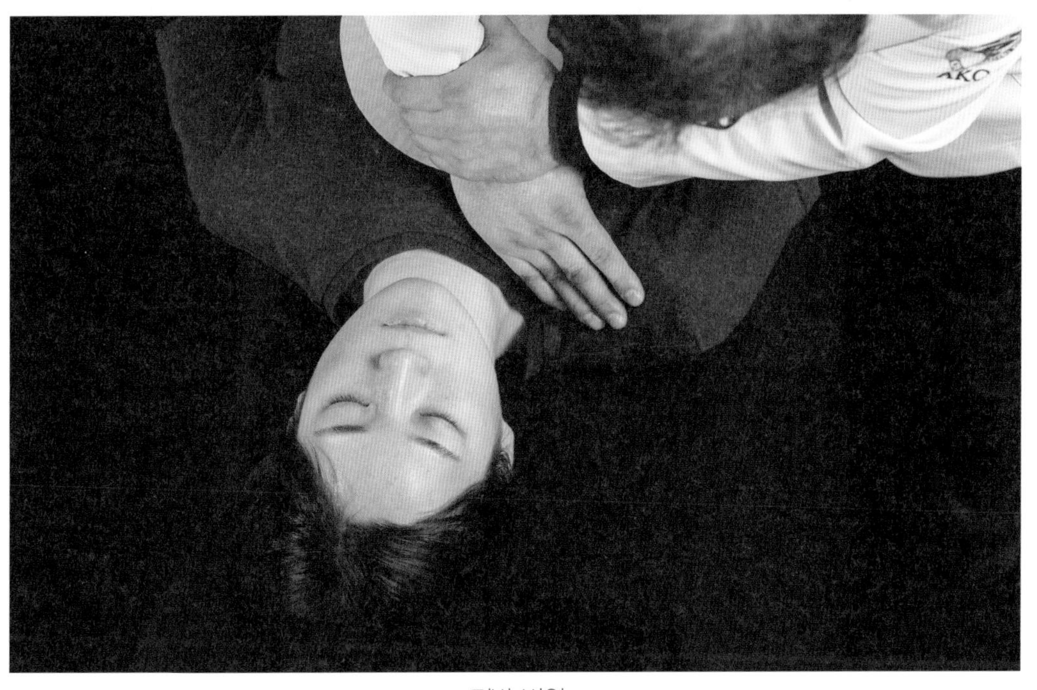
전방 변위

후방 변위

- 쇄골(clavicle)에 주동 손(chiro practic hand)의 knife edge를 contact한다.
- 그런 후에 측면 위쪽(laterally super-ior)으로 연조직 견인(tissue pull)한다.
- drop을 쳐 준다.

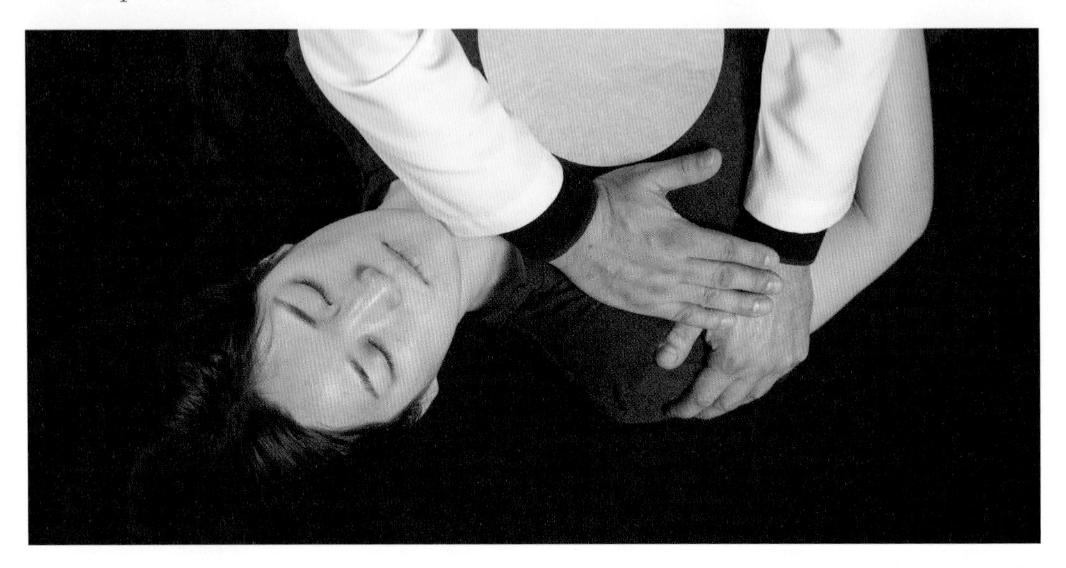

2) 주관절 교정

① 주관절의 변위는 대부분 P(posterior) 변위된 것이다. 즉, 상완골(humerus)에 대해서 요골 (radius) 혹은 척골(ulna)이 P(posterior) 변위된 것이다

내측면의 통증 시는 전방 & 외측 교정이 필요하고, 외측면의 통증 시는 전방 & 내측 교정이 필요하다.

② 치료

- 환자의 팔꿈치에 의사의 양손 엄지손가락을 포개 놓고 나머지 손가락을 이용하여 환자의 주관절을 감싸 쥔다.
- 환자의 내측면의 통증 시는 전방 & 외측 교정, 즉 환자의 주관절의 외측으로 저항 가동점(end range)까지 연조직 견인(tissue pull)하여 추력(thrust)을 가한다.
- 환자의 외측면의 통증 시는 전방 & 내측 교정, 즉 환자의 주관절의 내측으로 저항 가동점(end range)까지 연조직 견인(tissue pull)하여 추력(thrust)을 가한다.

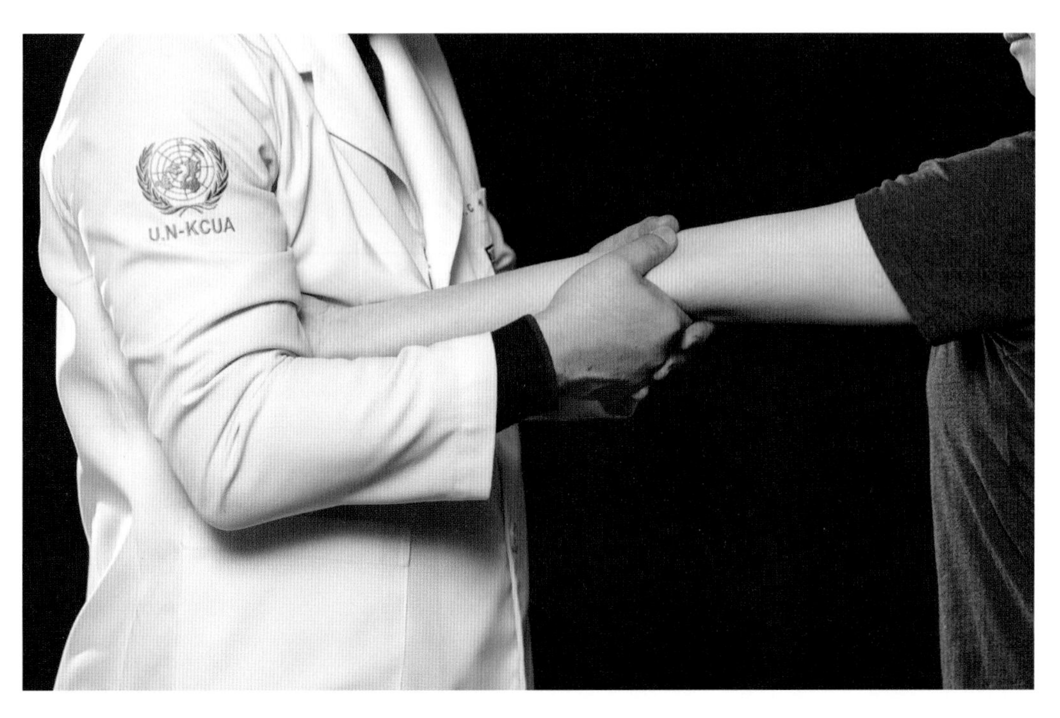
U.N-KCUA

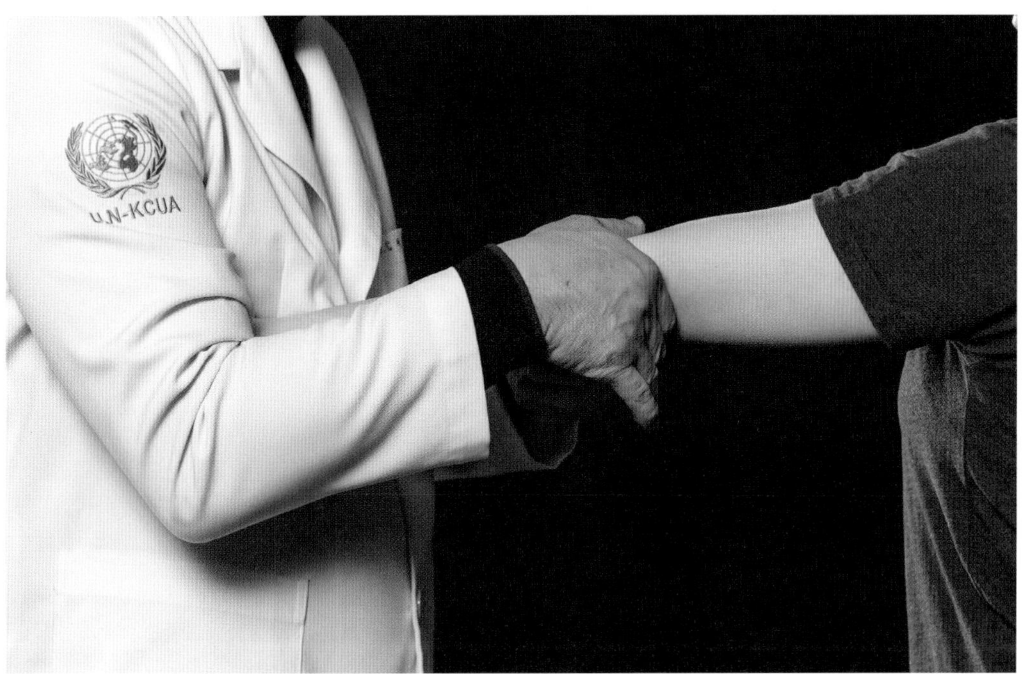
N-KCUA

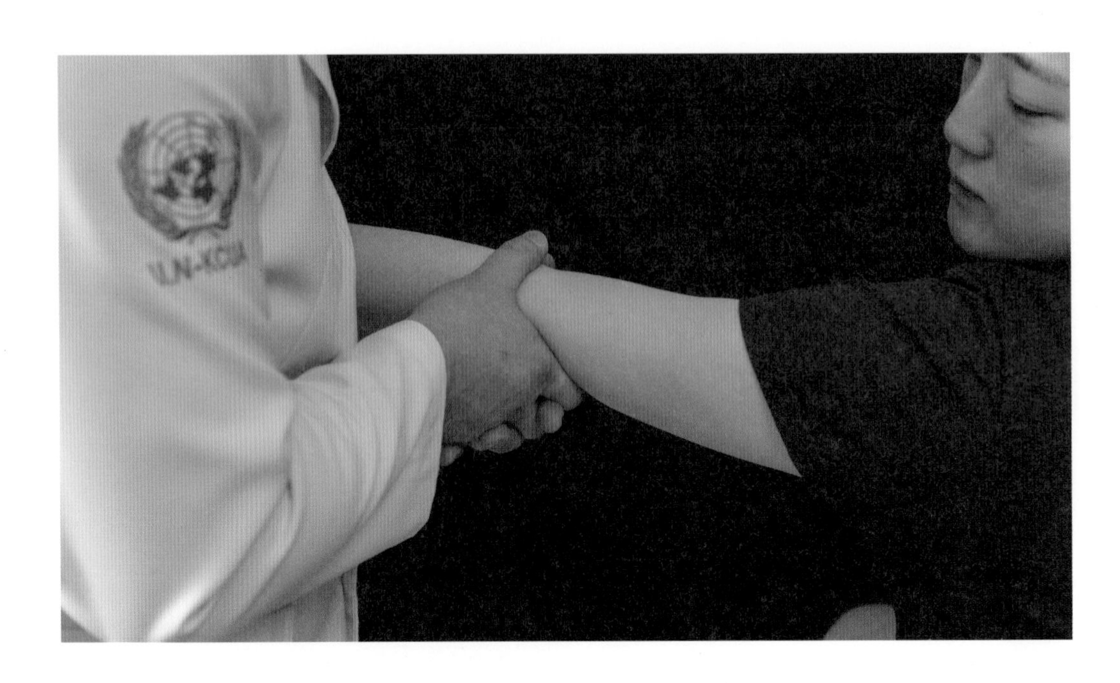

※ 드롭 테이블(drop table)을 이용할 경우

- 주동 손(chiropractic hand)의 엄지손가락(thumb)과 집게손가락(index finger)으로 주두(olecranon)를 감싼다.
- 주관절을 신전(extension)하면서 drop를 쳐 준다.

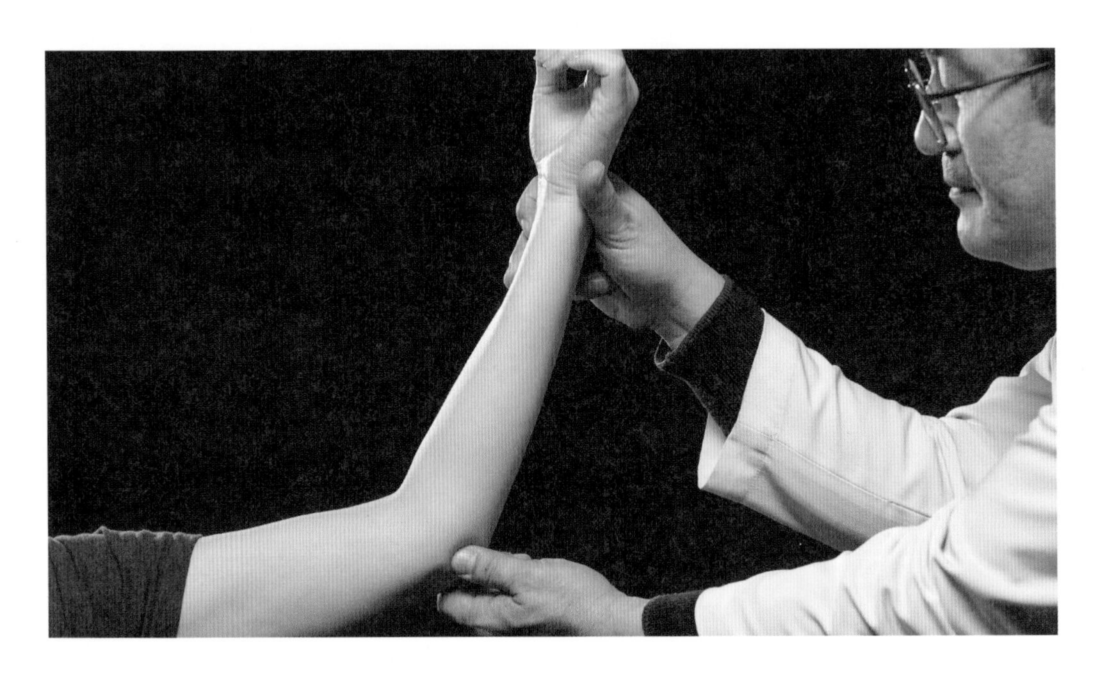

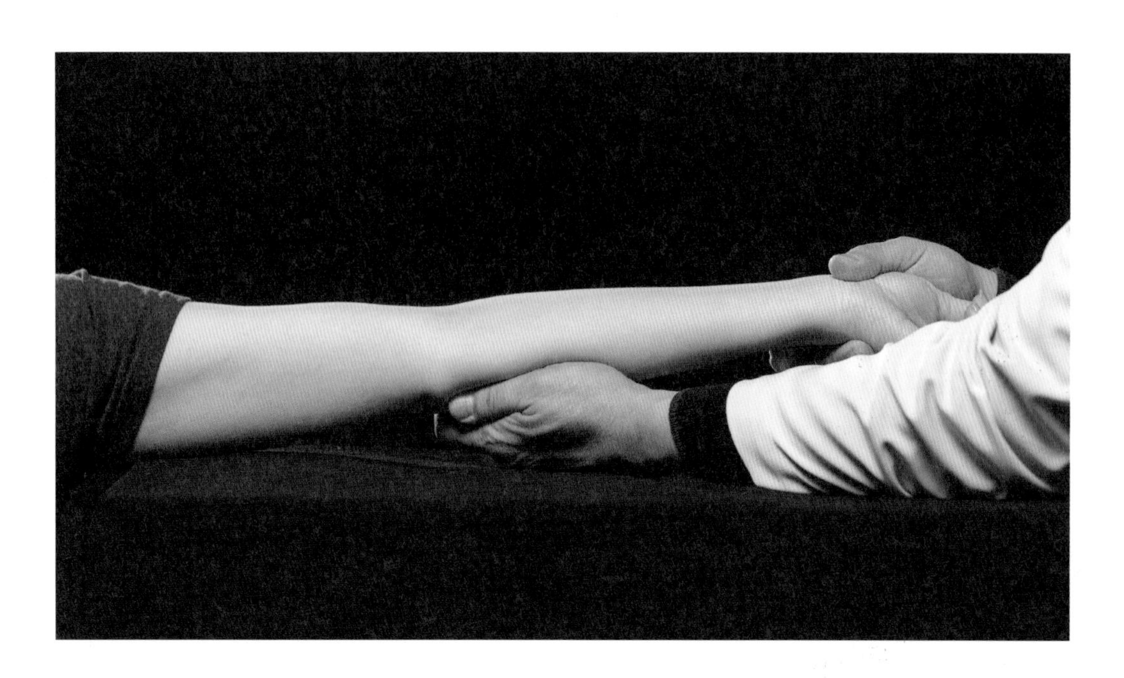

3) 완관절 교정

(1) 변위

A(전방 변위 anterior),

P(후방 변위 posterior),

L(외측 변위 lateral),

M(내측 변위 medial)

(2) 치료는 교정 → taping → ice pack → rest

① A(전방 변위 anterior) / P(후방 변위 posterior)

- 튀어 나온 완관절의 부분에 시술자의 양손 엄지손가락(thumb)을 포개 놓는다.
- 환자 상완의 긴장이 풀리도록 시술자 양손을 이용해 환자 상완을 흔들어 준다. 상완의 저항이 감소되면 순간적으로 추력(thrust)을 가한다.

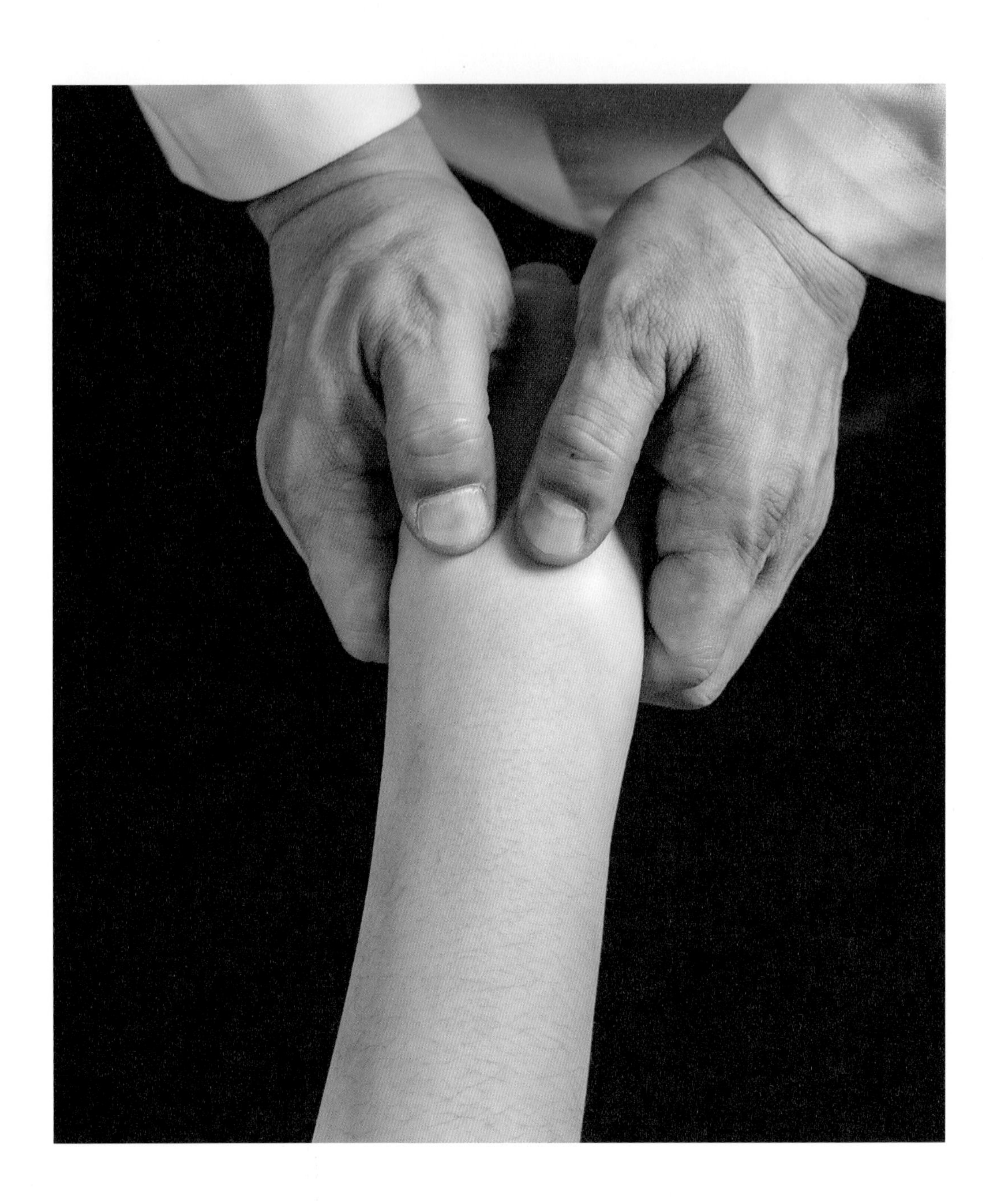

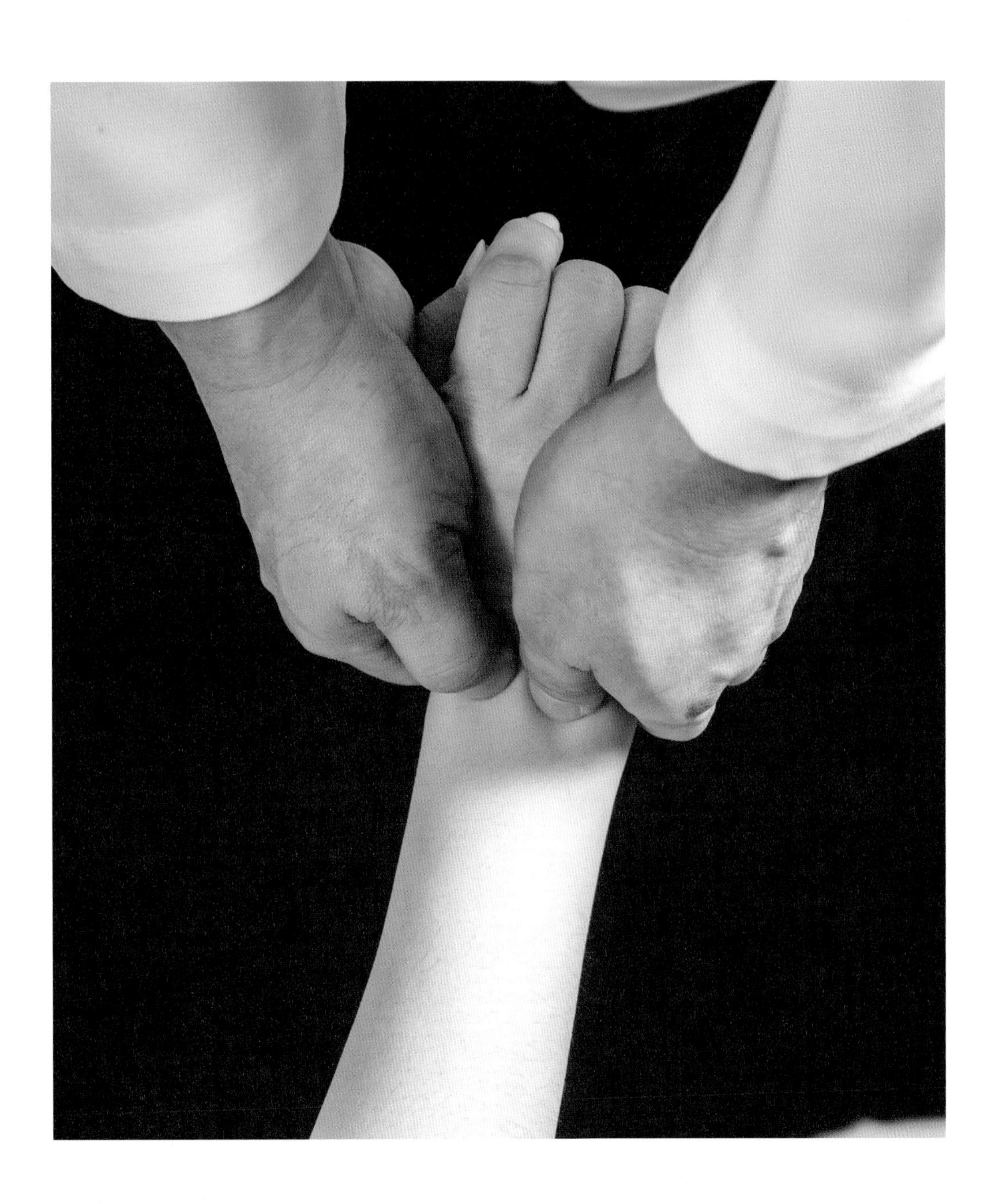

② M(내측 변위 medial)

- 환자의 요골(radius)에 시술자의 양손 엄지손가락(thumb)을 포개 놓는다.
- 환자의 상완 긴장이 풀릴 때까지 가볍게 흔들어주다가 추력(thrust)을 가한다.

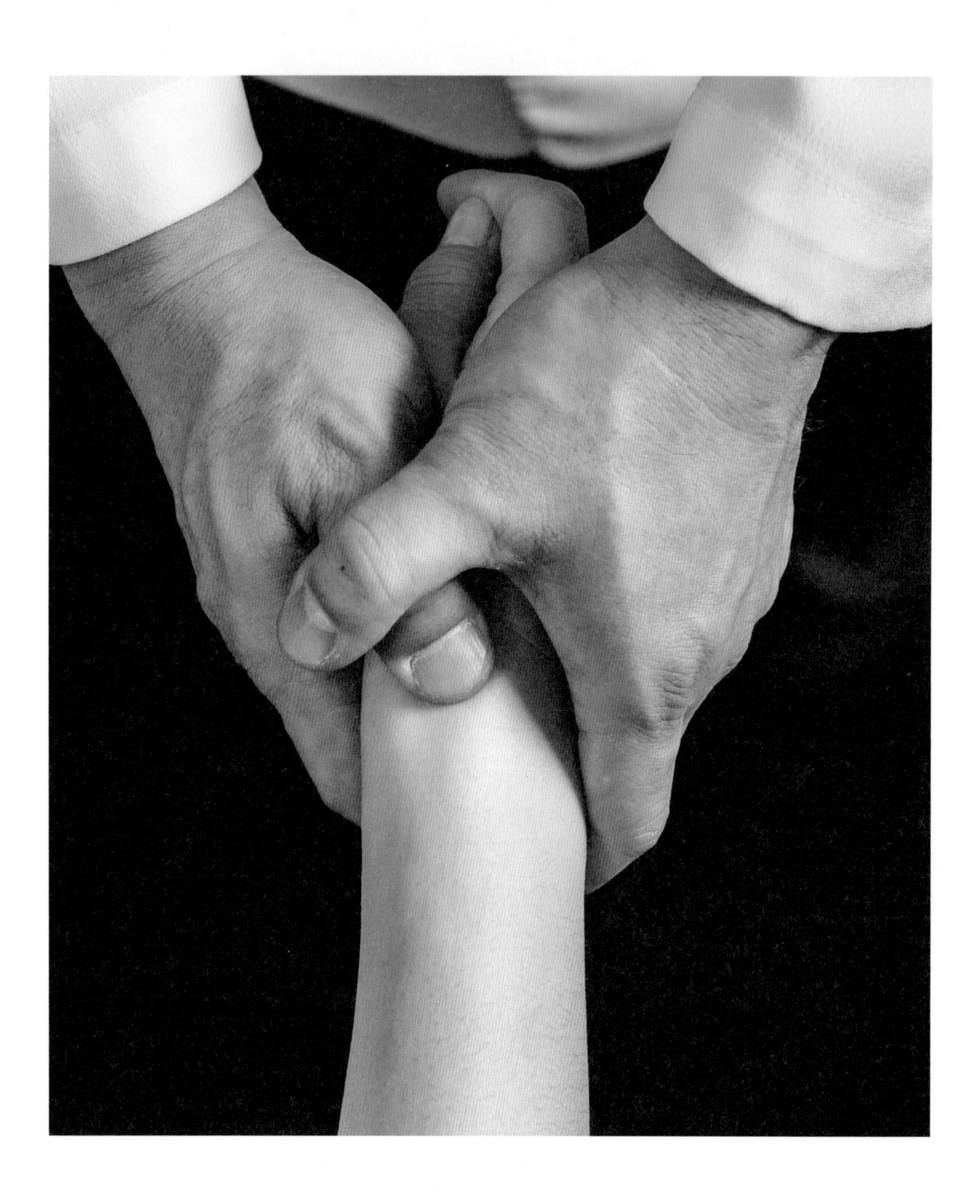

또 다른 방법

환자의 요골(radius)에 시술자의 한 손으로 knife edge를 대고 다른 손으로 손목을 감싸 쥔 후 하방으로 연조직 견인(tissue pull)해서 추력(thrust)을 가한다.

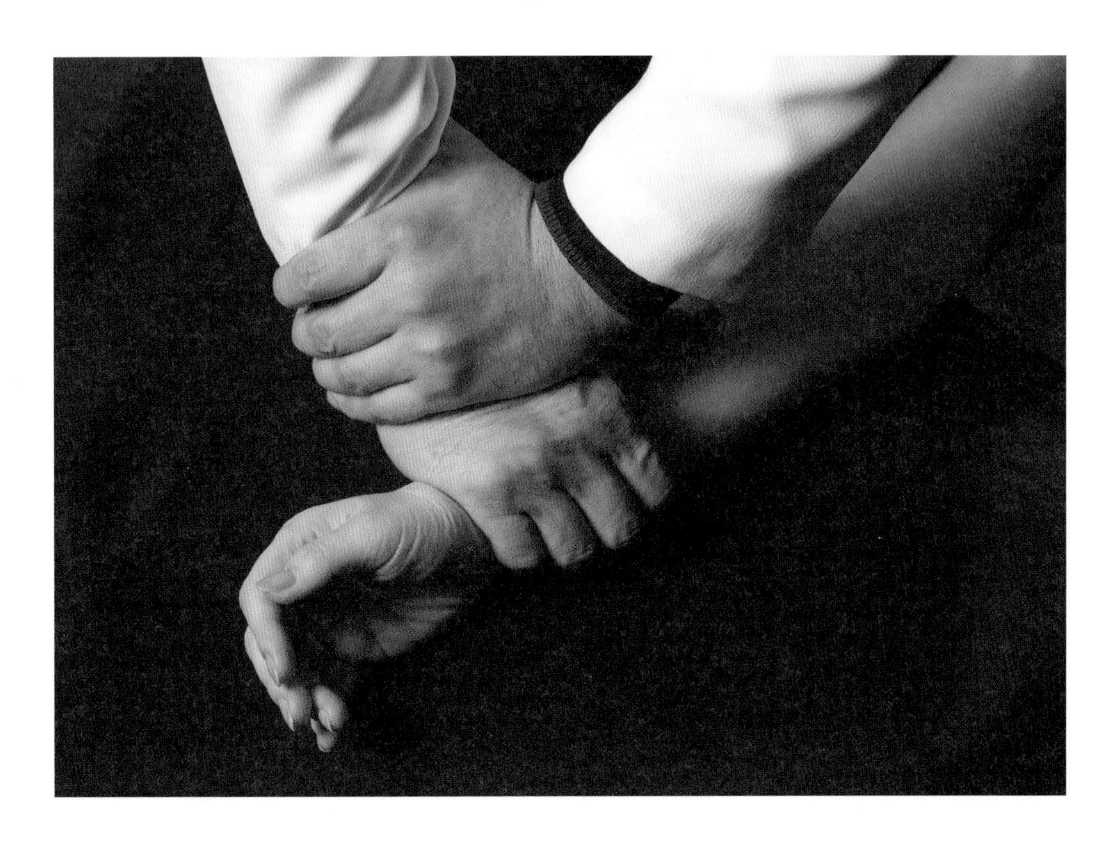

③ L(외측 변위 lateral)

환자의 척골(ulna) 부분이 상방을 향하도록 팔을 비틀어 놓는다.

시술자의 CH knife edge를 wrist에 대고 보조 손(support hand)으로 주동 손(chiropractic hand)을 고정한다.

하방으로 연조직 견인(tissue pull)해서 추력(thrust)을 가한다.

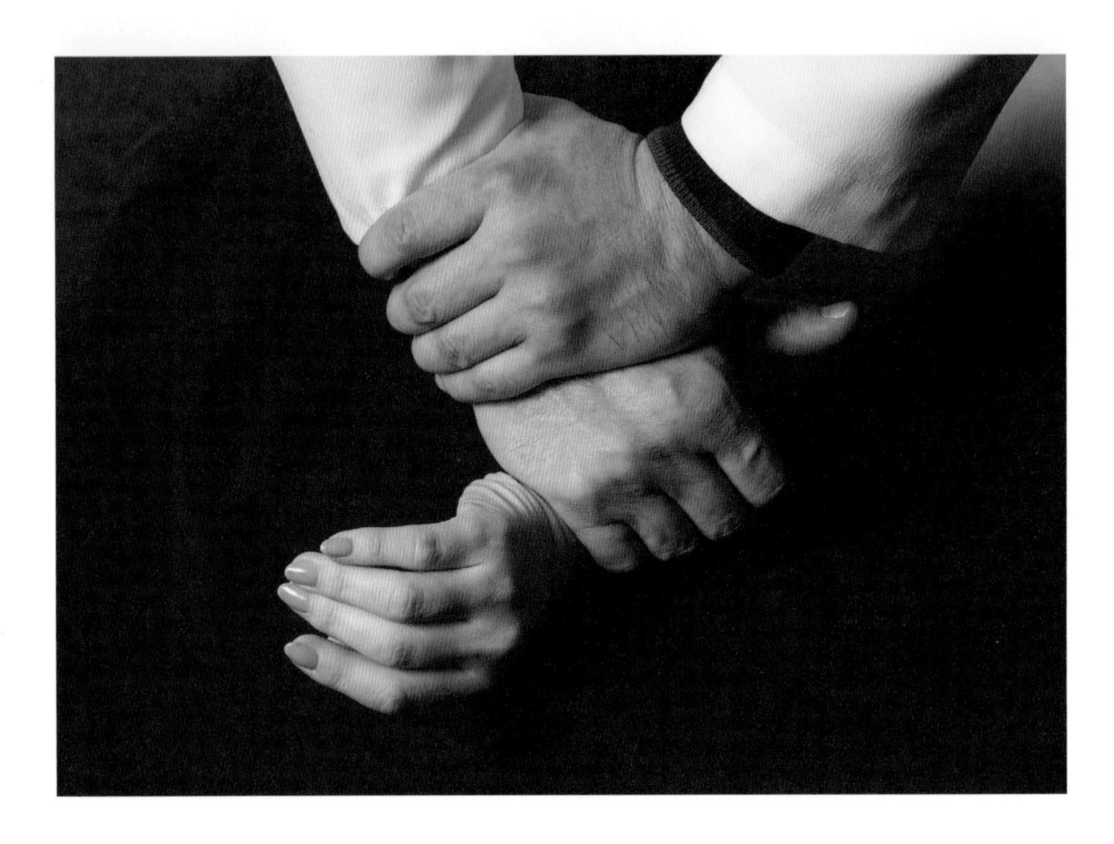

2. 하지 교정

하지 교정은 골반 교정이 선행되어야 한다. 특히 천장골 교정이 중요하다. PI, AS, IN, EX의 골반 변위로 인해서 하지의 변위(subluxation)가 나타난다고 본다.

1) 고관절 교정(Hip joint)

- 골반 이상은 고관절에 직접적으로 영향을 준다.
- 증상으로는 고관절 부위 및 둔부의 통증과 요통(LBP)이 있다
- 변위(subluxation)는 4가지로 A(anterior), P(posterior), int rotation(내방 회전), ext rotation(외방 회전)[S(superior 상방 변위) I(inferior 하방 변위)]으로 나눌 수 있다.
- 이것은 다시 굴곡(flexion) 혹은 신전(extension)으로 나누어 변위(subluxation)를 살펴볼 수 있다.

(1) 굴곡인 경우는 다리를 앞으로 뻗을 때 통증이 나타난다.

이것은 앞으로 안 간다는 뜻으로 전방 변위(A)이다. 따라서 교정할 때는 환자를 앙와위 자세로 눕게 하고 A → P 방향으로 추력(thrust)을 가한다.

① 검사

SLR test 시 (Pt. 앙와위) 통

증 → A변위

※ SLR test(Straight Leg Raising Test): 하지직거상 검사

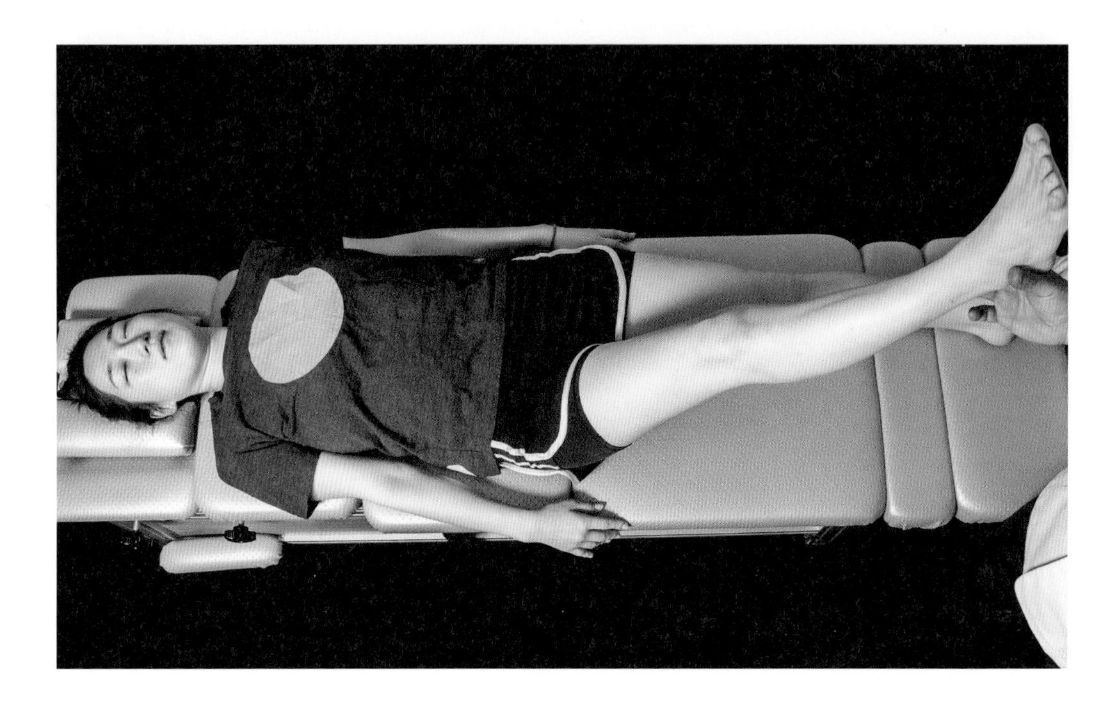

② 치료

- pain이 있는 다리를 opposite site로 틀어 놓는다.
- 대퇴 골두가 주동 손(chiropractic hand)의 palm에 쏙 들어가게 한다.
- 직하방으로 연조직 견인(tissue pull)하여 drop을 가한다.

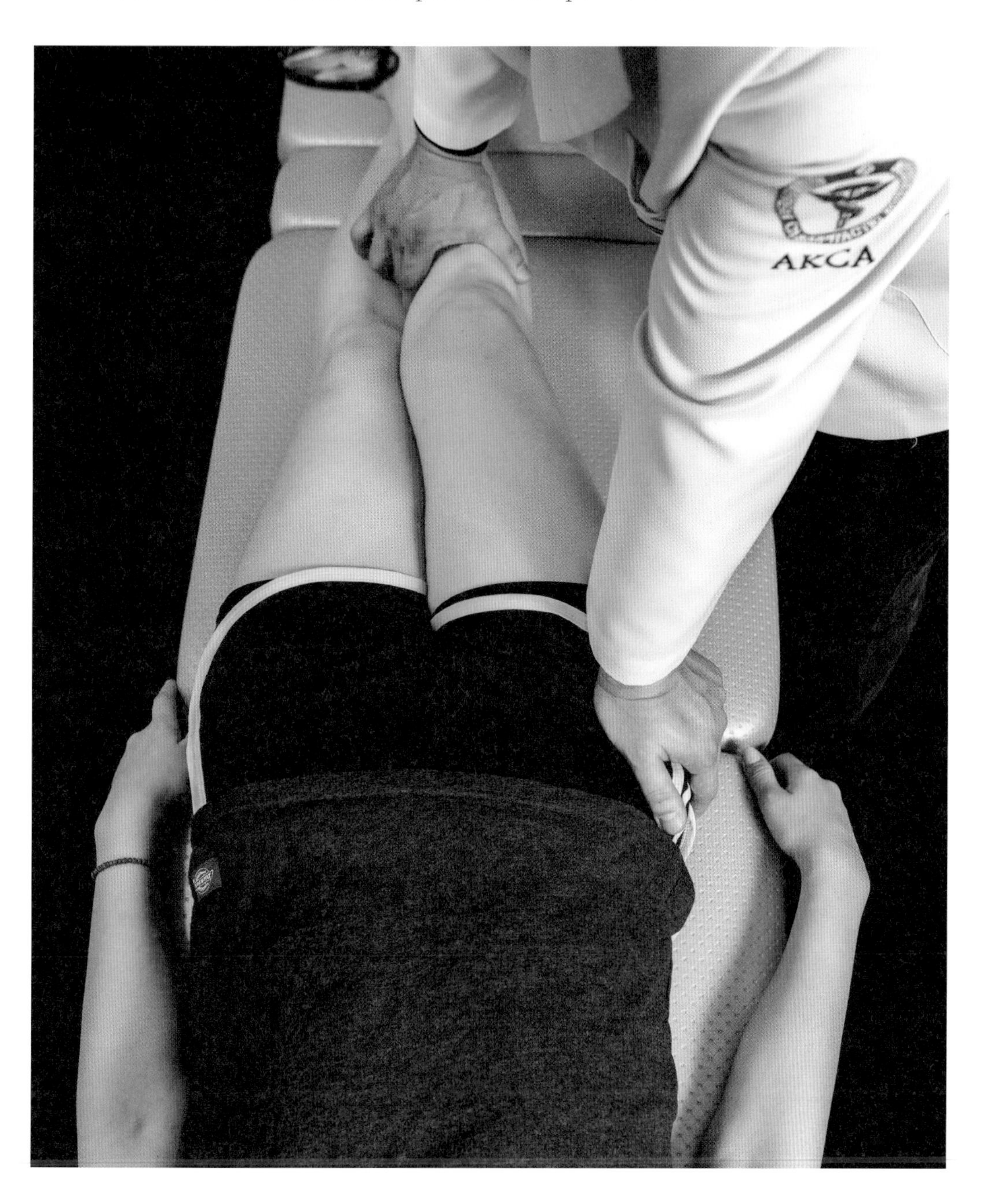

(2) 신전인 경우는 다리를 뒤로 뻗을 때 통증이 나타나게 된다.

이것은 뒤로 안 간다는 뜻으로 후방 변위(P)이다. 따라서 교정할 때는 환자를 복와위 자세로 눕게 하고 P → A 방향으로 추력(thrust)을 가한다.

① 검사

Pt. 복와위에서 하지 거상 시 pain → P변위

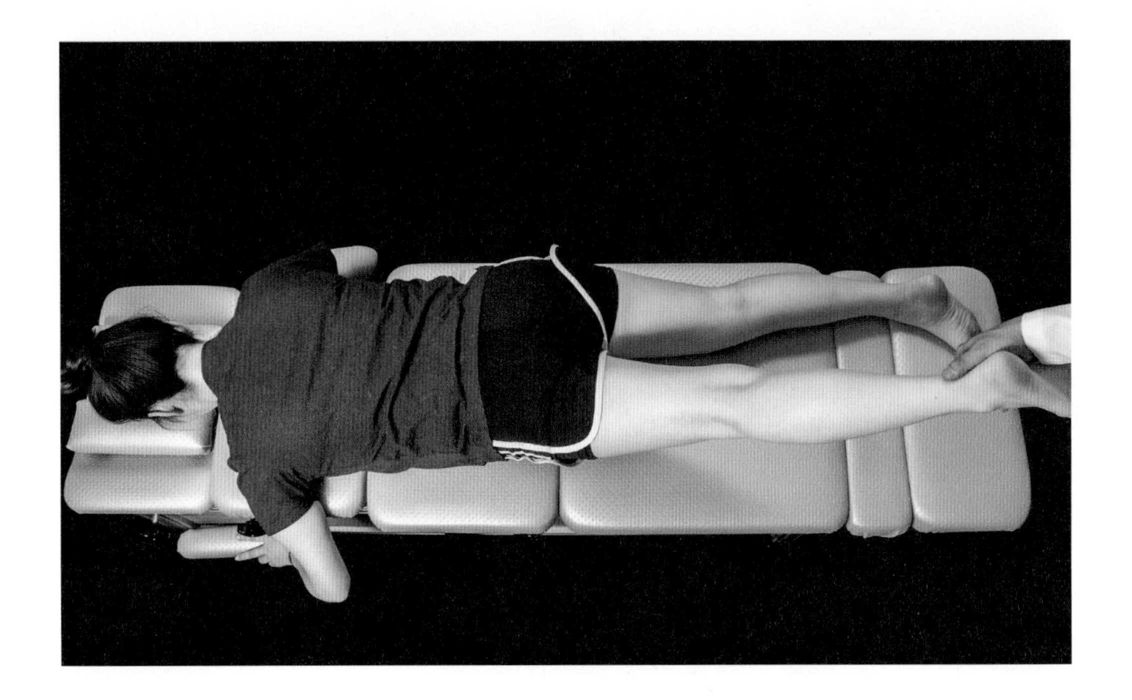

② 치료

pain이 나타난 다리를 knee joint flextion 후 대퇴 골두가 주동 손(chiropractic hand)의 palm에 쏙 들어가게 하여 직하방으로 연조직 견인(tissue pull)하여 drop을 가한다.

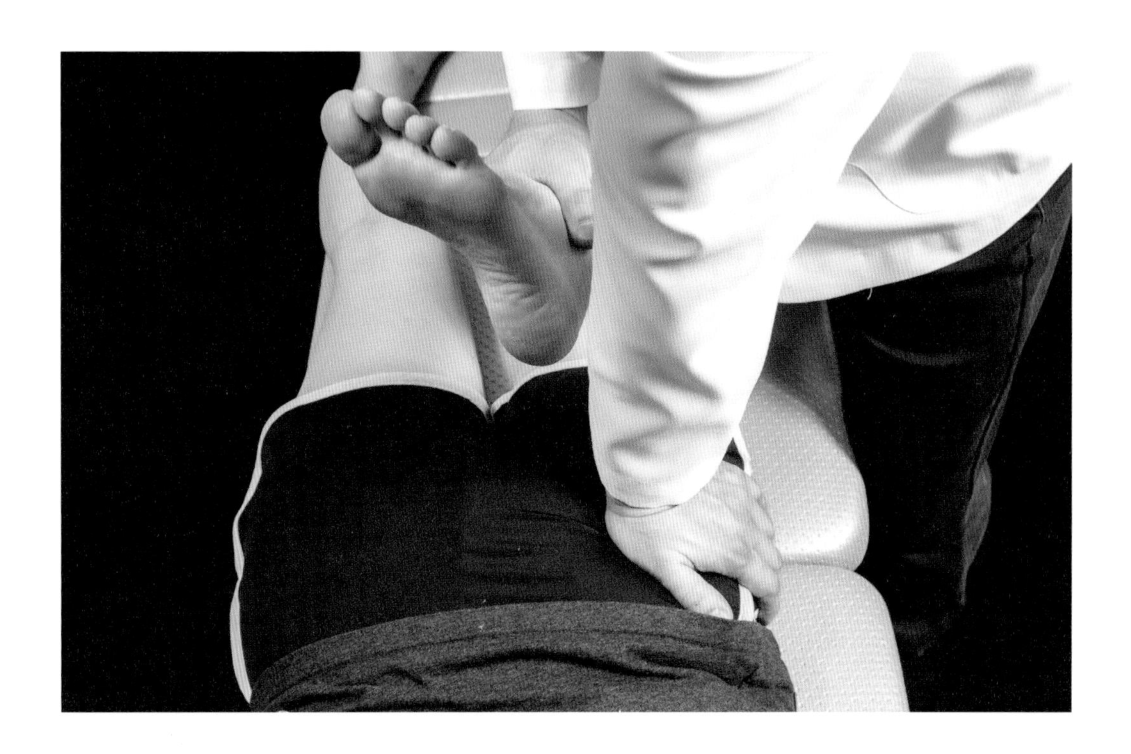

(3) 고관절(Hip joint)의 내방 회전(int rotation) 혹은 외방 회전(ext rotation) 변위(subluxation)인 경우 internal rotation 시에는 'Patrick test'에서 무릎이 많이 내려오지 못한다.

① 검사

Patrick test에서 제한 → int rotation

※ Patrick test(패트릭 시험): 피검자는 반듯하게 누운 채로 대퇴와 무릎을 구부리고, 한쪽은 바깥쪽 복사뼈를 반대쪽 다리의 무릎 위에 놓는다. 무릎에 압력을 가했을 때 동통이 생기면 고관절염을 뜻한다.

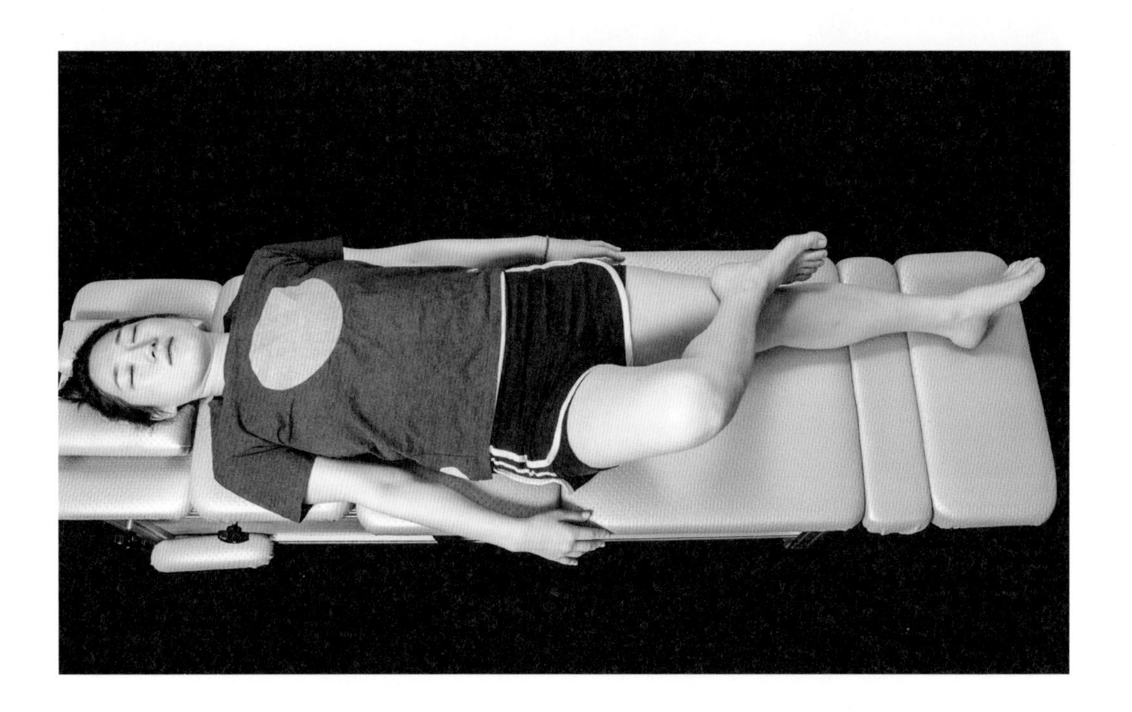

② 치료

- 환자를 앙와위로 눕힌다.
- 시술자가 한 손은 ASIS에 두고 직하방으로 push하고 다른 손은 무릎 내측에 두고 살짝살짝 아래로 눌러준다.
  위 방법으로 고관절의 외회전 각도를 늘려놓고 난 후 주동 손(chiropractic hand)의 palm에 대퇴 골두가 쏙 들어가게 한다.
- 보조 손(support hand)으로 무릎 내측을 살짝 눌러준다.
  이 상태에서 주동 손(chiropractic hand)을 직하방으로 연조직 견인(tissue pull)하여 drop을 가한다.

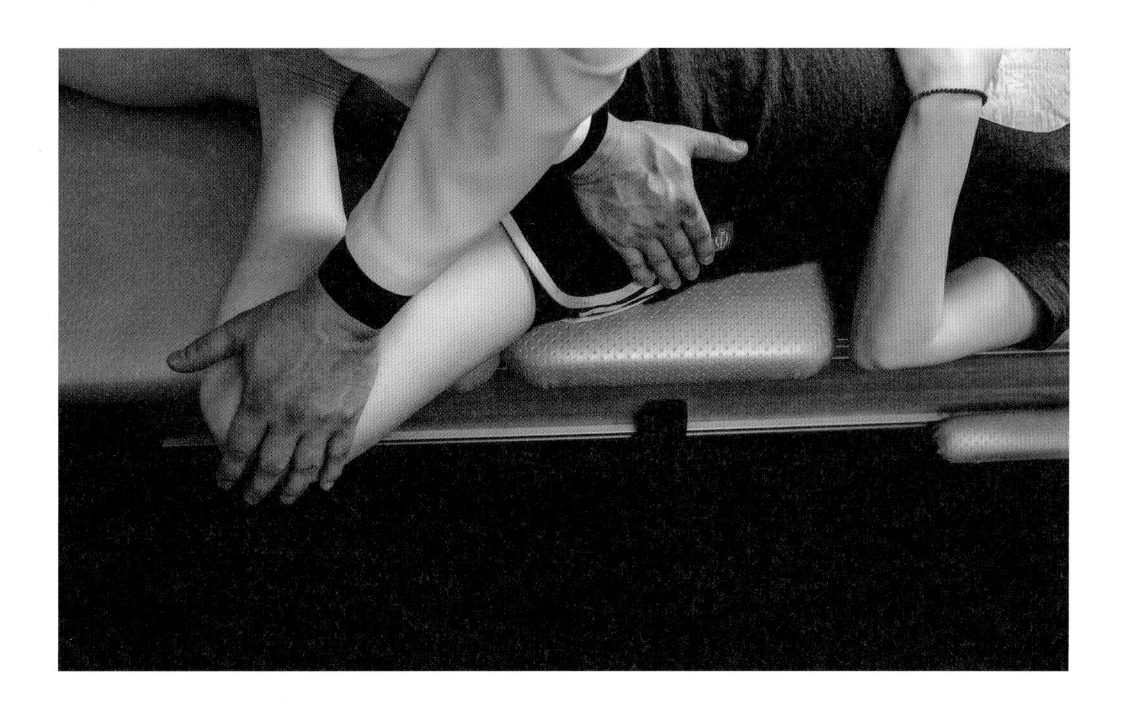

(4) ext rotation 시에는 'Patrick test'에서 무릎이 지나치게 많이 내려온다.

① 검사

Patrick test에서 과운동 → ext rotation

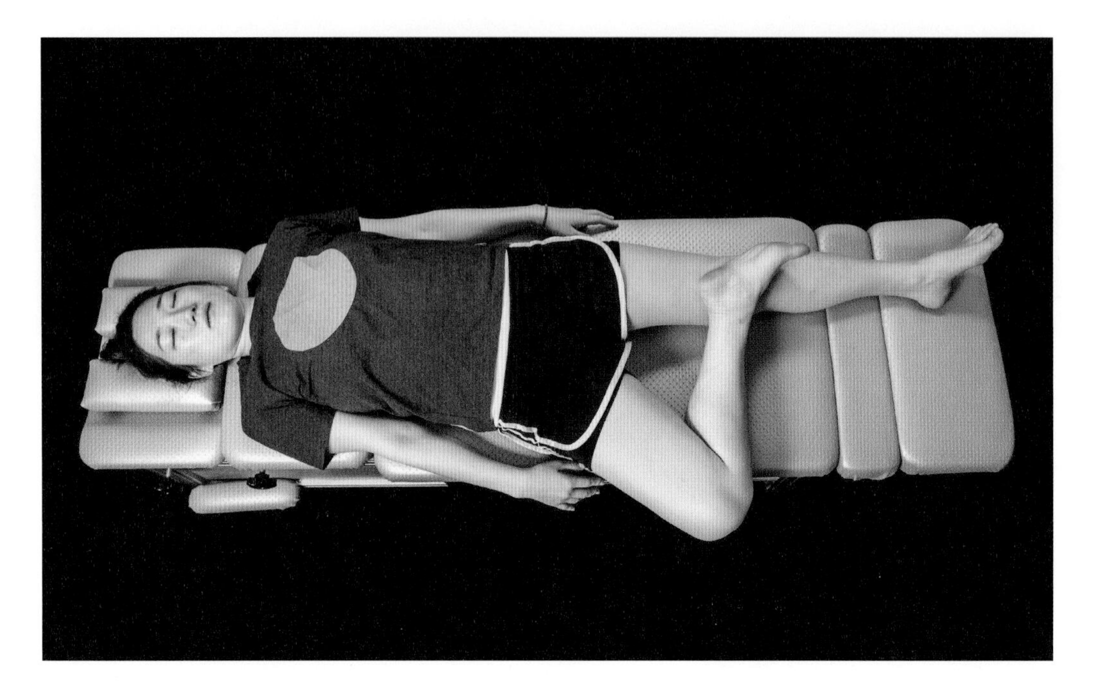

② 치료

- 환자를 측와위로 눕히고, 시술자는 환자의 전면(frontal)에서 접근한다.
- 시술자의 보조 손(support hand)을 환자의 겨드랑이 앞에 놓는다.
- 주동 손(chiropractic hand)의 주두(olecranon) 부위를 이용해 대퇴 골두에 contact하고, 보조 손(support hand)을 잘 지지한 상태로 주동 손(CH)의 주두(olecranon)를 시술자 쪽으로 당긴다.

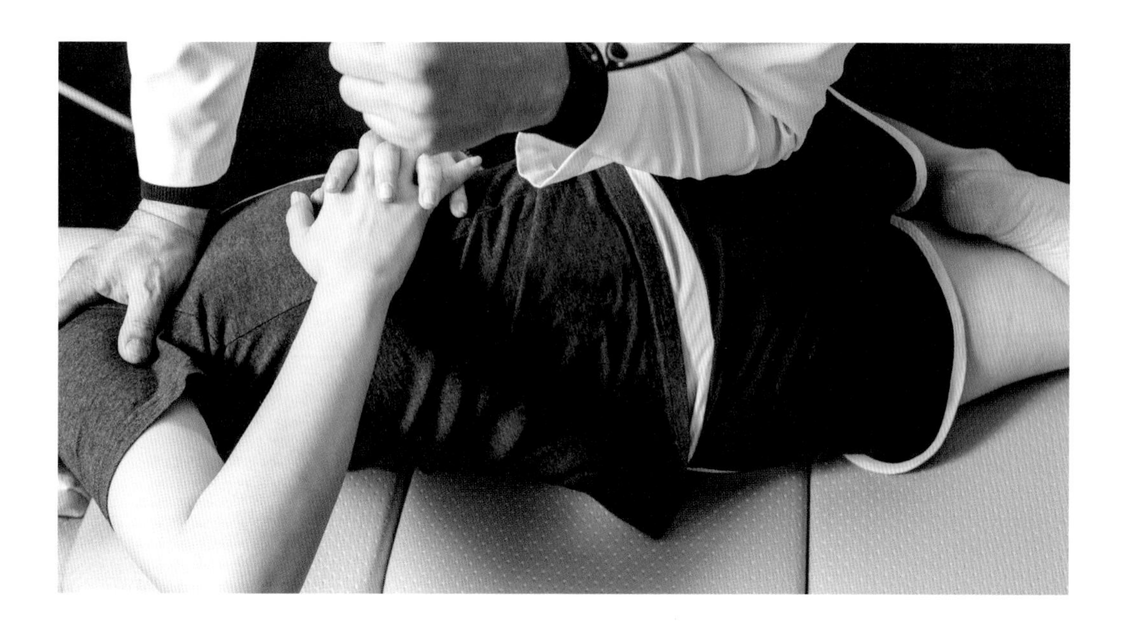

위 방법을 충분히 시행한 후 주동 손(chiropractic hand)의 팔을 이용해 환자의 다리를 들어 환자 허벅지 내측을 시술자의 전완 안쪽(cubital fossa)에 놓는다.

SH였던 손의 palm에 대퇴 골두가 쏙 들어가게 잡은 후 시술자 쪽으로 당긴다. 이 상태에서 drop을 쳐 준다.

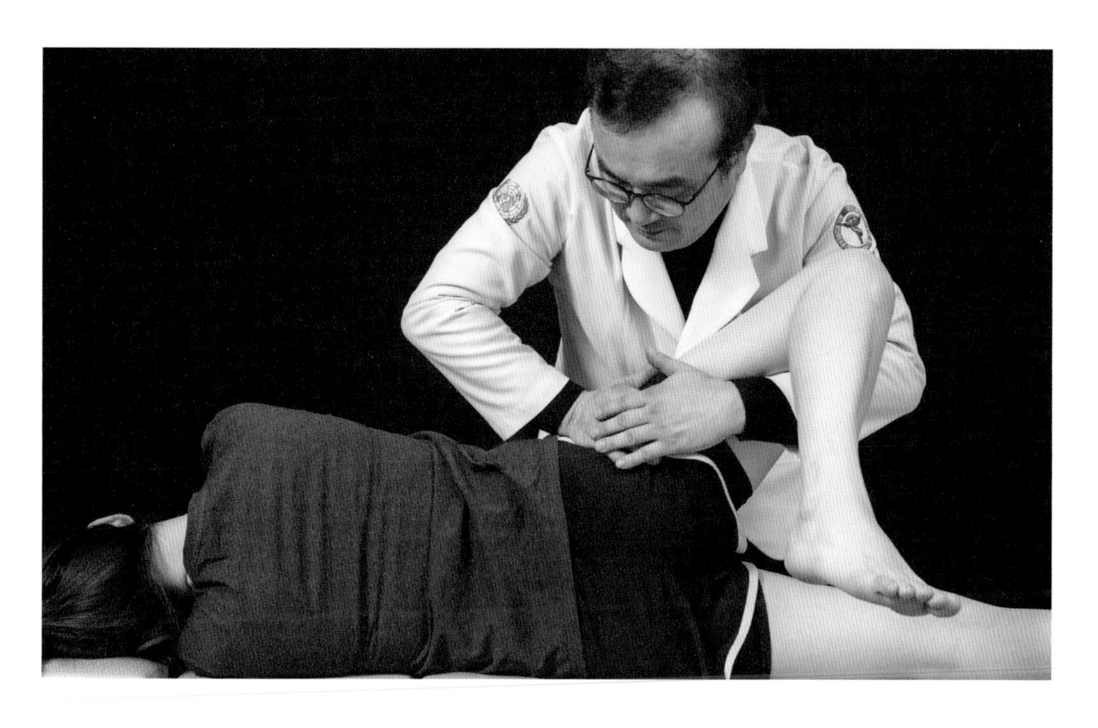

(5) Hip joint의 S(superior 상방 변위) 혹은 I(inferior 하방 변위)는 실질 변위가 아니다.

X-ray상 단순히 그렇게 보일 뿐이다.

① 장골이 후하방(PI)이 되면 고관절은 S(superior 상방 변위)로 보인다.

치료

- 환자를 복와위로 눕힌다.
- 시술자는 주동 손(chiropractic hand)으로 대퇴 골두를 잡듯이 올려놓는다.
- 꼬리뼈(caudal) 방향으로 연조직 견인(tissue pull)하여 drop을 쳐 준다.

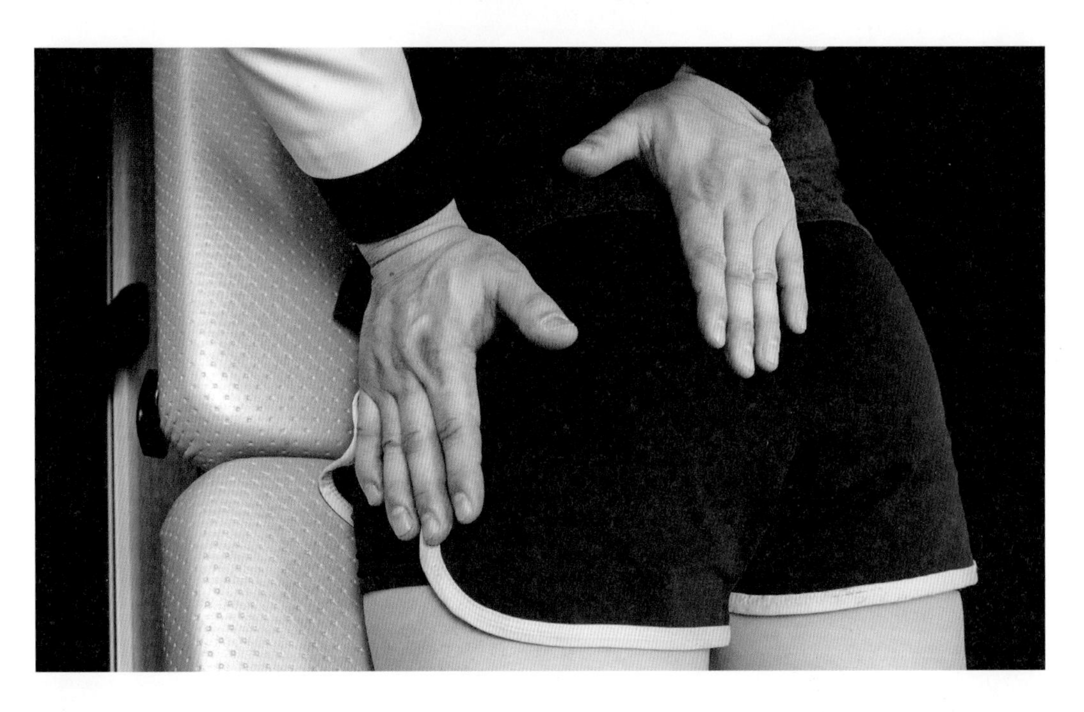

② 장골이 전상방(AS)이 되면 고관절은 I(inferior 하방 변위)로 보인다.

치료

- 환자를 복와위로 눕힌다.
- 시술자는 주동 손(chiropractic hand)으로 대퇴 골두를 잡듯이 올려놓는다.
- 그런 후 두개골(cranial) 방향으로 연조직 견인(tissue pull)하여 drop을 쳐 준다.

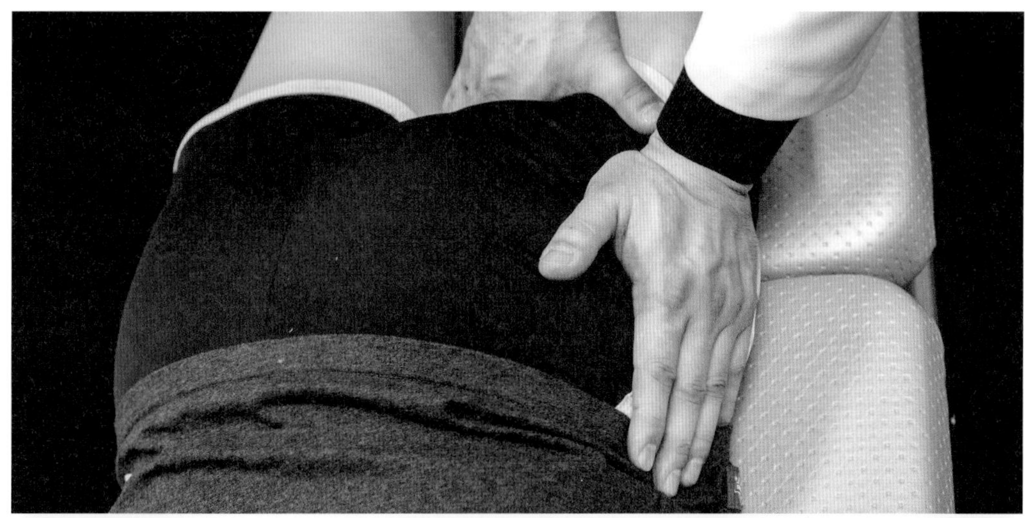

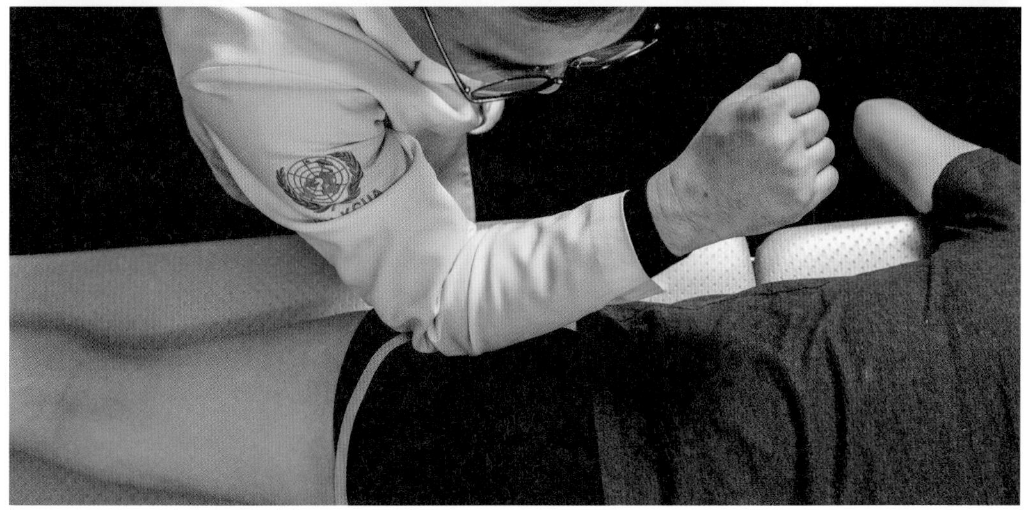

※ 마무리로 massage를 충분히 해 준다.

- 시술자의 주두(olecranon)를 대퇴 골두에 밀착시키고 PI는 내려주는 방향으로 회전을 가하고, AS는 올려주는 방향으로 회전을 가한다.

2) 슬관절 교정

경골(tibia)의 변위가 더 많다. 따라서 십자인대(cruciate ligament)에 영향을 주기 때문에 경골부터 교정한다.

변위는 4가지로 나눌 수 있다.

A(Anterior) : 무릎을 펴기가 어렵다. 경골조면(tibial tuberosity)에 통증이 발생한다.

P(Posterior) : 무릎을 굽히기가 어렵다. 다리오금(popliteal fossa)에 통증이 발생한다.

Med(Medial) : 내측 인대 부위의 통증

Lat(Lateral) : 외측 인대의 통증

(1) 검사

① Cycle

- 환자를 앙와위로 눕힌다.
- cycle을 타듯이 양쪽 다리를 돌려본다. 이것은 통증 부위를 조사하는 것이다.

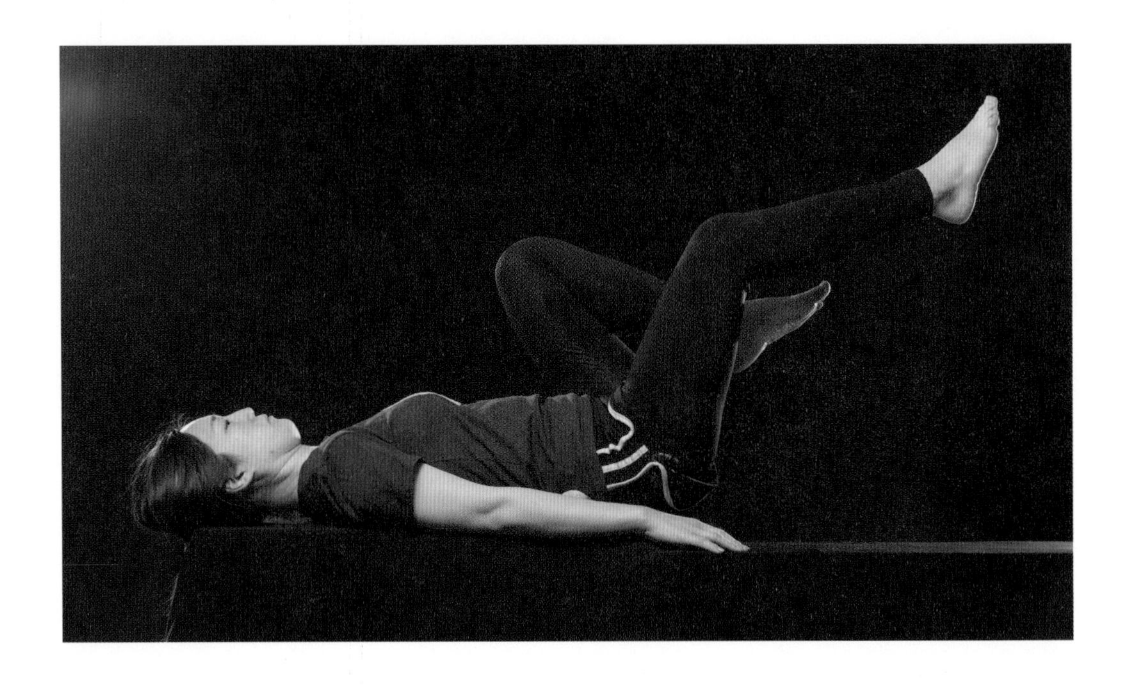

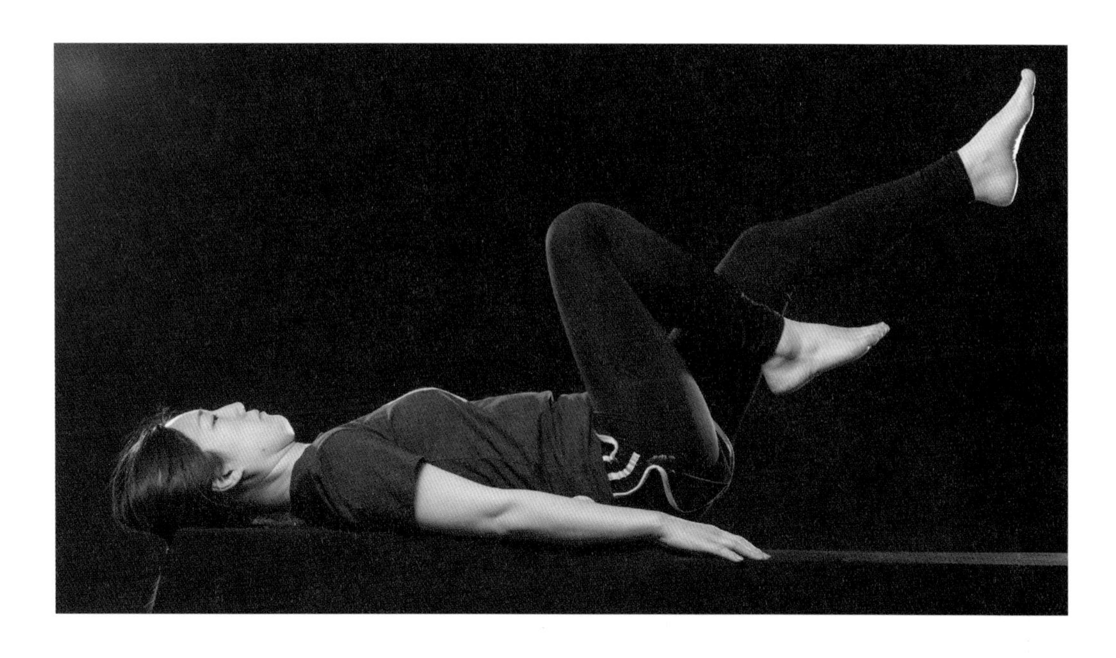

② 십자인대(cruciate ligament) 검사

-전방 십자인대 검사: 양쪽 엄지를 경골 조면의 슬개건 부근에 대고 전방으로 잡아당긴다.

-후방 십자인대 검사: 동일한 방법으로 손을 대고 후방으로 밀어본다.

※ 이때, hamstrings는 충분히 이완되어 있어야 한다.

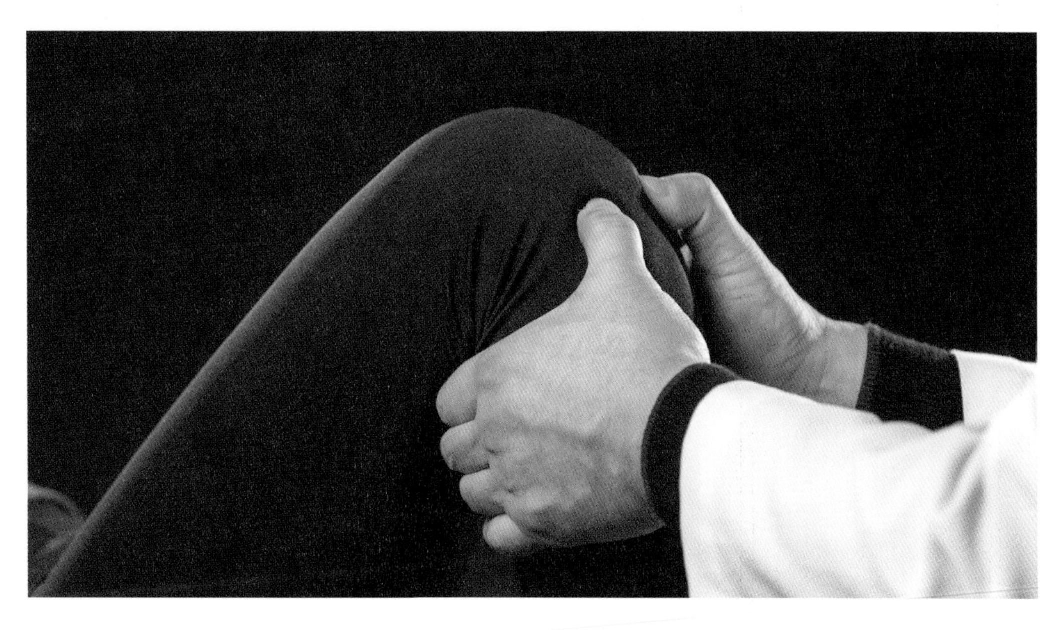

③ 내측 & 외측 측부인대(medial & lateral collaterl ligament) 검사

- 환자의 발목을 시술자의 겨드랑이에 끼고 거상한다. 동시에 안정성을 확보한다.
- 시술자의 양손을 MCL(medial collaterl ligament)과 LCL(lateral collaterl ligament) 부위에 댄다.
- 좌우로 stress를 가한다.

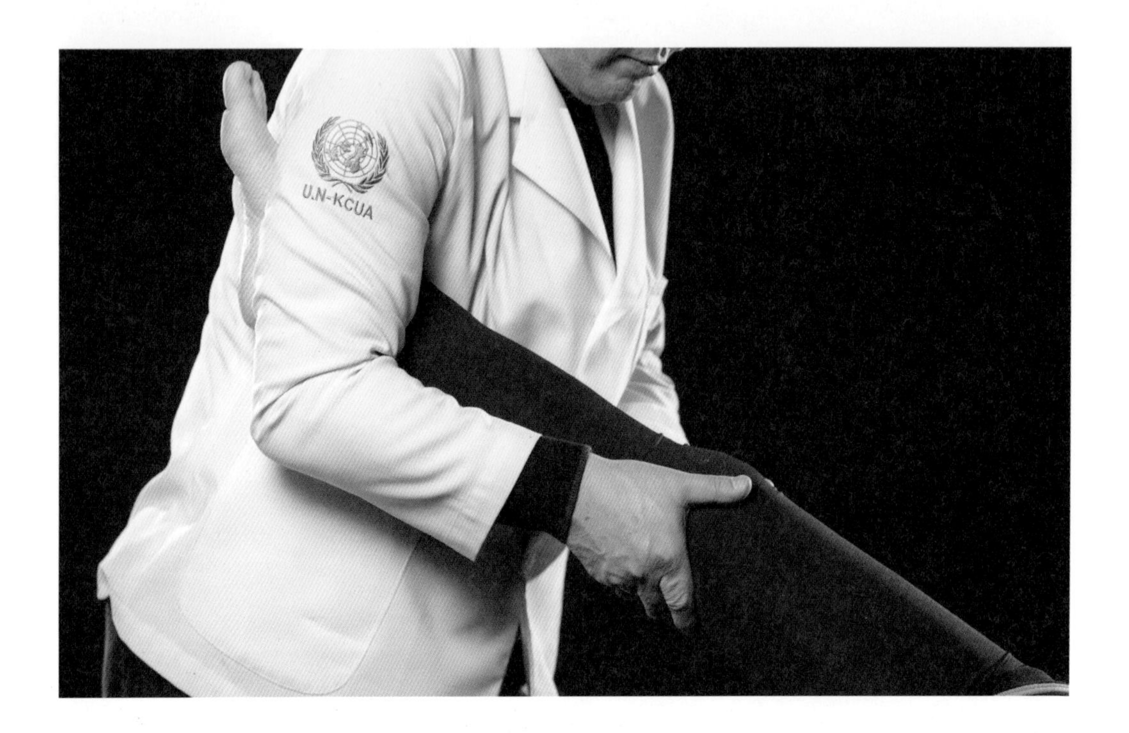

(2) 치료

① 경골(tibia)

A(Anterior) : 무릎을 펴기가 어렵다.

- 환자를 앙와위 자세로 눕힌다.
- 시술자의 pisiform 또는 hypothenar 부위를 경골 조면에 contact한다.
- 수직으로 press한 후 drop을 쳐 준다.

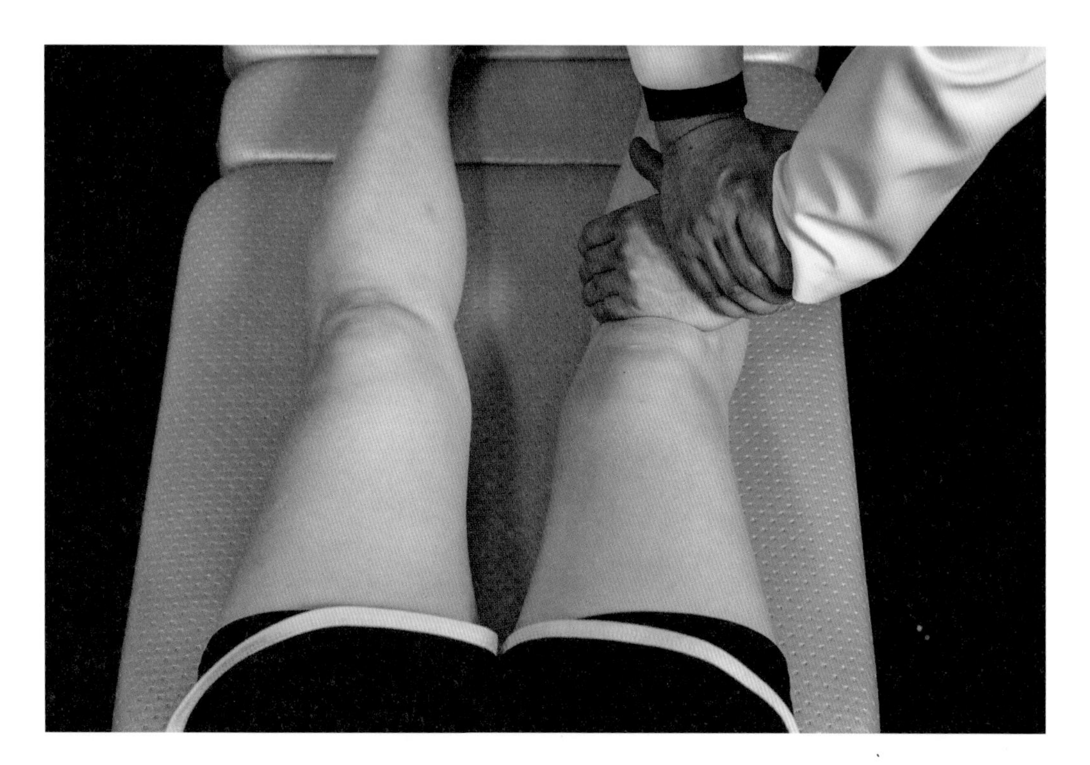

P(Posterior) : 무릎을 굽히기가 어렵다.

- 환자를 복와위로 눕힌다.

방법 (1)

- 시술자가 hypothenar 부위를 오금의 주름에 contact하고 수직으로 press한 후 drop을 쳐 준다.

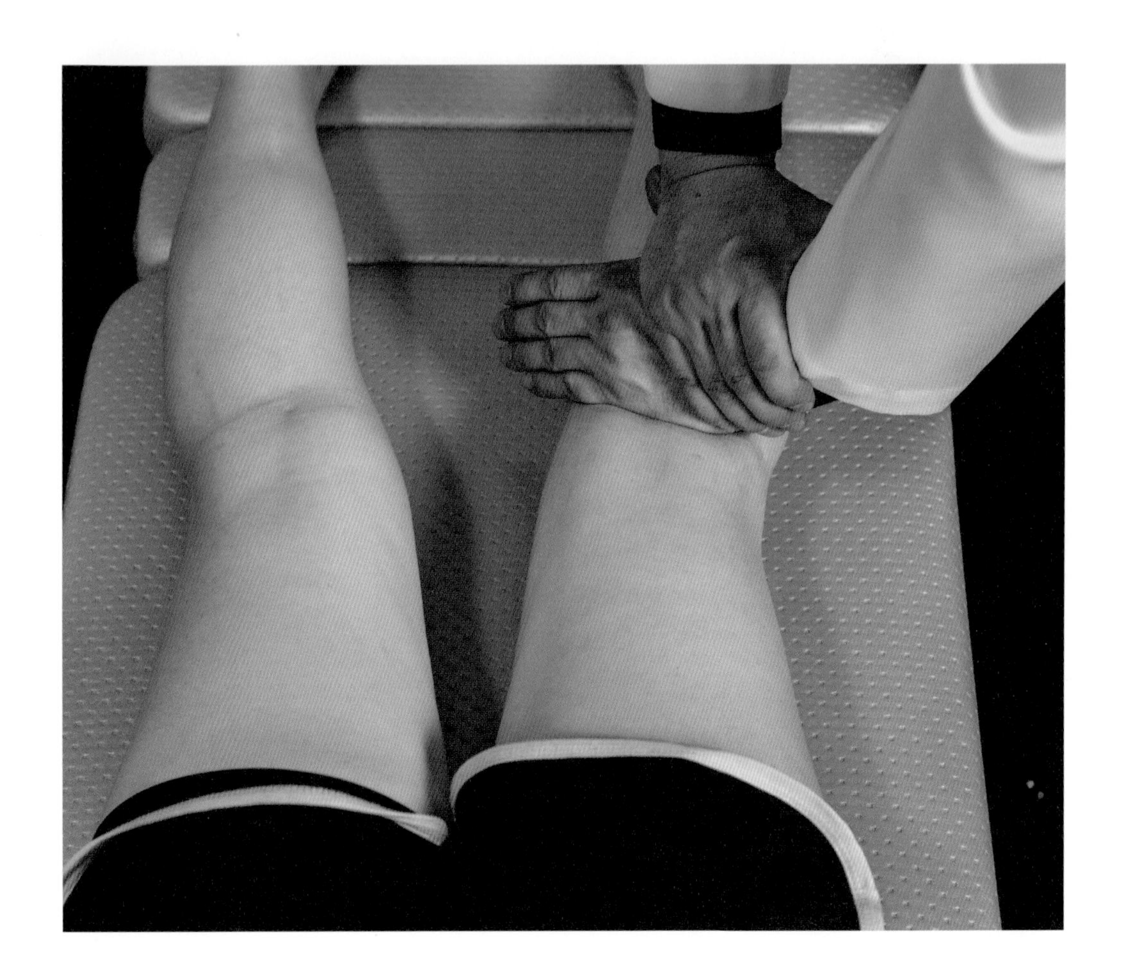

방법 (2)

-시술자의 hypothenar 부위를 오금의 주름에 contact한다.

-환자는 knee joint를 90도 flexion하고 시술자가 수직으로 press한 후 drop을 쳐 준다.

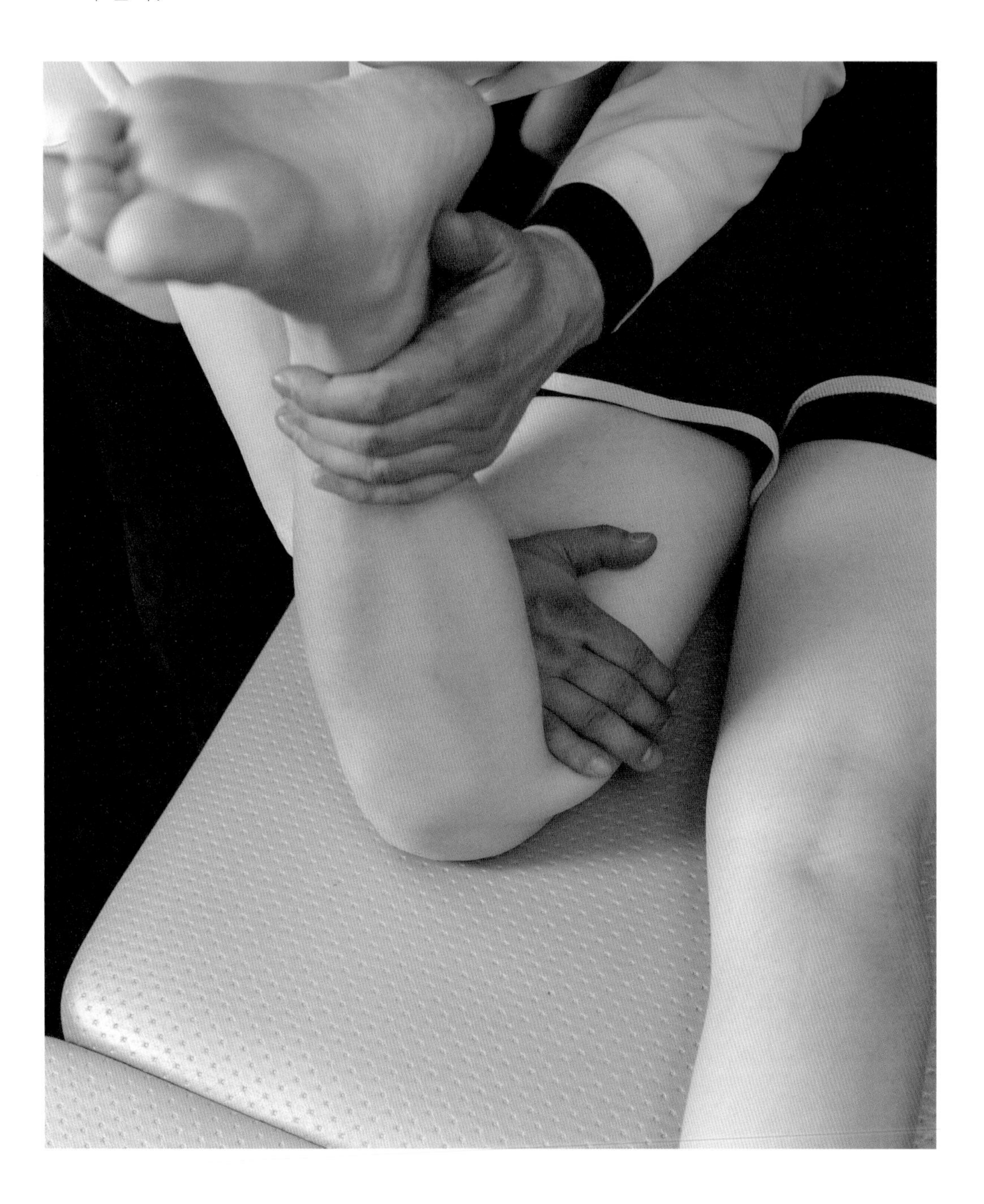

Med(Medial) : 무릎 내측 인대 부위의 통증

-환자 종아리 이하의 발목을 외전(eversion)시킨다.

-시술자가 pisiform으로 contact하고 무릎 외측에서 내측으로 15도 S→I로 push 한 후 drop을 쳐 준다.

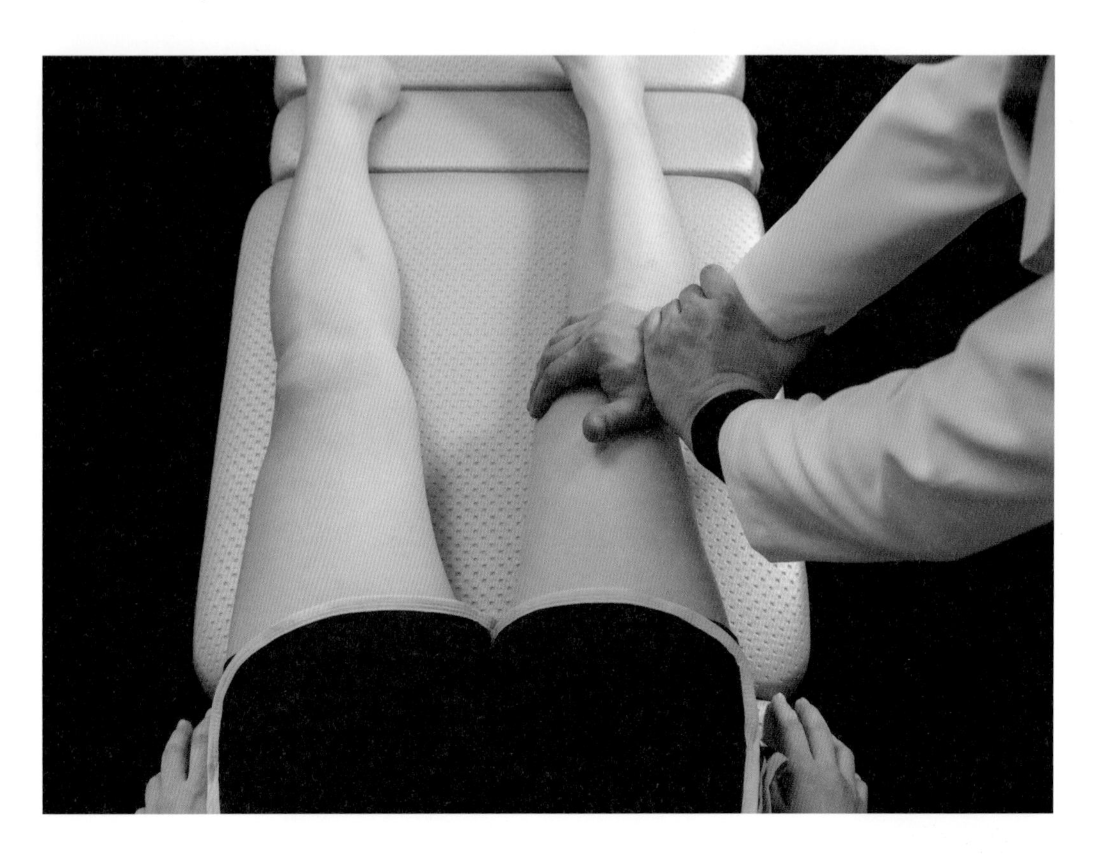

Lat(Lateral) : 무릎 외측 인대의 통증

-환자 발목을 내전(inversion) 시킨다.

-시술자가 pisiform을 contact하고 무릎 내측에서 외측으로 15도 S→I로 push한 후 drop을 쳐 준다.

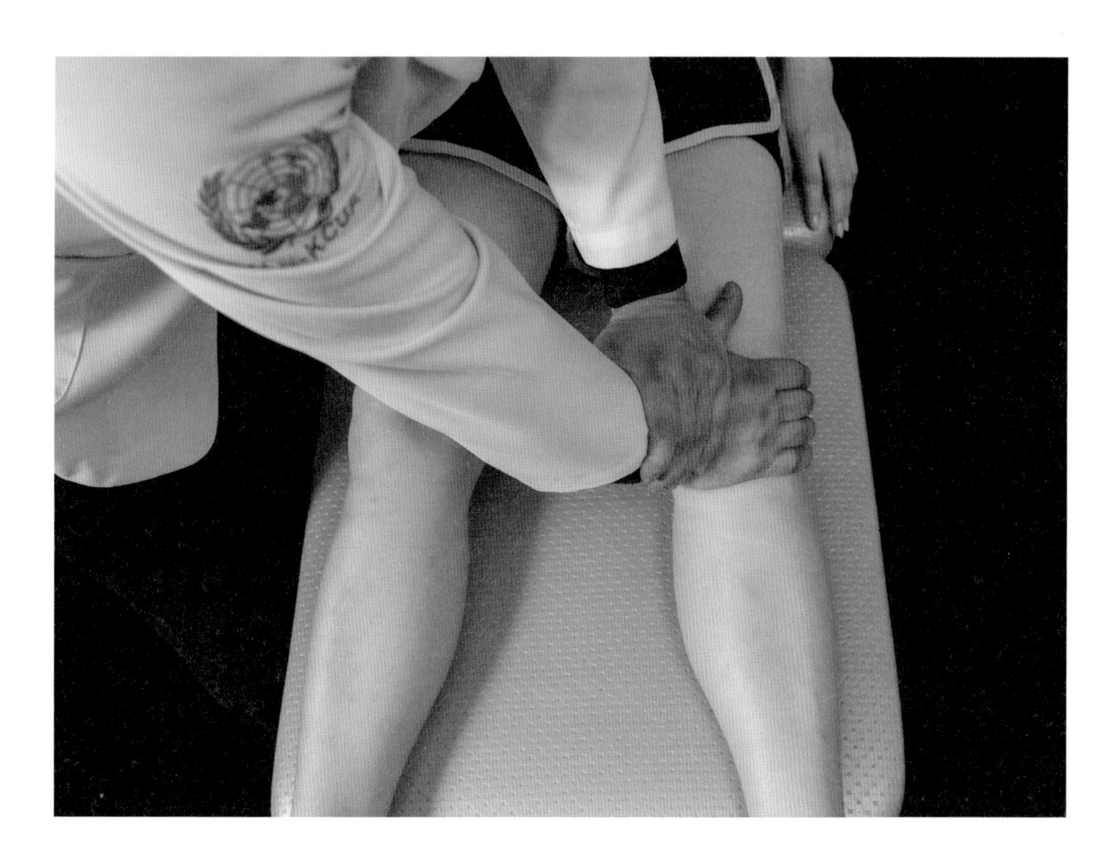

② 비골(fibulla)

변위: EX-P (교정 방향) → IN-A

※EX(external): 외방, IN(internal): 내방, P(posterior): 후방, A(anterior): 전방

증상 : 종아리 외측 부위 통증

교정 : 환자의 비골머리(fibulla head) 부위에 시술자가 두상골(pisiform) 부위로 contact하고 수직으로 press하면서 전방으로 press한 후 drop을 쳐준다.

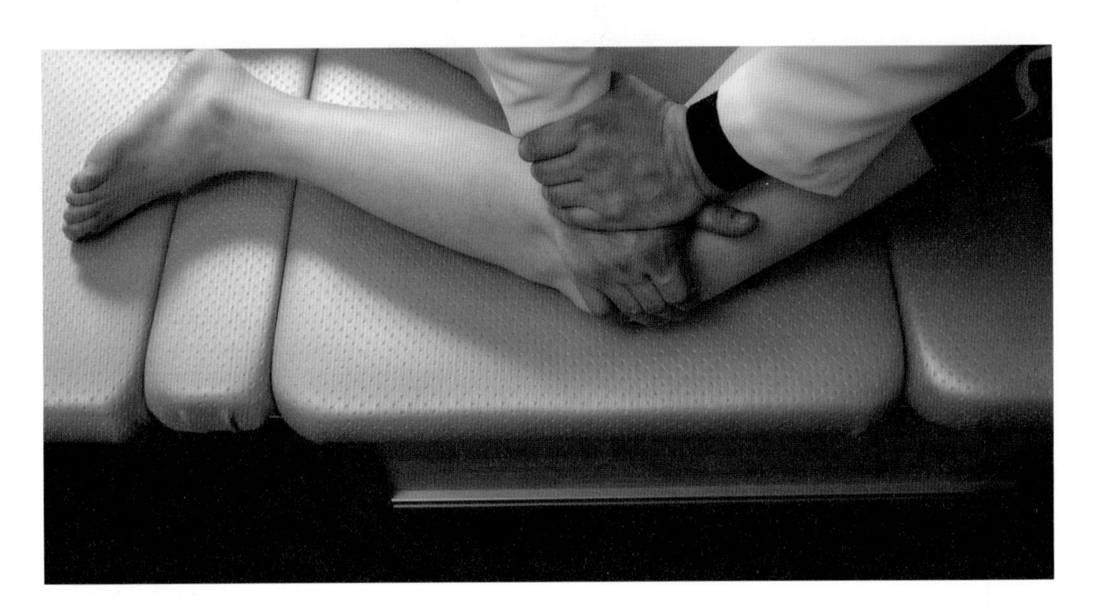

③ 슬개골(patella)

변위: I (교정 방향) → S   EX (교정 방향) → IN

※I(inferior): 하방, S(superior): 상방

ㄱ. 검사

시술자가 양손의 엄지(thumb)와 검지(index finger)를 사용해 슬개골(patella)을 감싸고 회전시켜 본다.

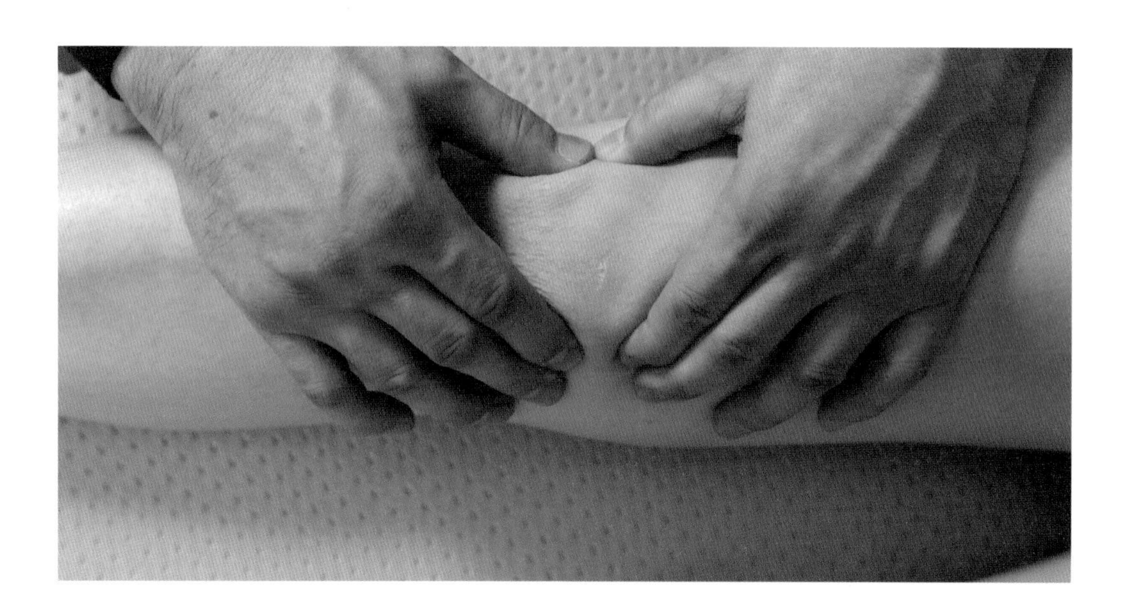

ㄴ. 교정

I(inferior): 하방

환자의 슬개골(patella) 하부에 시술자가 thenar 부위로 contact하고 두개골(cranial) 방향으로 연조직 견인(tissue pull)한 후 drop을 쳐 준다.

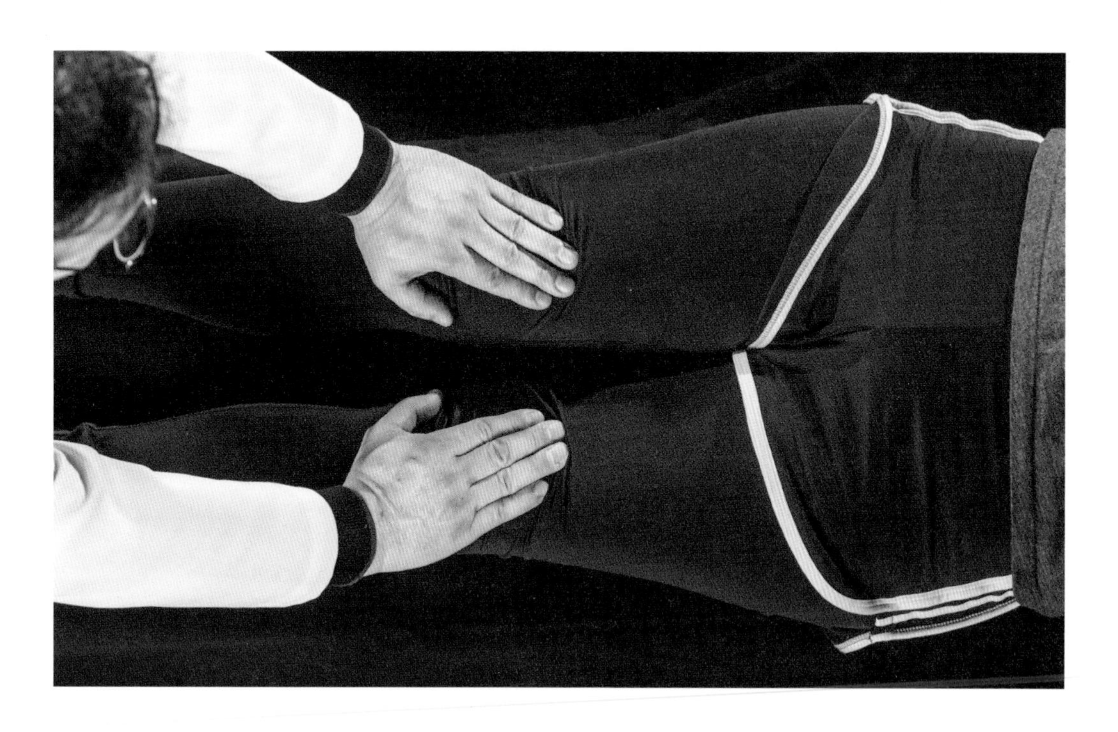

EX(external): 외방

환자의 슬개골 외측면(patella lat. border)에 시술자가 hypo thenar 부위로 contact하고 상내측(supero medial) 방향으로 연조직 견인(tissue pull)한 후 drop을 쳐 준다.

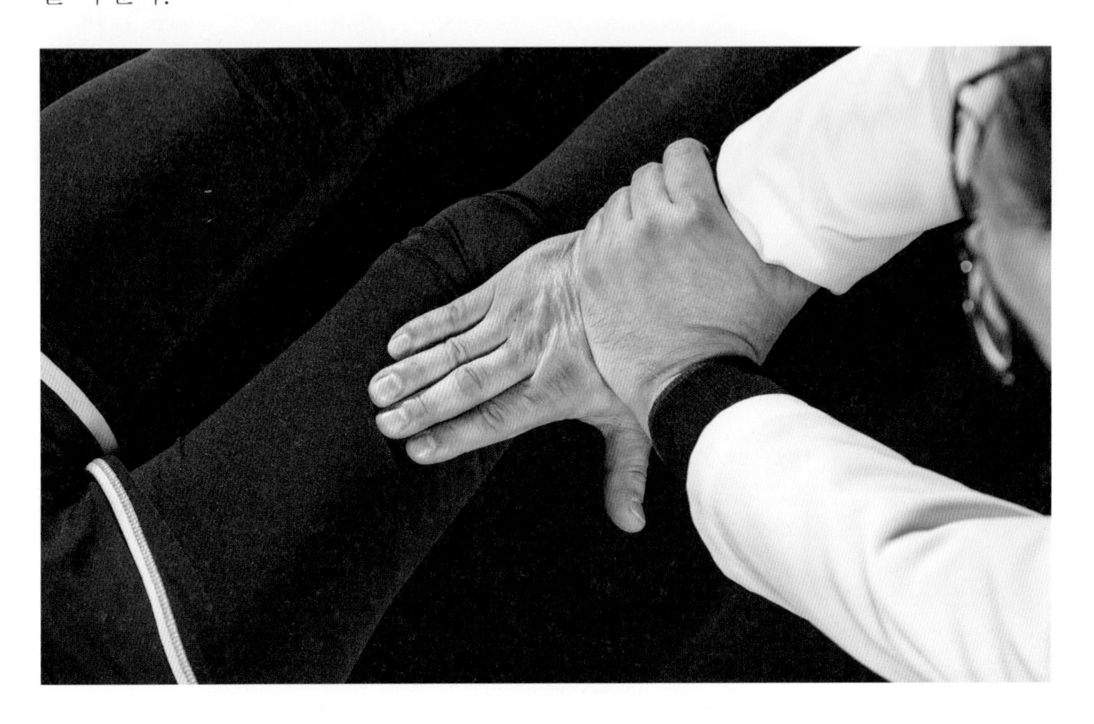

3) 족관절 교정

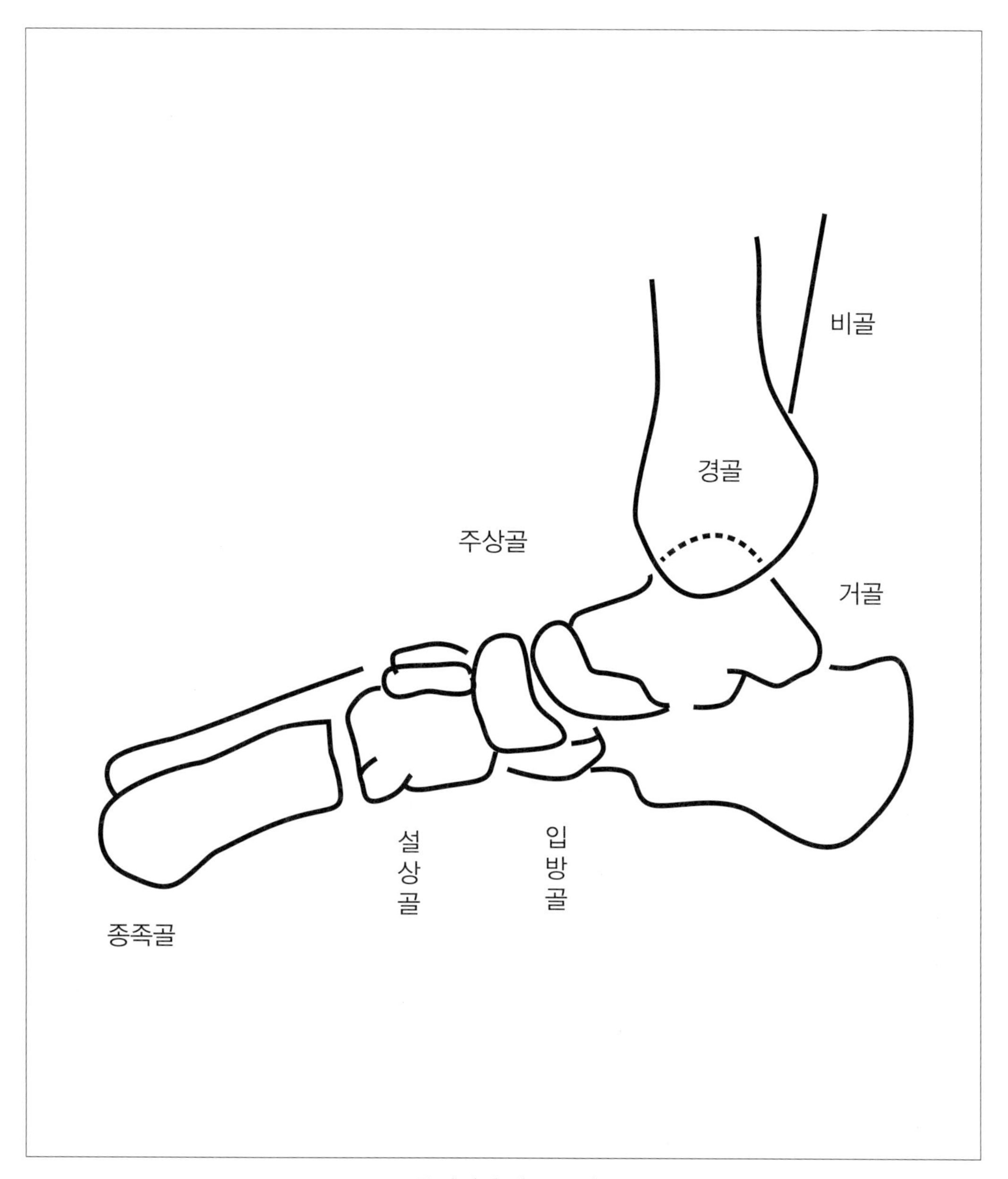

족관절의 해부 모식도

검사

발등 굽힘(dorsi fiexion), 발바닥 쪽 굽힘(plantar flexion), 내전(inversion), 외전(eversion)

① 종골

ㄱ. 변위

Med(Medial 내측 변위) (교정 방향) → Lat(Lateral 외측)

Lat(Lateral 외측 변위) (교정 방향) → Med(Medial 내측)

S(superior 상방 변위) (교정 방향) → I(Inferior)

I(Inferior 하방 변위) (교정 방향) → S(superior)

ㄴ. 교정

Med(Medial 내측 변위)

- 환자는 무릎을 꿇고 앉은 자세에서 발목은 발바닥을 굽히는 자세(plantar flexion)를 취한다.
- 시술자가 양손으로 종골의 Med(Medial 내측)를 감싸 쥐고 Lat(Lateral 외측)으로 연조직 견인(tissue pull)한 후 추력(thrust) 혹은 drop을 가한다.

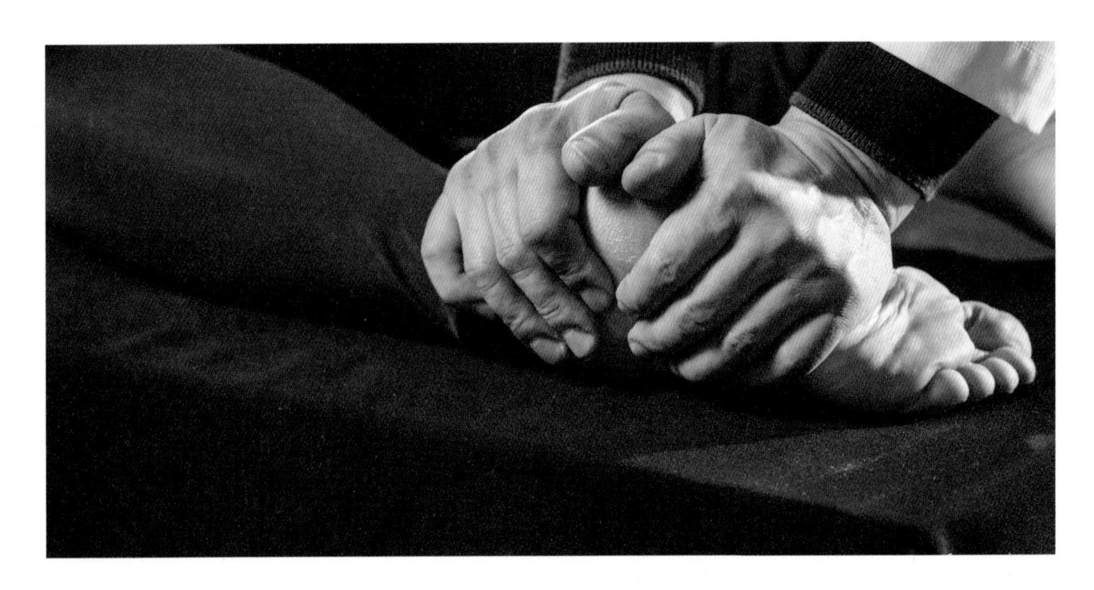

Lat(Lateral 외측 변위)

- 환자는 무릎을 꿇고 앉은 자세에서 발목은 발바닥을 굽히는 자세(plantar flexion)를 취한다.
- 시술자가 양손으로 종골의 Lat(Lateral 외측)을 감싸 쥐고 Med(Medial 내측)로 연조직 견인(tissue pull)한 후 추력(thrust) 혹은 drop을 가한다.

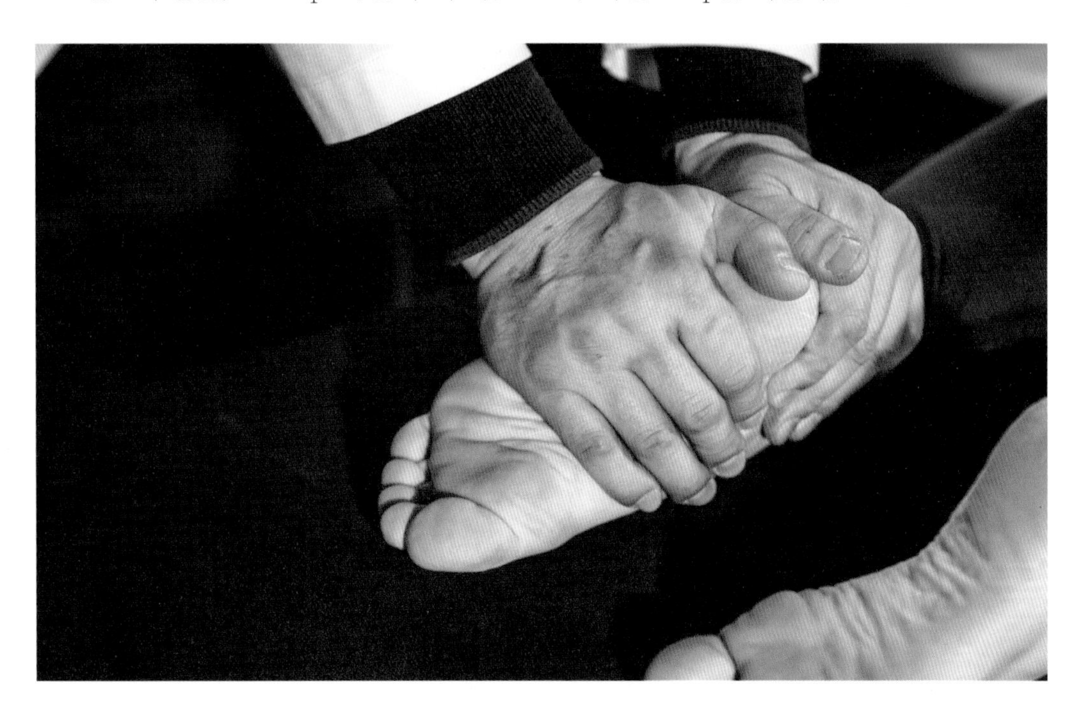

I(Inferior 하방 변위)

- 환자는 무릎 꿇고 앉은 자세에서 발목은 90도로 발등을 굽힌다(dorsi flexion).
- 시술자가 양손으로 종골의 아래쪽을 감싸 쥐고 S(superior)로 연조직 견인(tissue pull)한 후 추력(thrust) 혹은 drop을 가한다.

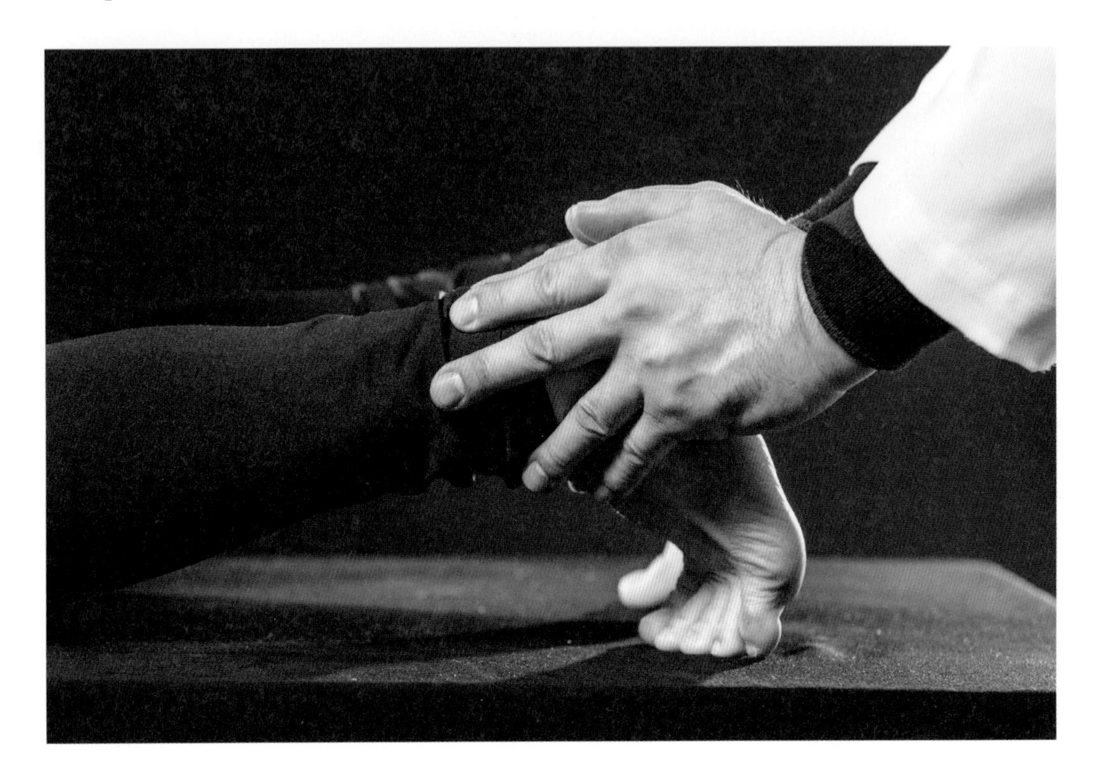

S(superior 상방 변위)

- 환자는 무릎을 꿇고 앉은 자세에서 발목은 90도로 발등을 굽힌다(dorsi flexion).
- 시술자가 양손으로 종골의 위쪽을 감싸 쥐고 I(Inferior)로 연조직 견인(tissue pull)한 후 추력(thrust) 혹은 drop을 가한다.

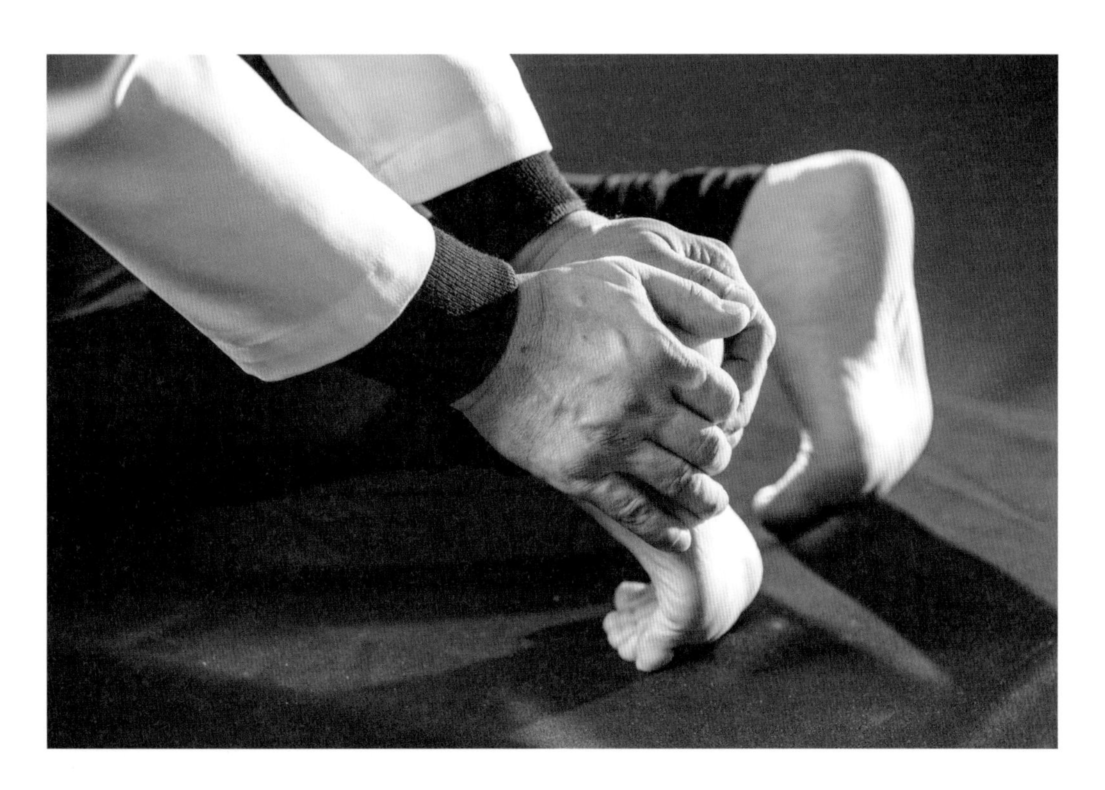

② 거골(발목 부위)

ㄱ. 변위

전상방(AS), 후상방(PS), 전방-내방(A-IN,) 전방-외방(A-EX)

ㄴ. 교정(Thrust)

- 환자는 복와위 자세를 하고 교정하고자 하는 발목 쪽의 무릎을 90도 굴곡(flexion)시킨다.
- 시술자가 무릎으로 환자(Pt.)의 hamstrings을 고정한 채 양손으로 발목 부위를 감싸 쥔다.

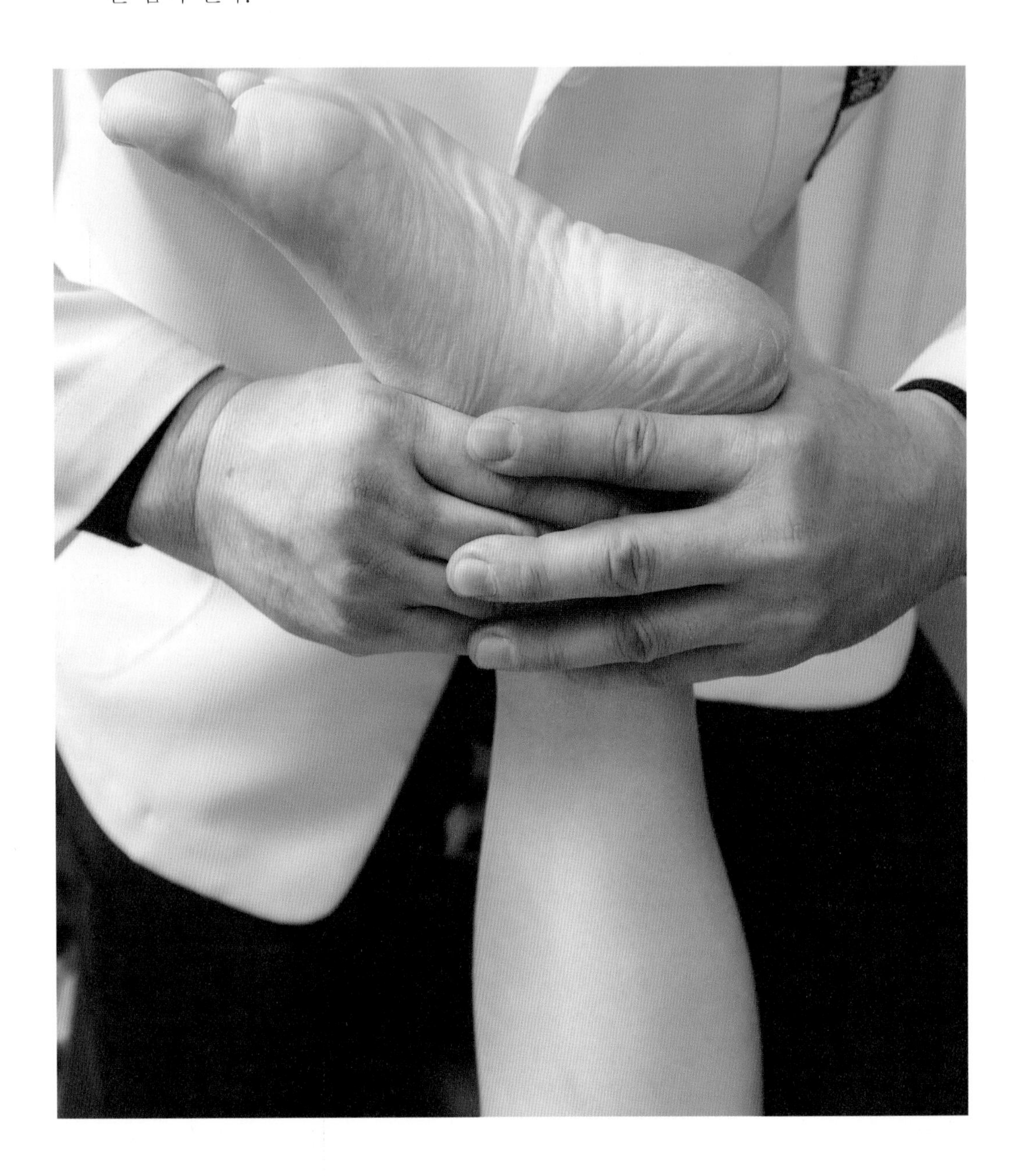

전상방(AS)의 교정

- 시술자가 환자의 발목을 dorsi flexion시키면서 시술자 쪽으로 연조직 견인 (tissue pull)하여 순간적으로 추력(thrust)을 가한다.

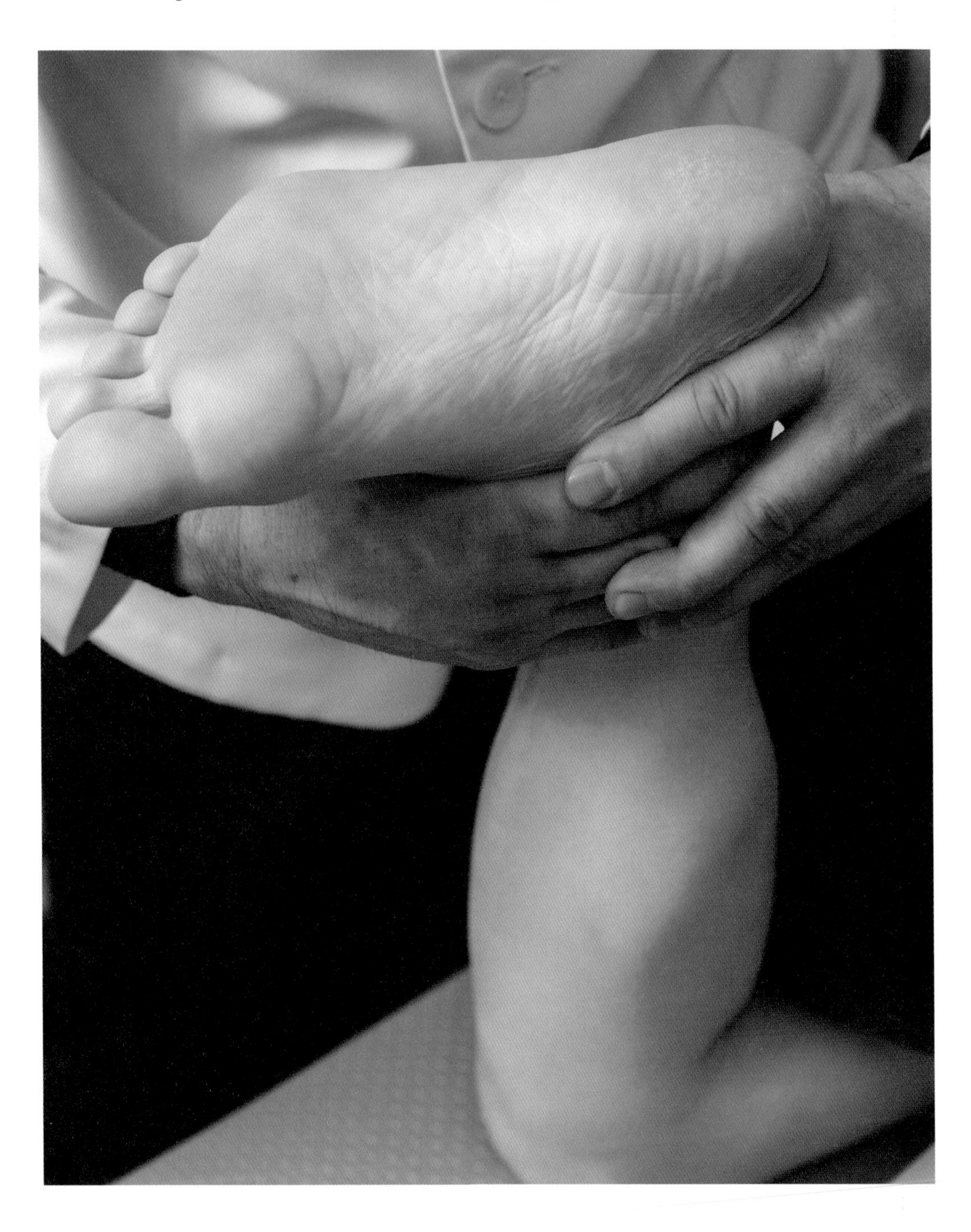

후상방(PS)의 교정

- 시술자가 환자의 발목을 plantar flexion시키면서 시술자 바깥쪽으로 연조직 견인(tissue pull)하여 순간적으로 추력(thrust)을 가한다.

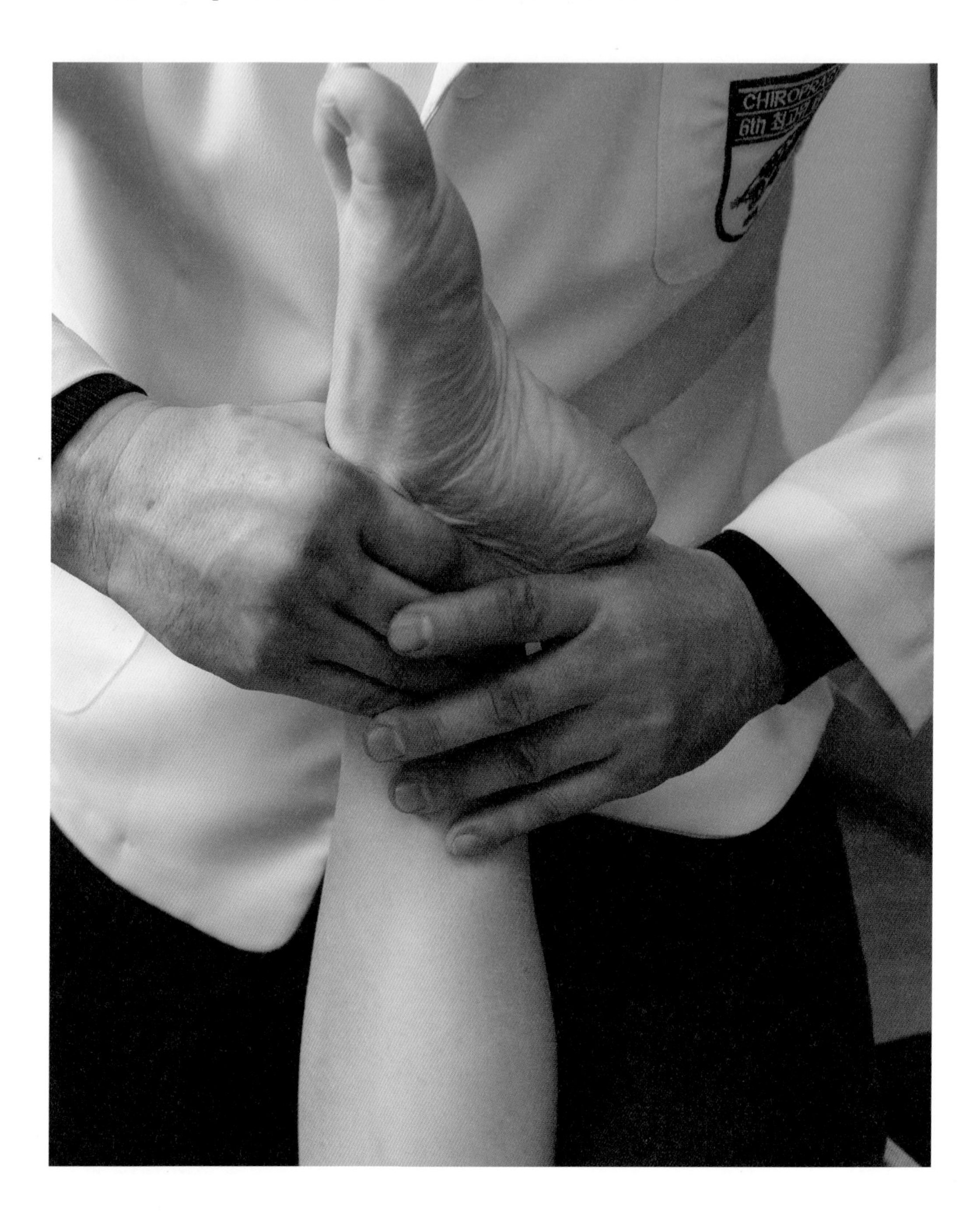

전방-내방(A-IN)의 교정

- 시술자가 시술자 쪽으로 환자의 발목을 당기면서 외방 회전(ext.rotation)한다.

*A(anterior):전방, P(posterior): 후방, S(superior):상방, I(Inferior):하방, IN(internal): 내방, ext.(external):외방

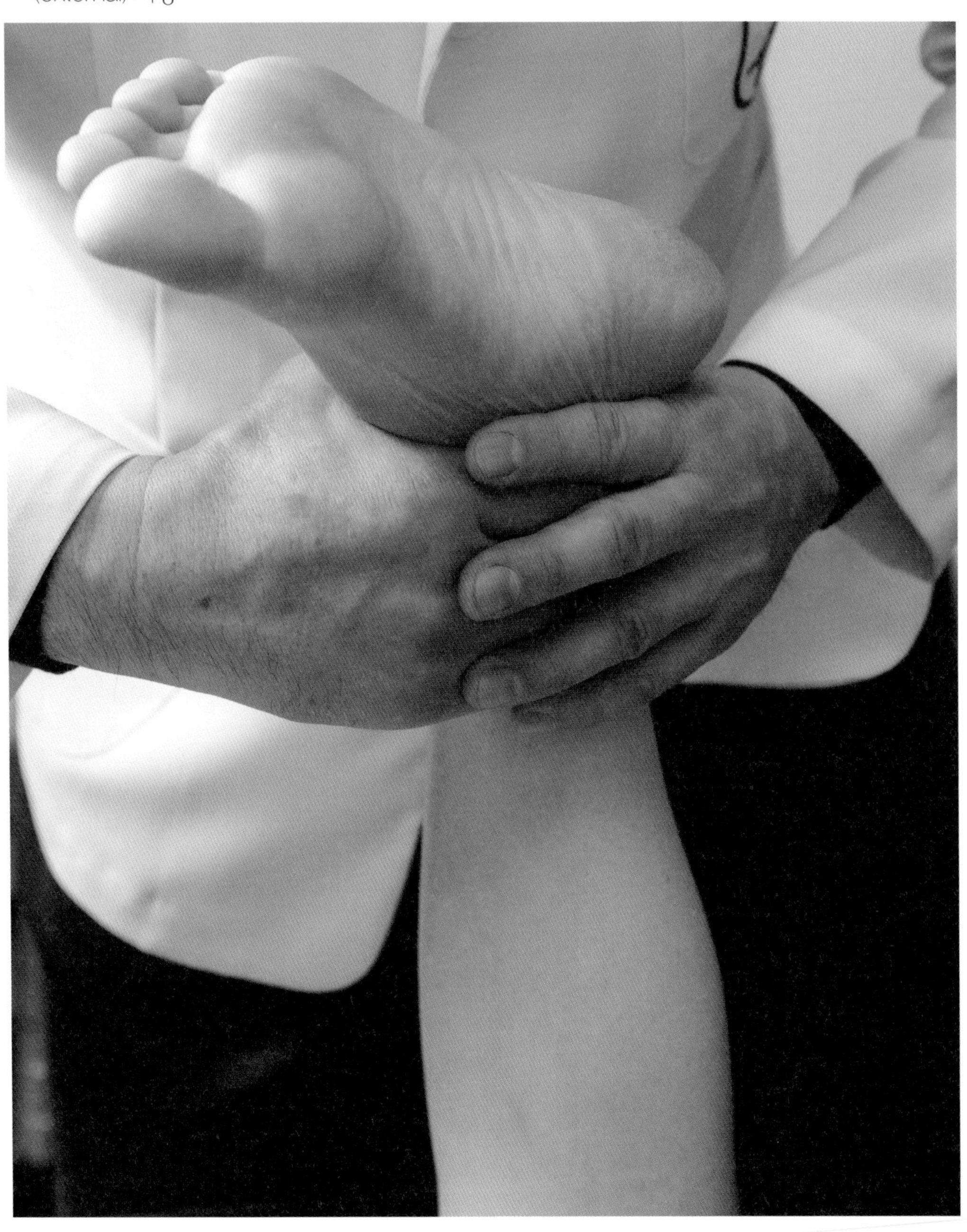

전방-외방(A-EX)의 교정

- 시술자가 시술자 쪽으로 환자의 발목을 당기면서 내방 회전(int.rotation)한다.

*int.(internal): 내방

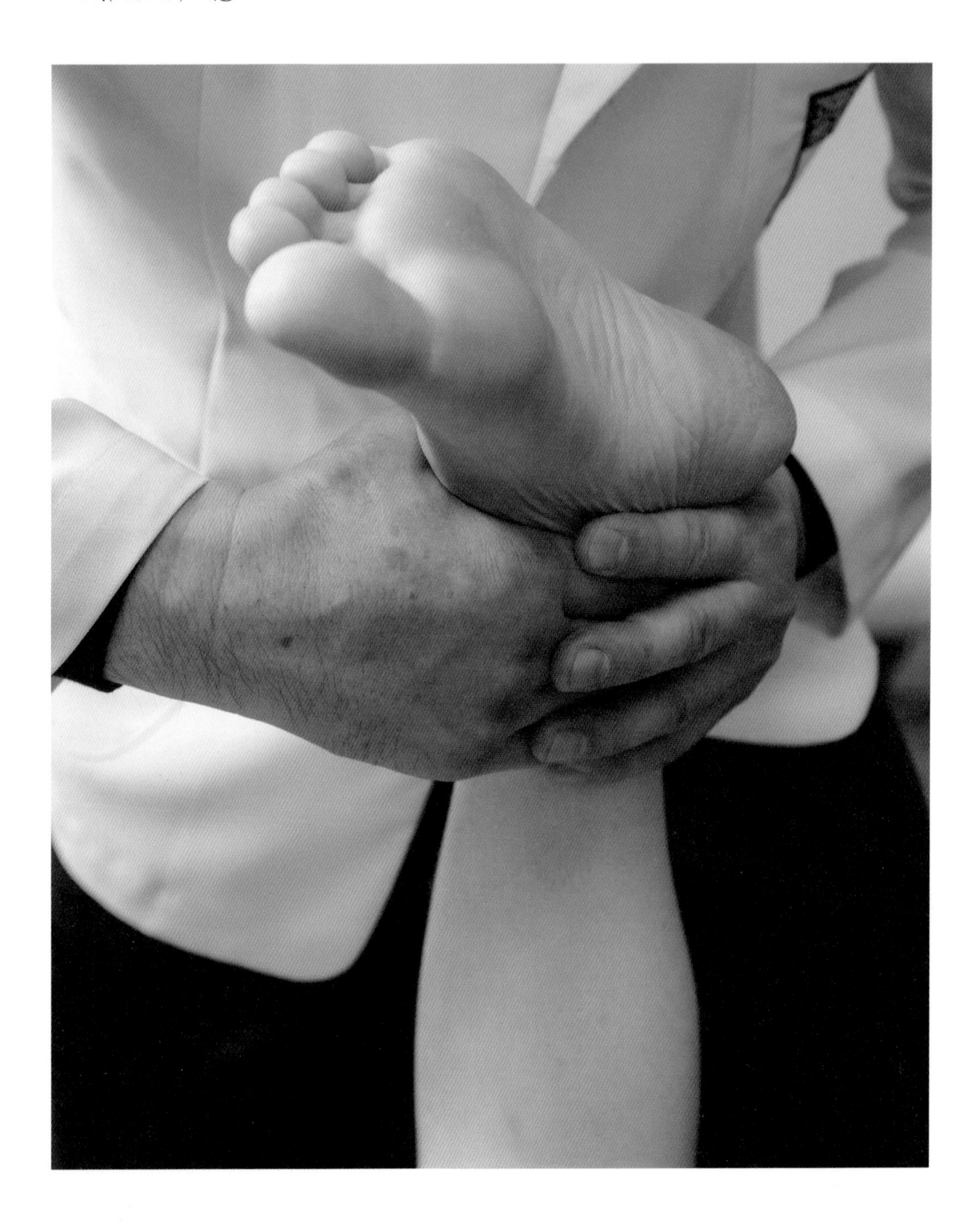

전상방(AS) 변위

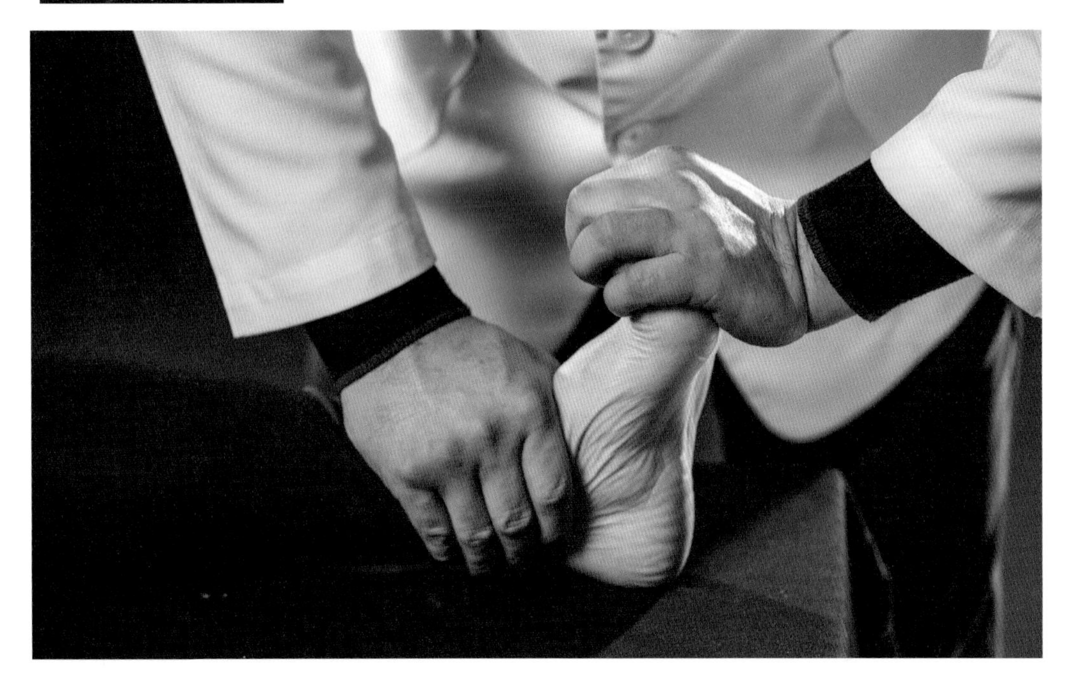

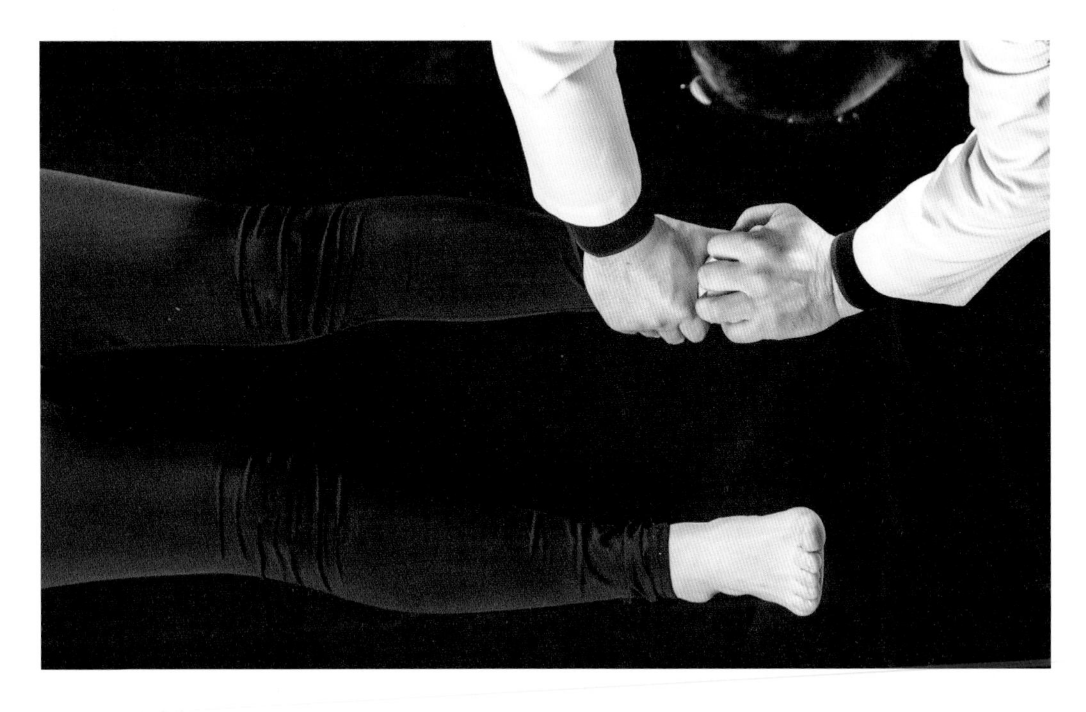

전방-내방(A-IN) 변위

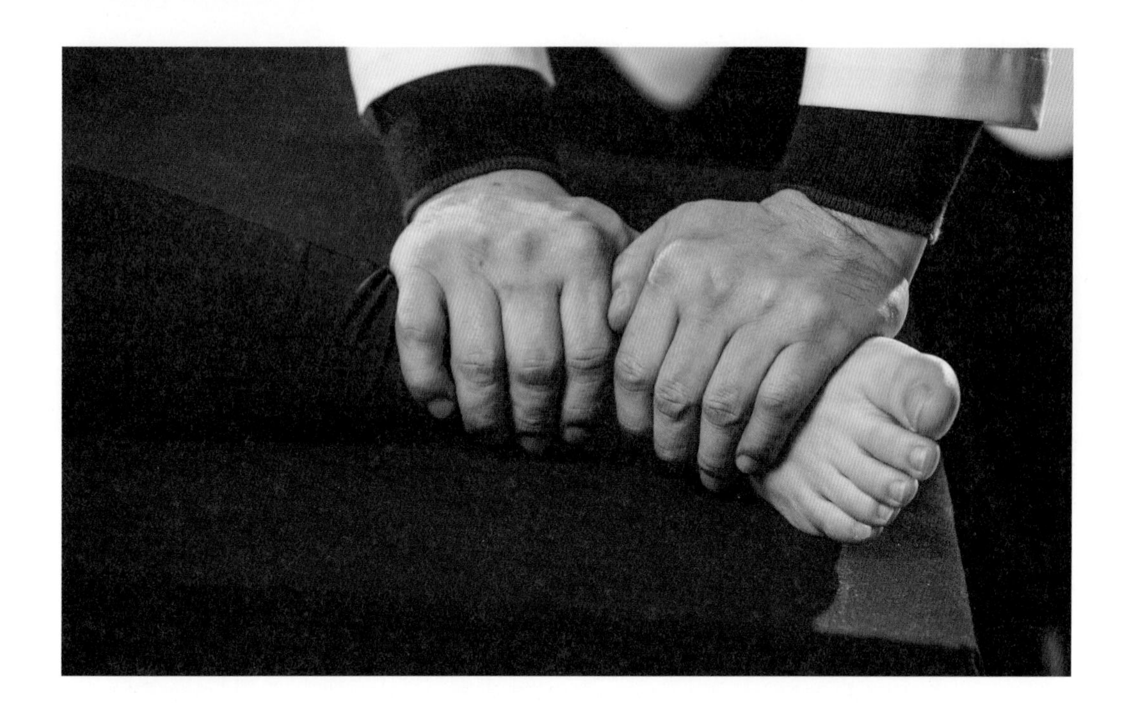

③ 주상골 (발등 부위 통증)

ㄱ. 변위

전상방(AS)

후하방(PI)

ㄴ. 교정

전상방(AS)

㉠ 환자는 앙와위 자세를 한다.

- 환자의 무릎관절(knee joint)을 90도 굴곡(flecion)시킨다. (발목관절(ankle joint)이 90도 각도를 이루도록 유지시킨다.)
- 시술자의 주동 손(chiropractic hand)의 hypothenar를 주상골에 contact한다.
- 보조 손(support hand)으로 주동 손(CH)의 손목(wrist)을 감싸 쥐고 수직으로 press한 후 drop을 쳐 준다.

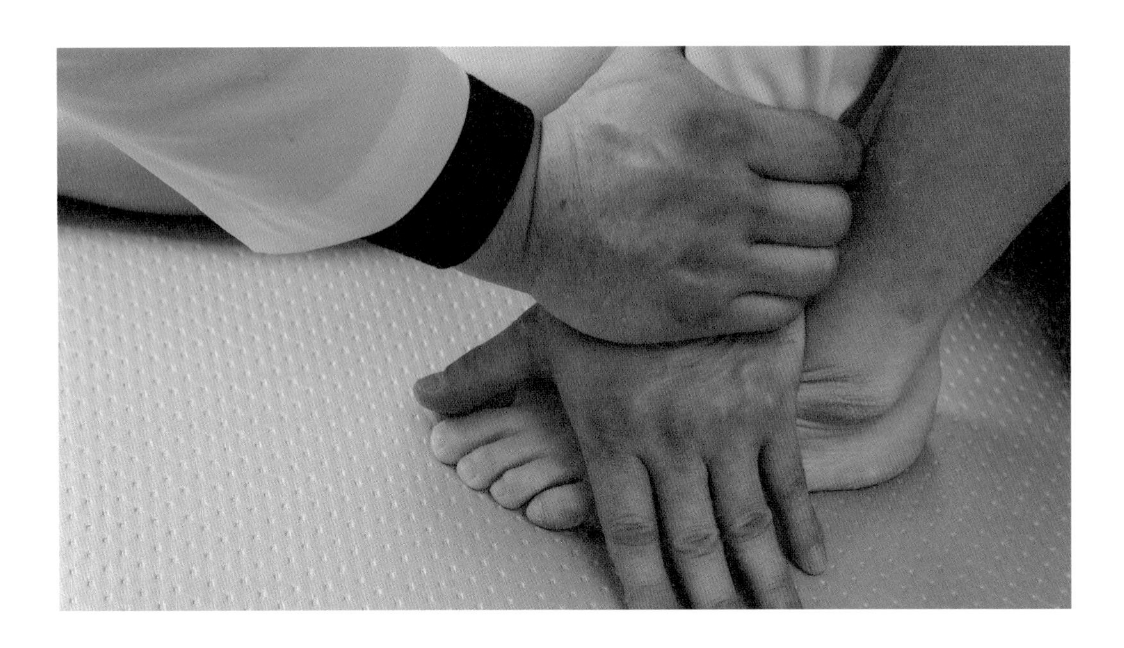

ⓛ 환자는 standing 자세를 취한다.

- 시술자의 발바닥 외측을 환자의 주상골 부위에 놓는다.
- 체중을 이용해 순간적으로 밟고 놔버린다.

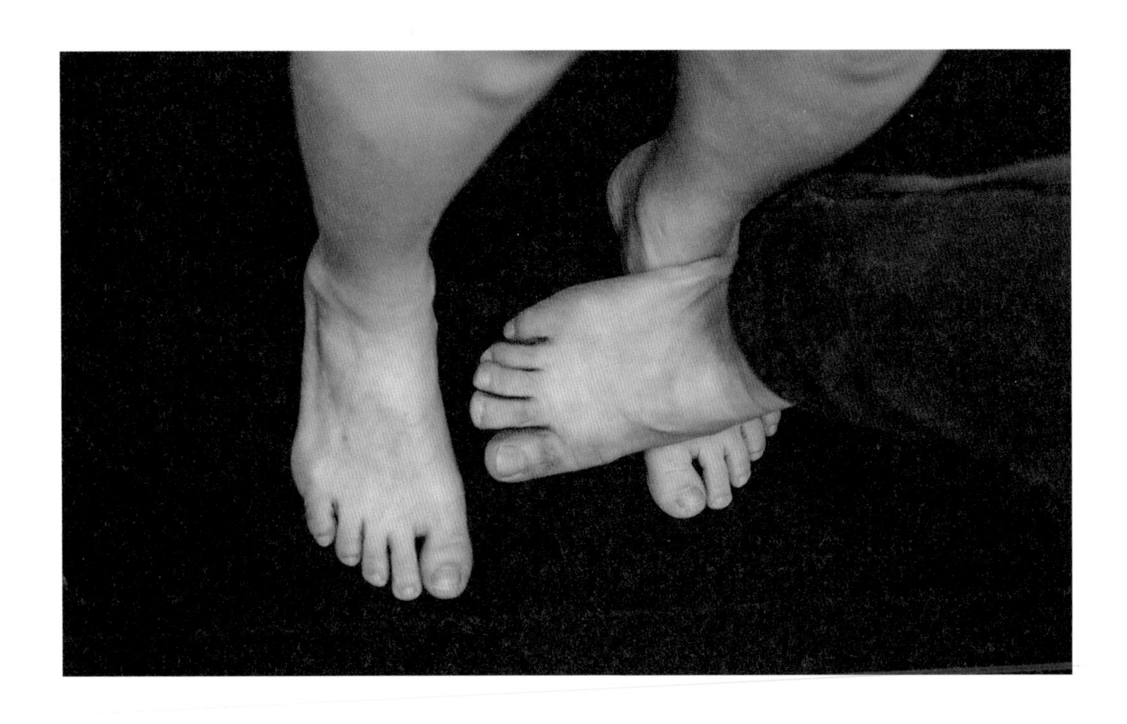

④ 입방골(발바닥 외측 부위 통증)

ㄱ. 변위

I(Inferior 하방 변위)

ㄴ. 교정

㉠ 환자는 무릎을 꿇고 앉은 자세를 취한다.

- 발목은 발바닥 굽힘(plantar flexion)을 하고 시술자의 양손 엄지손가락으로 입방골 부위를 contact하고 상방(superior)으로 연조직 견인(tissue pull)한 후 추력(thrust) 혹은 drop을 가한다.

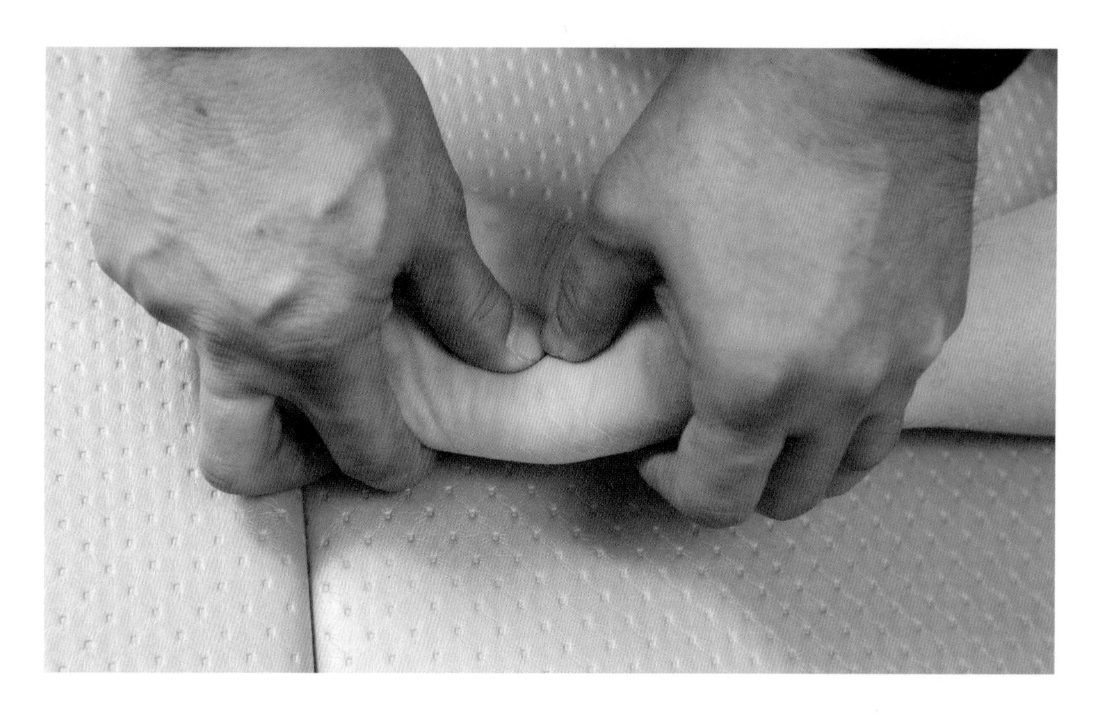

ⓛ 환자는 무릎을 꿇고 앉은 자세를 취한다.

- 발목은 발바닥 굽힘(plantar flexion)을 하고 시술자의 발바닥 외측을 입방골 부위에 놓는다.
- 체중을 이용해 순간적으로 밟고 놔버린다.

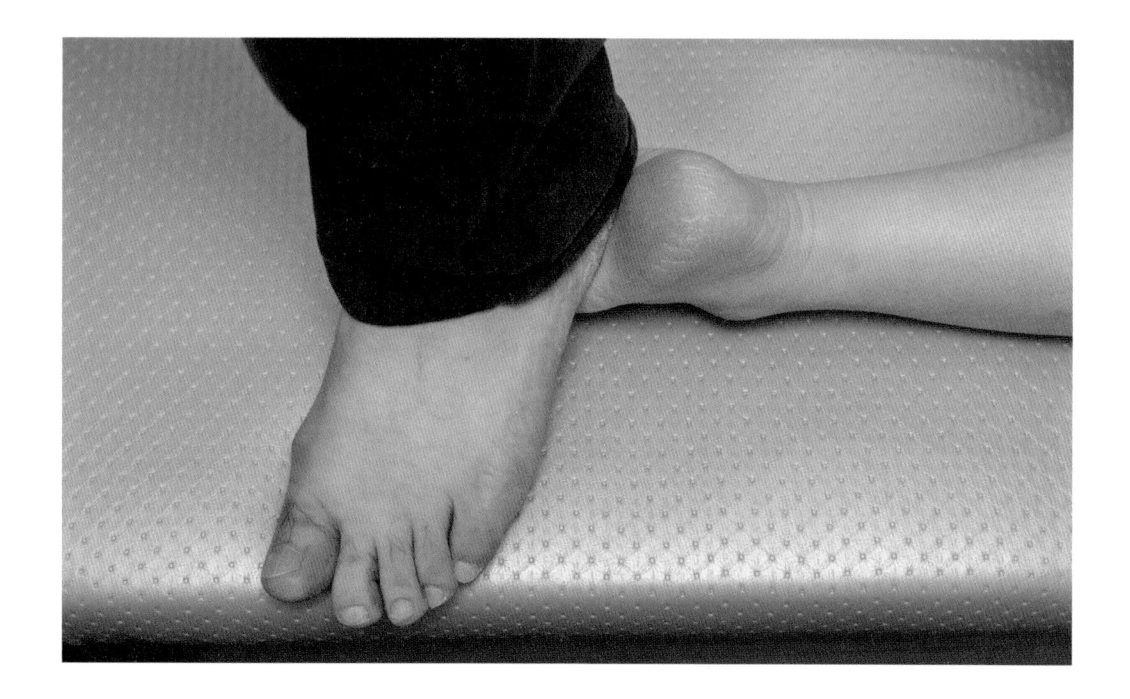

⑤ 설상골(발바닥 내측 부위 통증)

ㄱ. 변위

I(Inferior 하방 변위)

ㄴ. 교정

- 환자는 무릎을 꿇고 앉은 자세를 취한다.
- 발목은 발바닥 굽힘(plantar flexion)을 하고 시술자의 양손 엄지손가락으로 설상골 부위를 contact하고 상방(superior)으로 연조직 견인(tissue pull)한 후 추력(thrust) 혹은 drop을 가한다.

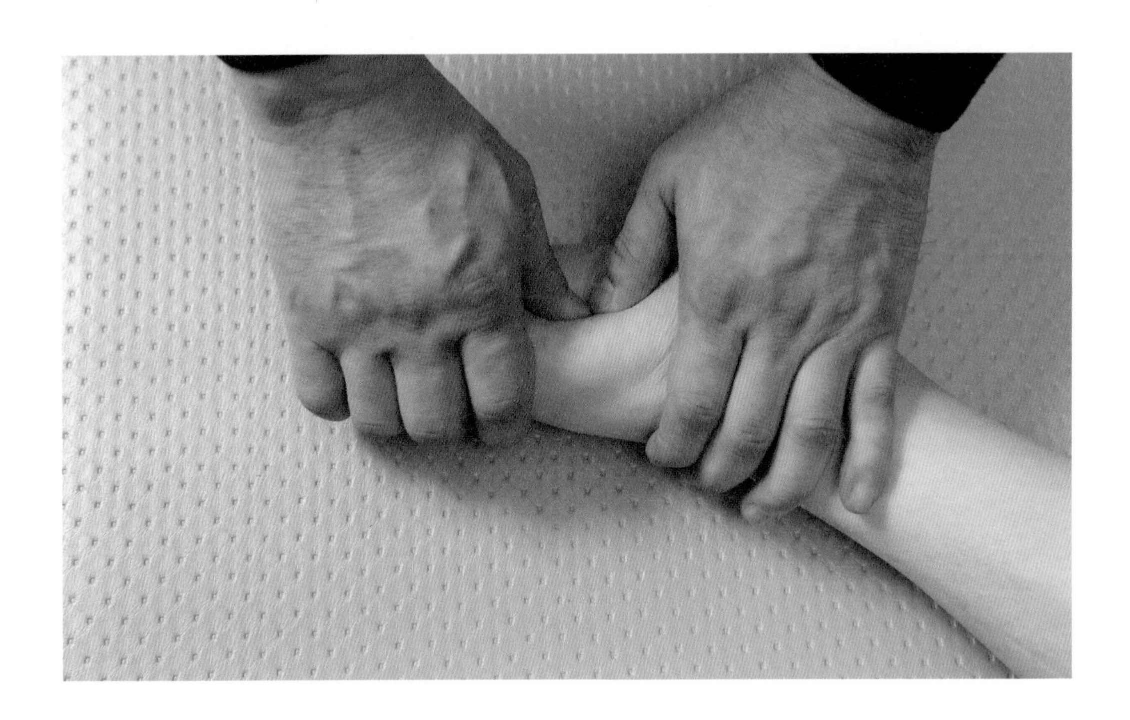

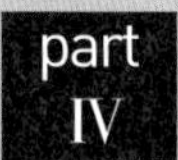

운동요법

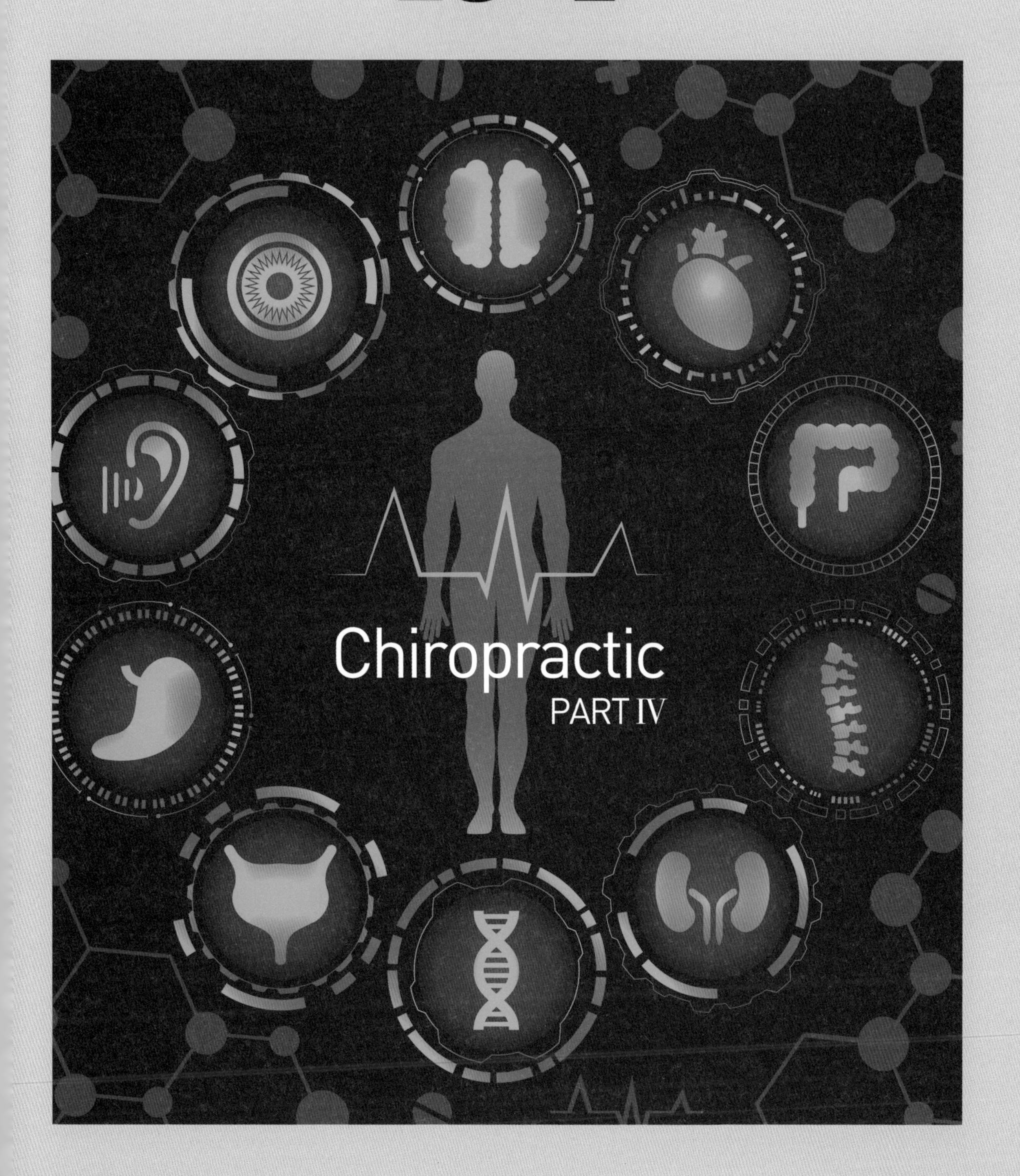

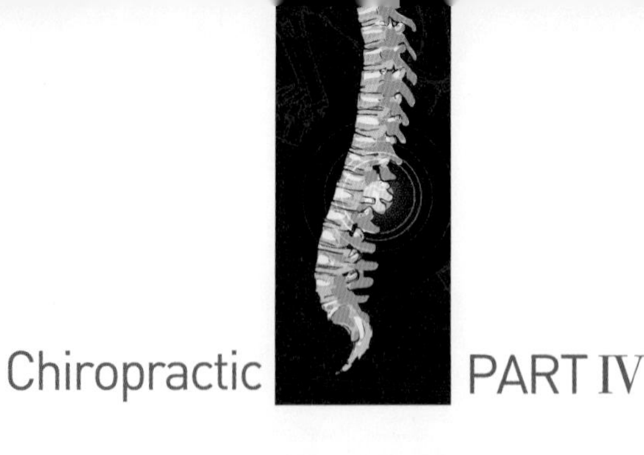

Chiropractic PART IV

운동요법

1. 척추 운동의 중요성

우리의 머리는 생명의 근원이며 척추는 중추신경을 전달하는 생명선이다. 그러므로 척추 운동을 한다는 것은 우리의 생명선인 중추신경을 운동시키는 것을 의미한다. 또한 우리는 머리가 옆으로 기울어진 사람이나 골반이 기울어진 사람을 많이 볼 수 있다. 이것은 몸의 균형이 잘 잡혀 있지 않다는 것을 의미한다. 이런 사람은 척추에도 많은 손상이 있을 것이다. 현대인들은 여러 가지 생활 습관이나 자세 때문에 몸의 균형을 많이 잃어가고 있다. 그 영향으로 여러 가지 질환이 생기거나 건강이 현저하게 나빠지는 것을 볼 수 있다.

자연 운동요법으로서 생명선의 운동인 척추 운동의 중요성을 강조하고자 한다. 왜냐하면 척추는 머리와 골반을 연결해 주는 생명선으로서 척추 운동을 하게 되면 머리와 골반은 자동으로 운동되게끔 되어있기 때문이다. 머리가 기울어지거나 골반이 기울어진 사람은 척추 운동 과정에서 자연 치유력에 의하여 머리와 골반은 반듯하게 되고 척추도 똑바로 되어 왕성한 기운으로 삶을 살 수 있다.

이처럼 우리가 움직인다는 것은 살아 있다는 것을 의미하며 사람이 움직이지 못한다면 목숨이 붙어 있어도 삶의 의미가 없는 것이다. 다시 말하면 움직이지 않으면 온몸의 혈액

순환이 안 되므로 결국은 죽음과 연결된다는 것이다.

또한 아무리 좋은 약이나 좋은 음식을 섭취하더라도 운동을 안 하면 소화를 시킬 수 없기 때문에 아무 소용이 없으므로 항상 운동을 병행하여야만 효과도 볼 수 있고 건강도 유지할 수 있다.

우리 인체는 운동해야만 폐를 통하여 산소 공급을 많이 받게 되고, 산소 공급을 많이 받아야 우리 몸의 혈액을 원활히 움직여서 각 기관에 공급하여 줄 수 있다.

운동으로 제일 좋은 것은 매일 습관적으로 스트레칭(척추 유연 운동)을 하거나 가볍게 달리기를 하는 것이 좋다.척추 유연성 운동은 전신 운동으로서 온몸의 균형을 잡을 수 있고 척추를 움직여 줌으로써 척추의 순환이 원활해질 수 있다.

조깅은 배 속의 오장육부를 활발하게 움직이게 하여 오장육부의 기능이 향상되게 하고 호흡이 빨라지게 하여 산소 공급을 많이 받게 하는 효과가 탁월하다.

한쪽 팔이나 한쪽 다리만 쓰는 불균형 운동은 운동이 끝난 후에 반드시 반대 스윙 운동으로 풀어주는 습관을 갖는 것이 좋다.

이때 중요한 것은 우리가 평상시에 몰랐던 척추 유연성 운동에 대하여 정확히 알고 해야 한다는 점이다. 무엇보다 바른 자세를 통해 균형 있는 몸매를 유지하고 즐거운 마음으로 운동을 꾸준히 해야 한다.

더욱이 몸의 균형을 바로 잡아 주는 척추 유연성 운동은 모든 병을 예방할 수 있으며 여러 가지 질환을 치유시킬 수 있다는 점을 명심해야 한다.

건강은 건전한 생활 태도와 건전한 생활 양식에서 오는 것이다.

2. 척추 유연성 운동

근래에는 신체의 각 기관 장애에 대해 온갖 운동 처방이 난무하는 것을 볼 수 있다. 문제는 일반 환자들이 여러 가지 복잡한 운동 처방 때문에 운동을 제대로 실행하지 못한다는 데 있다. 그래서 제일 간단하고 쉬워서 누구나 쉽게 따라 할 수 있는 운동법, 즉 척추 유연성 운동을 소개하고자 한다.

척추가 유연하지 못하면 인체에 여러 가지 장애가 오게 되고 척추 장애가 오게 되면 만병의 근원이 될 수 있다. 고여 있는 물이 썩는다는 말과 같이 척추를 움직여 주지 않으면 척추가 굳게 되므로 척추 유연성 운동을 많이 하여 척수 신경이 원활히 통할 수 있게 해야 한다.

척추 유연성 운동에는 등 구르기 운동, 옆구리 신전 운동, 등 신장 운동, 골반 신전 운동 그리고 목 신전 운동이 있다. 이러한 운동의 중요성과 아울러 운동 방법을 사진과 함께 소개하고자 한다.

1) 등 구르기 운동

등 구르기 운동은 척추 유연성 운동의 기본으로 척추전만증 증상에 필요하다. 방법은 다리를 감싸 쥐고 등을 동그랗게 굴려 주는 것이다.

이 운동을 하면 척추의 24마디(경추 7, 흉추 12, 요추 5)가 앞뒤로 움직이며 구부러졌다 펴졌다 하는 과정에서 척추와 척추 근육을 늘려주는 역할을 하게 된다. 이로써 척추 24마디 간격의 압박이 완화되는 효과가 나타난다.

이 운동은 특히 척추전만증 환자에게 효과가 제일 좋다.

요추전만증 환자나 흉추전만증 환자 또한 예상 외로 많은 것을 볼 수 있다. 척추의 불균형은 두개골에서부터 내려오는 척추강 속의 척수신경에 압박을 가해 나타나게 된다.

신경계는 머리 부위의 뇌신경과 척추의 척수신경, 자율신경계의 교감신경으로 이루어져 있다. 머리에서부터 척추를 타고 등 쪽으로 내려오는 척수신경의 31쌍이 장해를 받게 되면 각 해당 부위, 각 기관에 병증이 오게 된다. 즉, 척추 신경선 압박에 의한 증상으로 신경선 압박이 일어나게 되면 각 기관에 기능장애가 발생하는 것이다. 그러므로 척추 유연성 운동은 꼭 필요한 것이며, 등 굴리기 운동은 척추 전체 골격의 불균형한 부위를 정상으로 정렬해 주는 데 가장 탁월한 운동이다.

흉추 부위를 체크해보면 어느 한 부분이 함몰되거나 튀어나온 곳이 촉진된다. 그리고 함몰된 부위를 엄지손가락으로 살짝만 눌러도 몹시 아프다는 사람을 많이 보게 된다. 이것을 치유할 방법은 등 굴리기 운동이다. 등을 굴리는 과정에서 척추 근육이 늘어나게 되며 함몰된 부위는 척추 근육이 늘어나는 과정에서 원위치로 나오게 된다. 그리고 함몰된 부위에 따라서 이유 없이 심장이 나쁘다든지 위장이나 간, 신장 등에 장애가 있는 사람도 많이 볼 수 있다. 이러한 증상도 등 구르기 운동으로 치유해 보면 좋을 것이다.

사진과 같은 자세에서 양 무릎 부위를 묶고 뒤쪽으로 구르면서 몸은 될 수 있는 한 최대로 엉덩이와 목을 쭉 뻗으면서 반동을 주어 원을 그리면서 구른다. 처음에는 가볍게 구르기 운동(무릎을 구부려서 등 구르기 운동-1)을 하다가 차츰 강도를 더해가면서 발끝이 머리 위 방바닥에 닿을 정도로 구르기 운동(다리를 감싸 안고 등 구르기 운동-2)을 한다.

무릎을 구부려서 등 구르기 운동 – 1(10회씩 × 3회 반복)

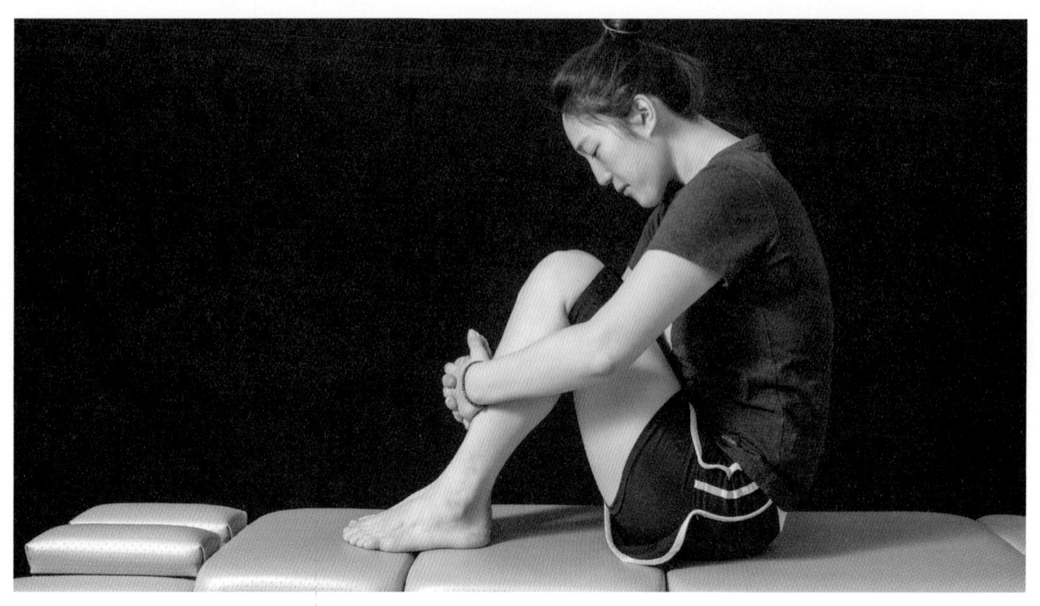

무릎을 구부려서 등 구르기 운동 준비 자세

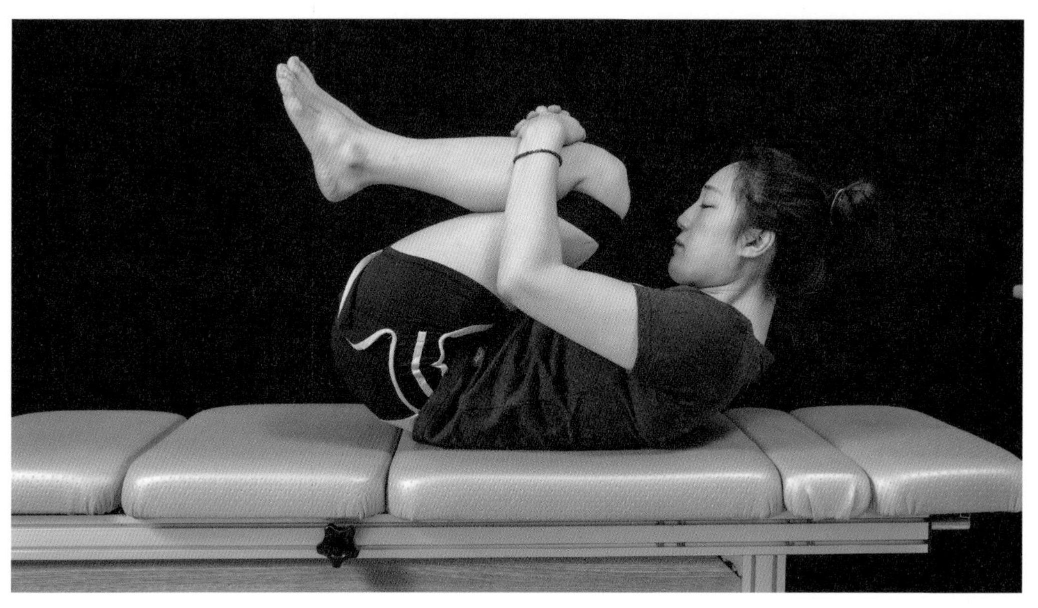

가벼운 등 구르기

양다리를 감싸 안고 등 구르기 운동 – 2(10회씩 × 3회 반복 운동)

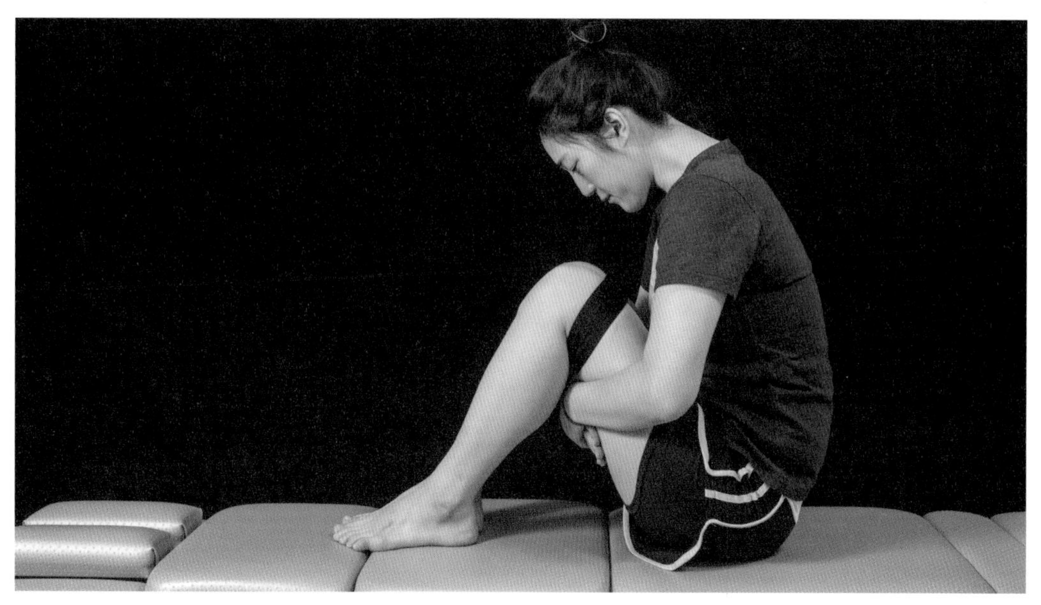

양다리 감싸 안고 등 구르기 운동 준비 자세

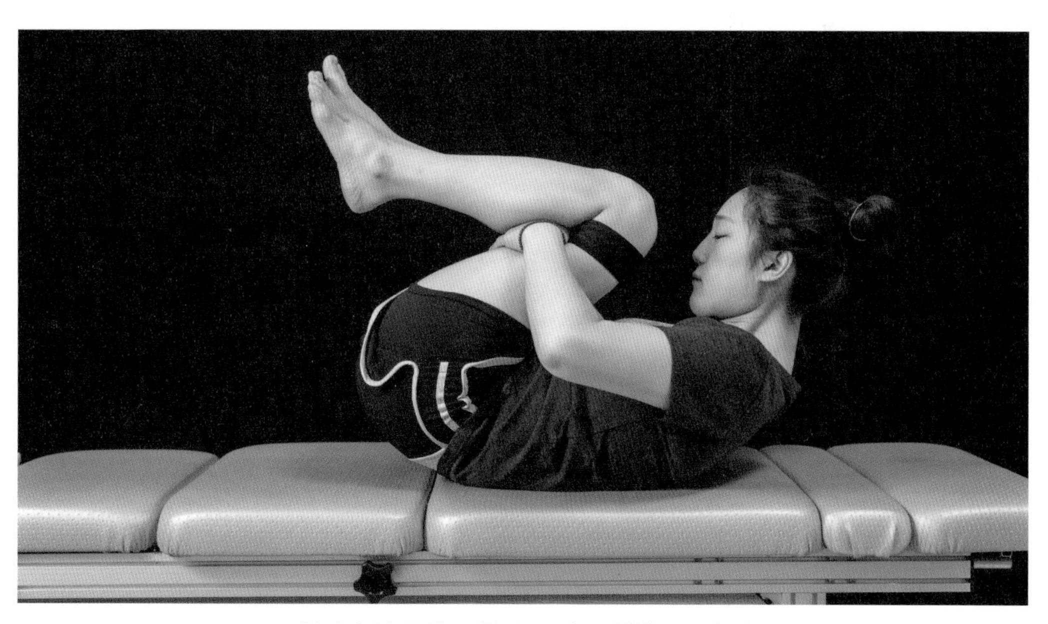

양다리 감싸 안고 등 구르기 10회씩 × 3회 반복

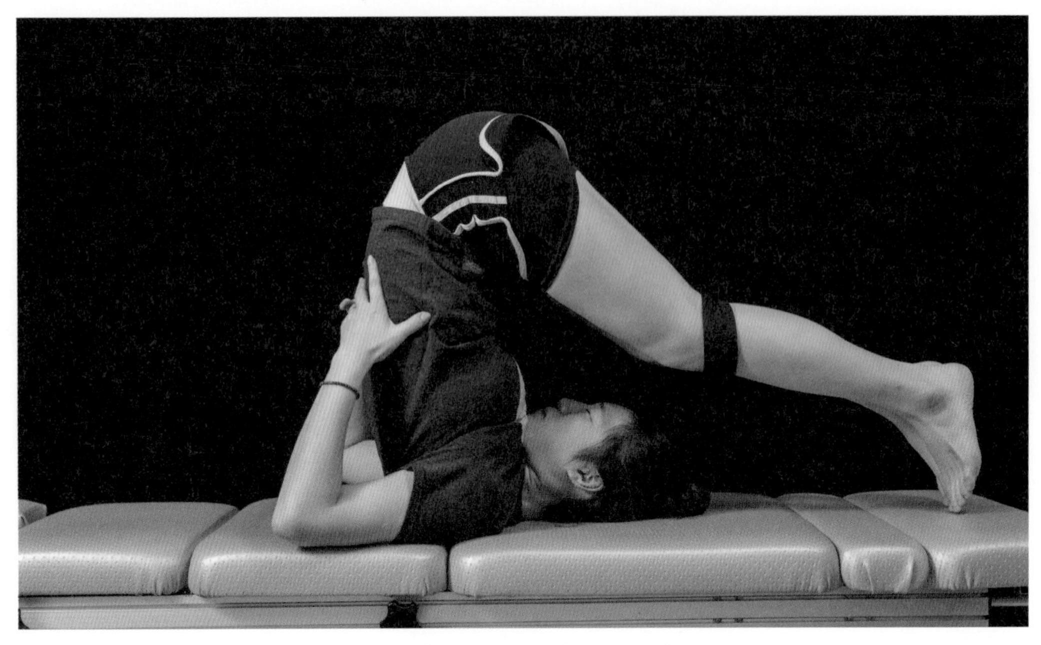

차츰 강도를 높여 등 구르기

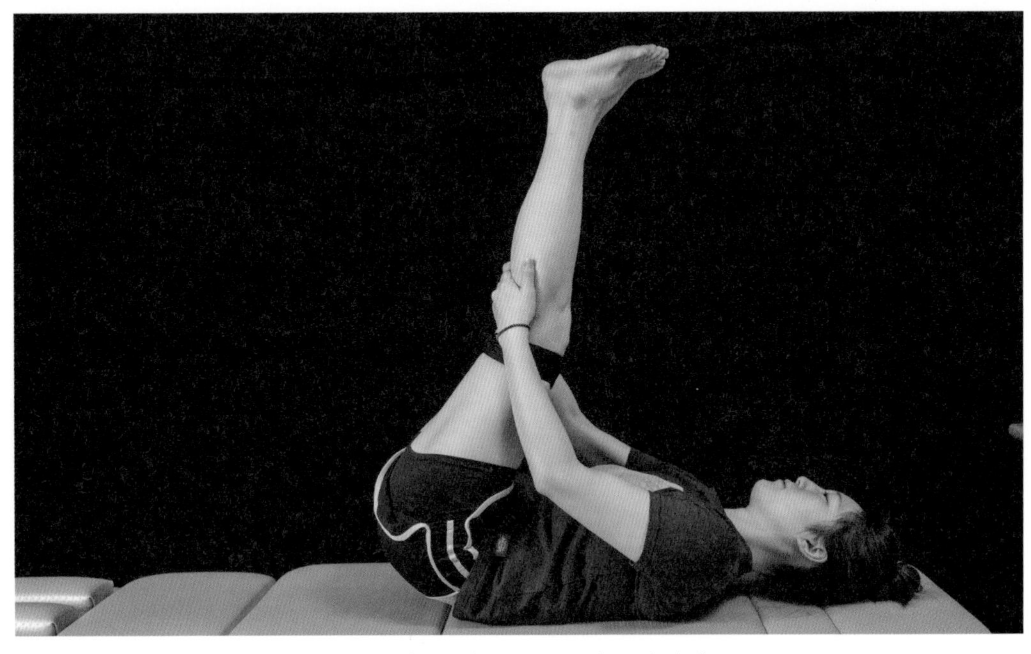

양다리 쭉 펴고 등 구르기 준비 자세

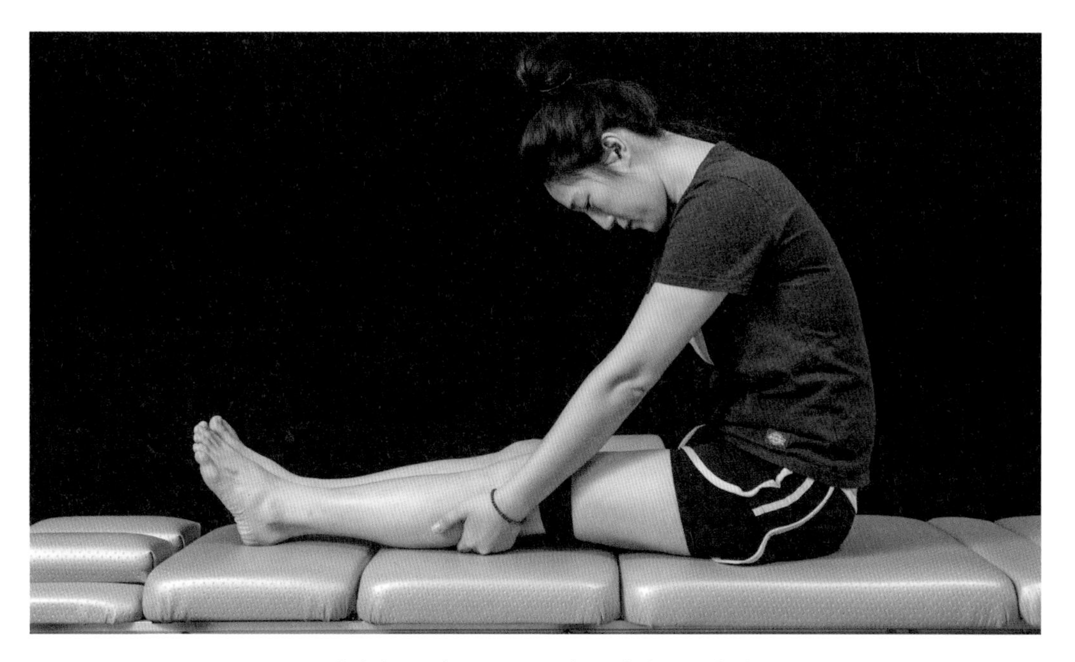

양다리 쭉 펴고 등 구르기 10회씩 × 3회 반복

2) 옆구리 신전 운동

옆구리 신전 운동은 척추측만증 증상에 알맞은 운동으로 척추 양옆 부위의 늑골과 옆구리 근육을 통하여 근육과 인대의 균형을 잡아주는 운동이다.

척추가 측만인 사람은 대부분 몸이 한쪽으로 기울거나 한쪽 어깨가 내려가 있는 경우가 많다. 이런 사람은 옆구리 신전 운동과 아울러 평상시 바른 자세를 유지할 수 있도록 노력해야 한다. 특히 옆구리 신전 운동은 미주신경과 자율신경에 영향을 미치므로 모든 내장 기능을 향상하는 데 아주 좋은 역할을 한다.

척추가 한쪽으로 측만되거나 비틀어지면 밀려있는 쪽의 척추 횡돌기공에서 나오는 척수신경에 압박을 주게 된다. 따라서 압박받은 척수신경은 해당 부위의 기관에 제 기능을 못 하게 되므로 여러 가지 병 증상이 일어나게 된다.

이제 우리는 척추 유연성 운동을 통하여 건강을 유지하는 지혜를 가져야 할 것이다.

누운 상태에서 하는 옆구리 신전 운동

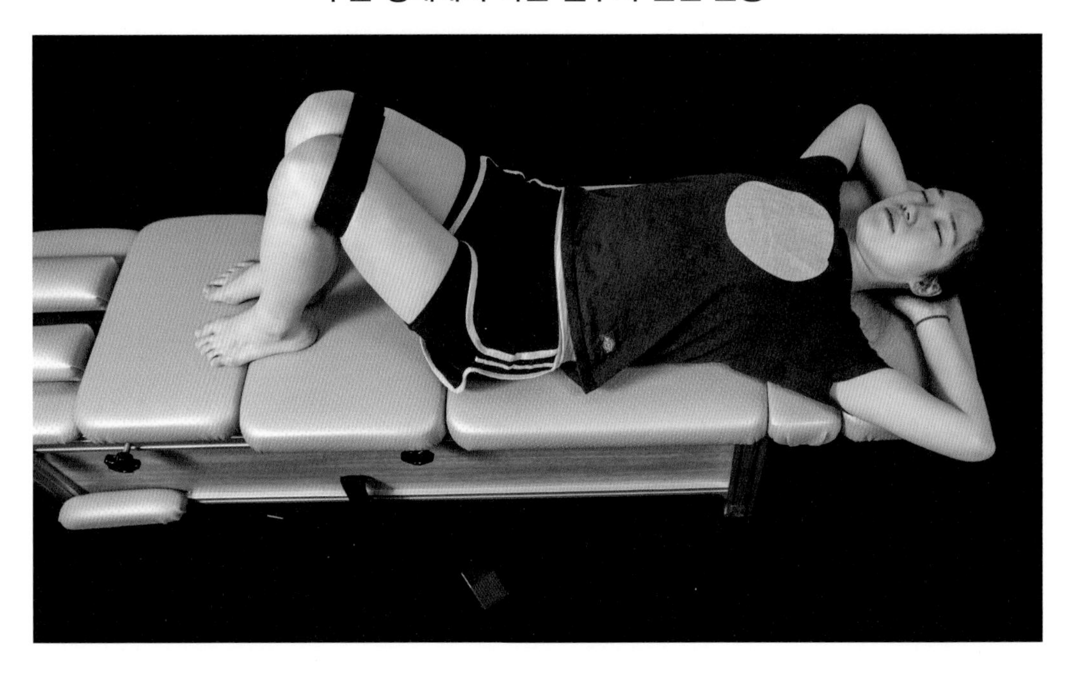

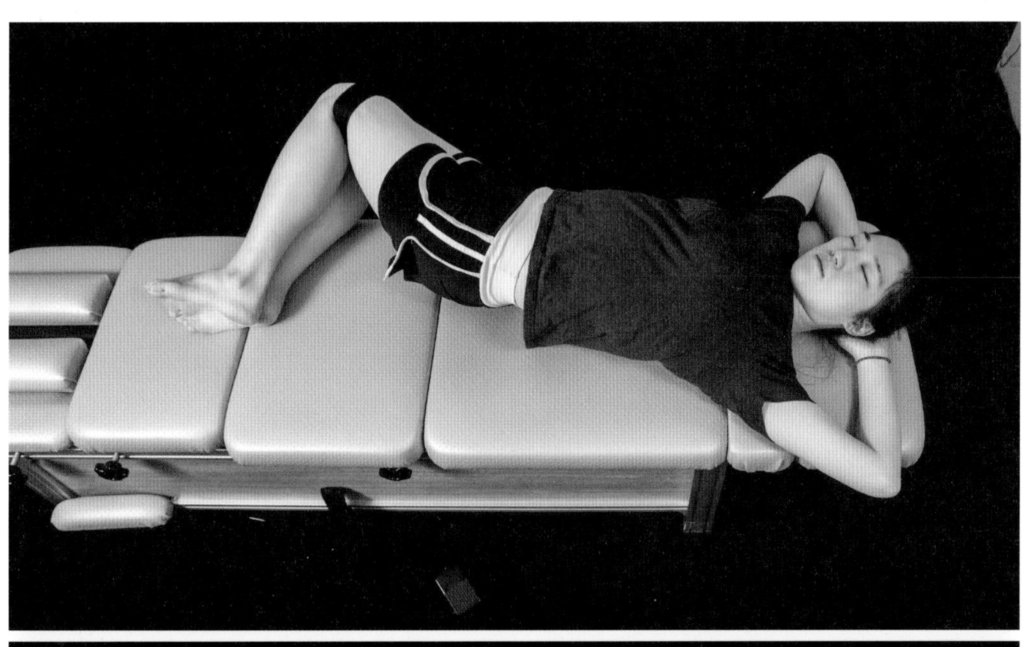

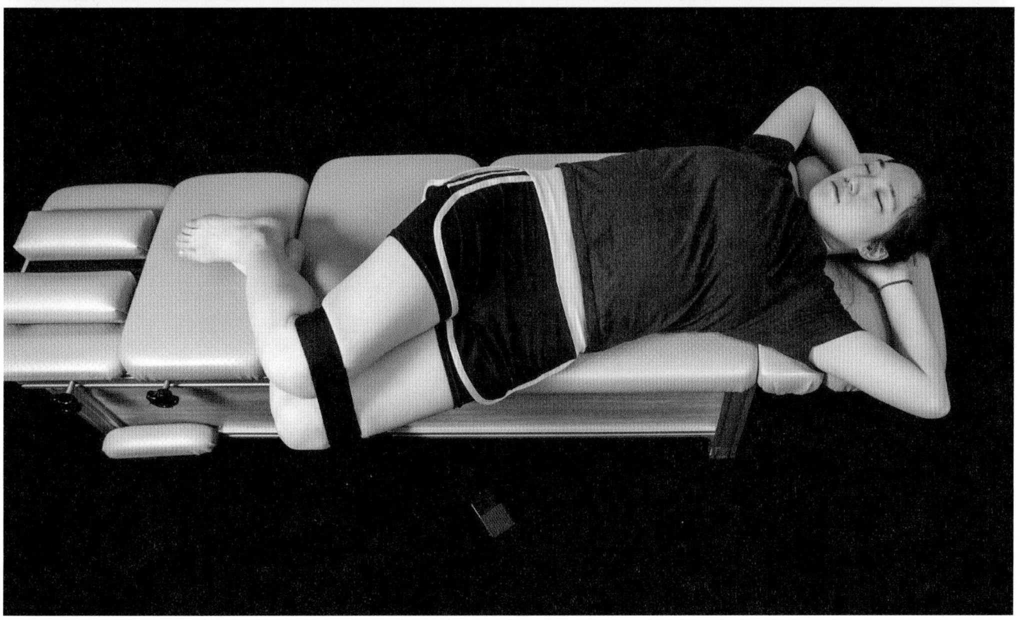

앉은 자세에서 하는 옆구리 신전 운동

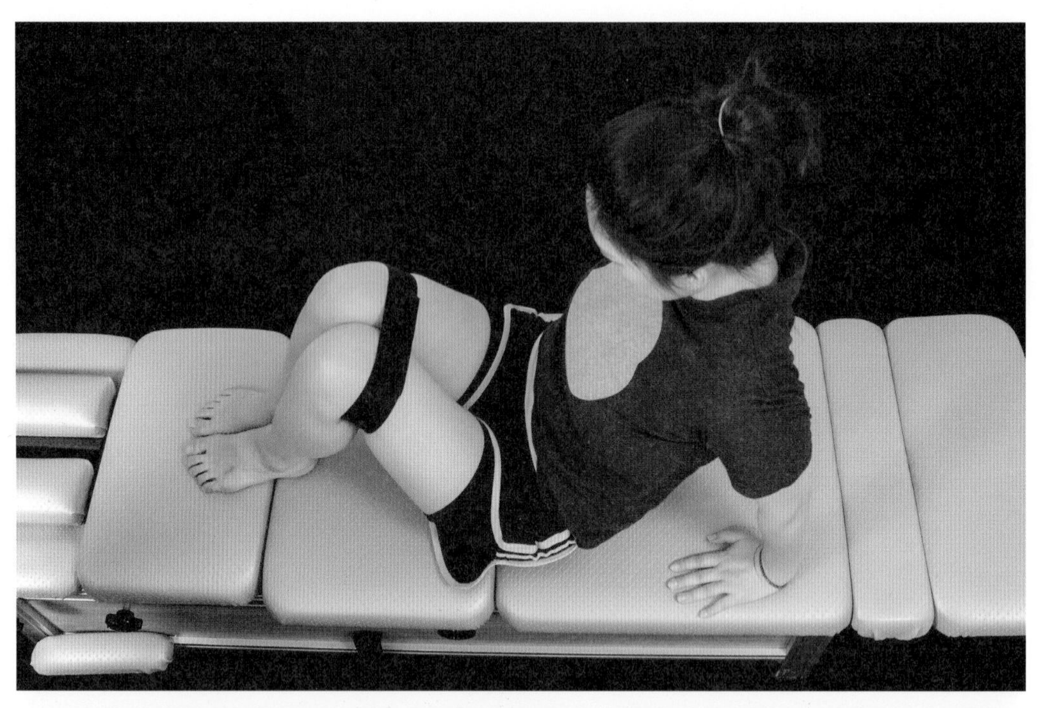

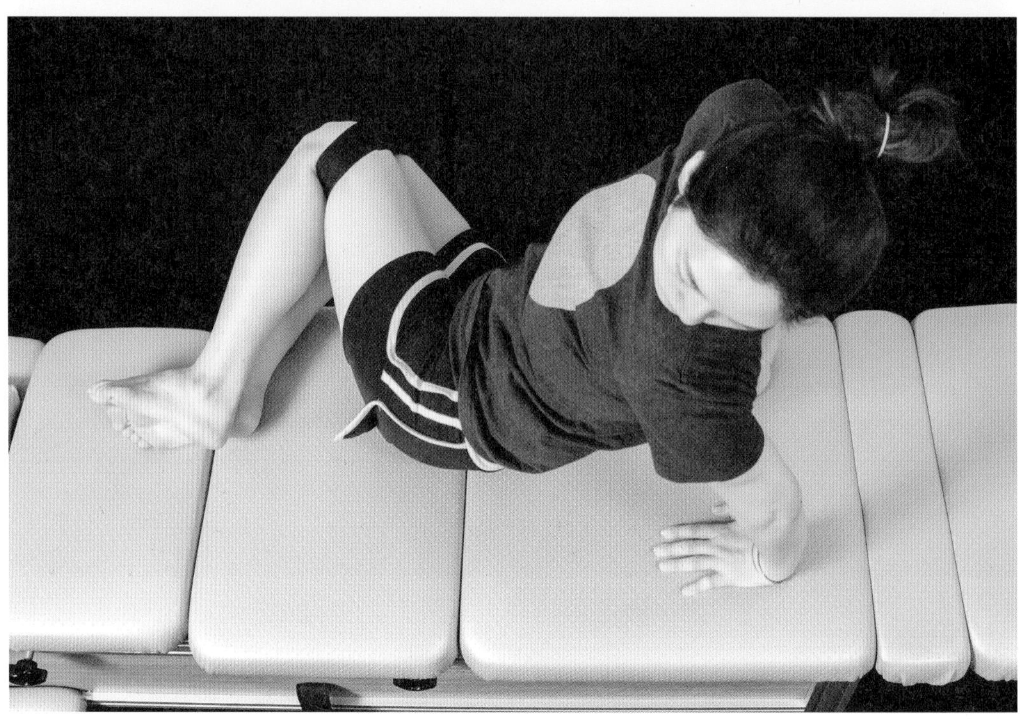

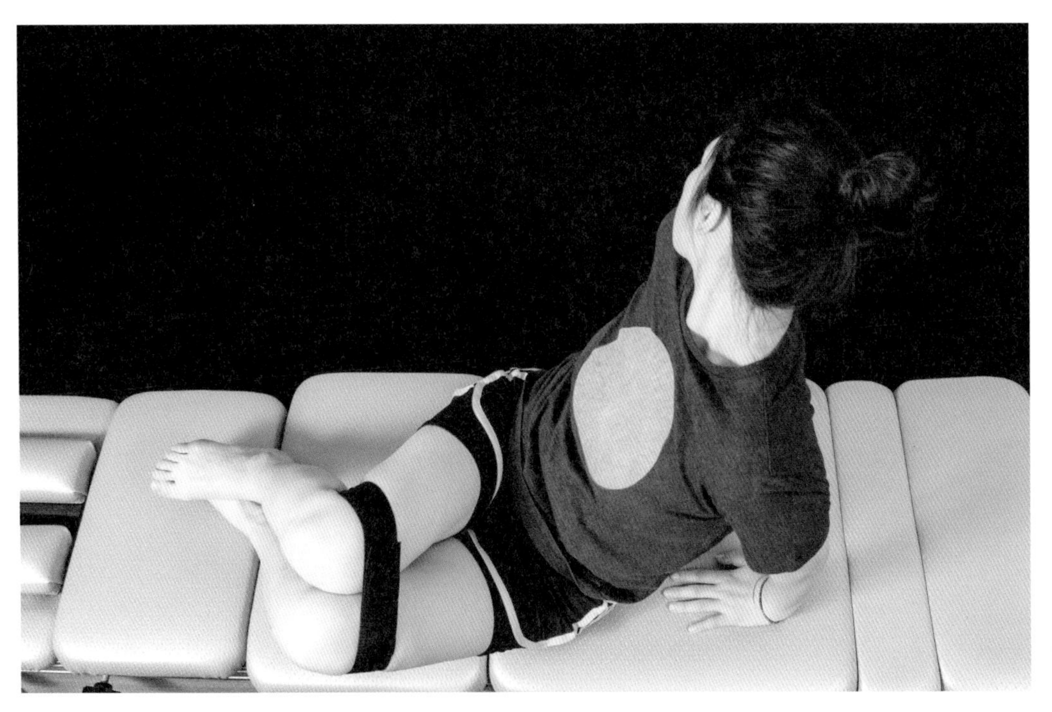

옆구리 신전 운동은 무릎을 좌우로 양쪽 바닥에 닿을 정도로 비틀어 주면서 한다. 이때도 고개는 무릎과 반대 방향으로 돌려주면 효율이 더 높아진다. 20회씩 × 3회 반복한다.

3) 등 신장 운동

등 신장 운동은 척추후만증 증상에 필요한 운동으로, 방법은 등을 쭉 펴서 늘려주는 것이다.

척추후만증은 일상생활에서 등을 구부리고 일을 한다든지, 공부와 사무처럼 책상 앞에 앉아서 오랫동안 등을 구부린 자세를 취했을 때 자연적으로 경추와 흉추 그리고 요추 등이 후만되면서 전체적인 척추의 만곡 현상이 나타나게 되는 것을 말한다.

척추의 만곡 현상이 생기면 대뇌에서부터 내려오는 척수신경이 장애를 받게 됨으로써 척수 신경선 압박에 대한 여러 가지 질병의 근원이 될 수도 있다.

척추후만 증상에는 척추를 펴주는 등 신장 운동이 제일 적당한 방법이다. 만곡된 것이 펴지게 되면서 추간판 압박 증상도 저절로 해결될 뿐 아니라 키도 신장될 수 있다.

운동 방법은 다음과 같다. 몸의 상체와 하체가 일직선이 되도록 길게 쭉 펴고 엎드려서 다리와 엉덩이를 바닥에 고정한 채 호흡에 맞추어서 상체를 어깨와 팔로 쭉 펴주면서 들어준다. 이때 목은 될 수 있는 한 최대로 뒤로 제쳐 주면 된다.

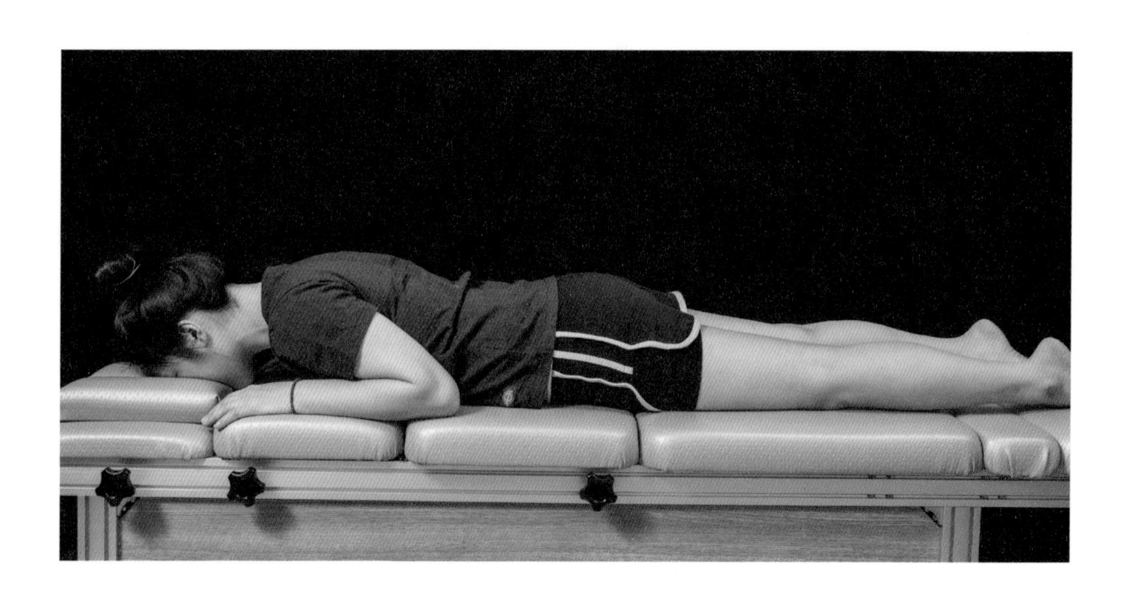

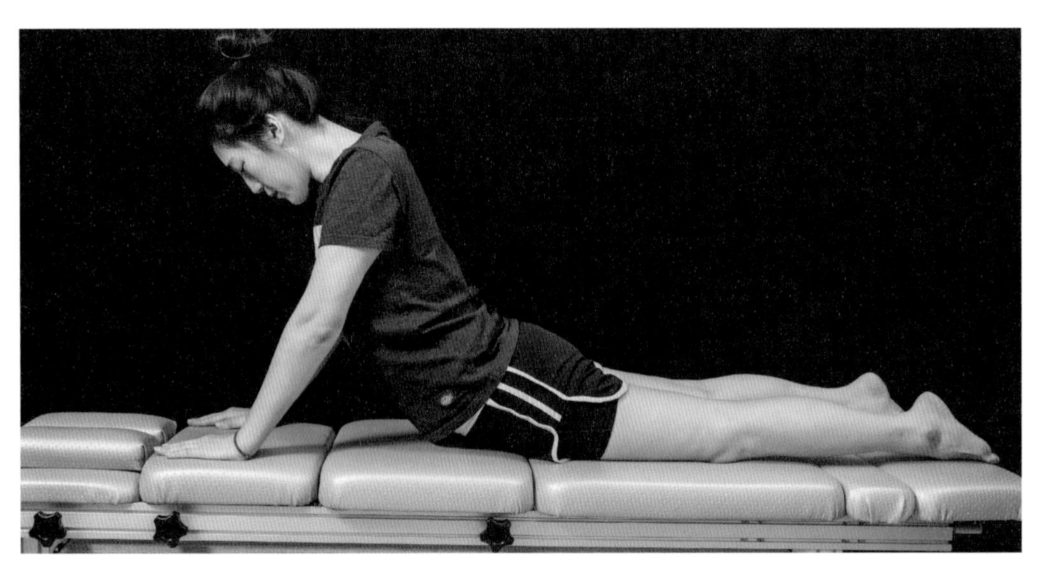

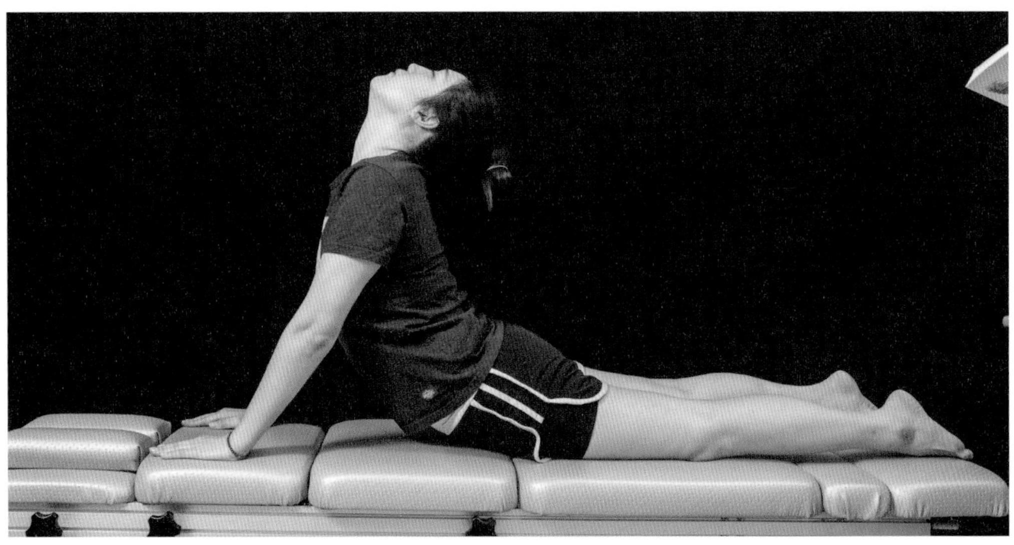

4) 골반 신전 운동

골반 신전 운동은 허리가 아픈 사람이나 좌골 신경통 환자에게 매우 좋은 운동이다. 골반과 좌골이 삐뚤어지게 되면 좌골 신경선이 압박을 받게 되어 좌골에 통증이 오게 된다.

좌골신경통 환자의 대부분은 한쪽 다리가 짧거나 길거나 하다. 그래서 서 있을 때는 한쪽 다리에 힘을 주고 다른 쪽 다리는 건성으로 있게 된다. 그리고 앉아 있을 때도 다리를 한쪽으로 꼬든지 삐뚤어지게 앉으며, 바짝 구부리고 삐뚤어지게 자는 습관이 있다.

좌골신경통을 치유하기 위해서는 평상시 몸의 자세를 바꾸고 똑바른 자세를 갖도록 노력하고 거기에 맞는 골반 신전 운동을 열심히 하면 된다.

골반이 삐뚤어지게 되면 대부분 요추 4~5번이 삐뚤어지게 되어 허리 통증도 일어나게 된다.

요추 4, 5번 디스크 환자의 골반을 교정하면 즉시 그 자리에서 효과를 볼 수 있다. 이로써 골반이 얼마나 중요한 역할을 하는지 알 수 있다.

골반 신전 운동은 앞서 기술한 등 굴리기 운동을 겸해서 하는 것이 좋다. 골반 신전

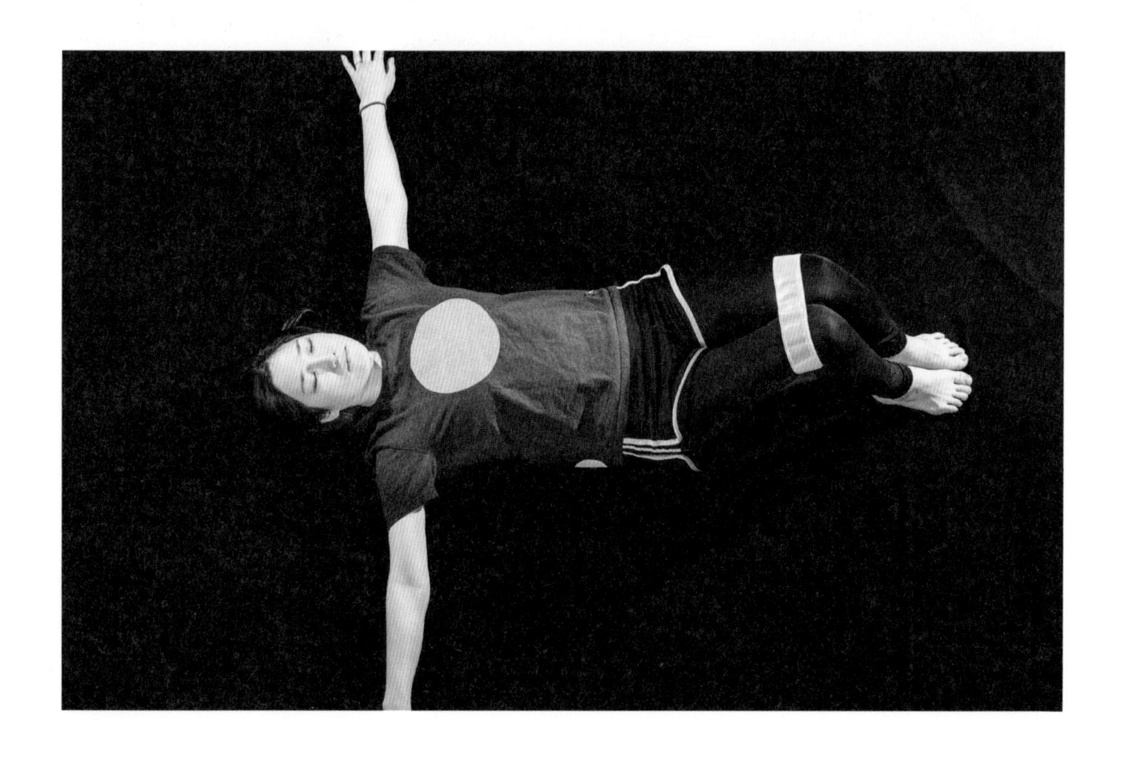

운동을 할 때는 반드시 무릎 위에 끈을 묶고 해야 한다. 그 이유는 무릎 위를 묶어야만 양쪽 다리의 균형을 잡아서 운동할 수 있기 때문이다. 골반과 허리의 근육과 인대가 신전되므로 골반의 균형이 잡히고 좌골 신경선의 압박이 풀리게 되어 통증이 해소된다.

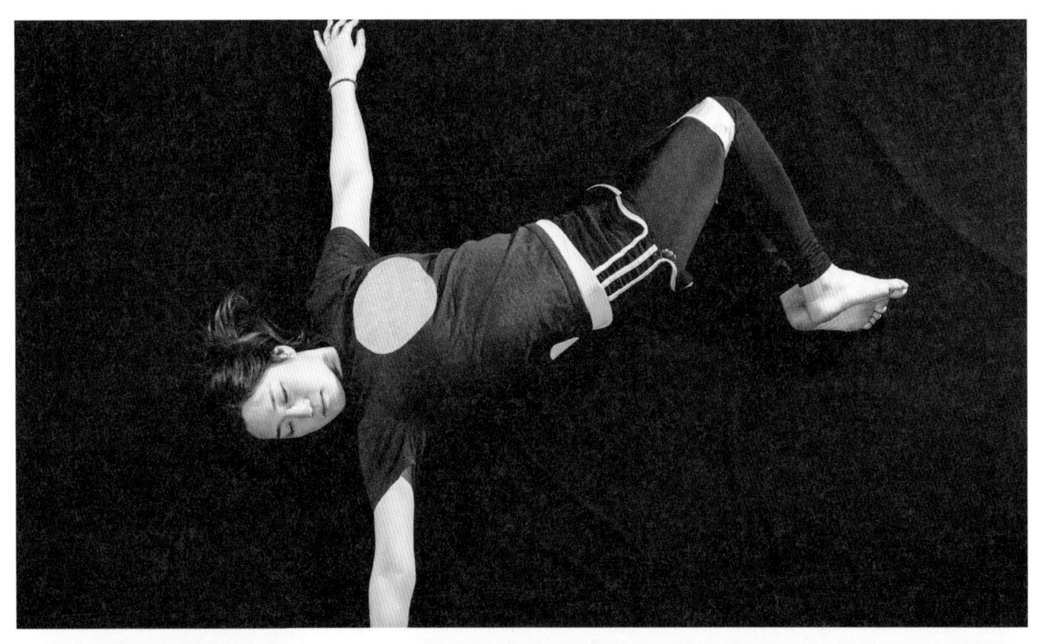

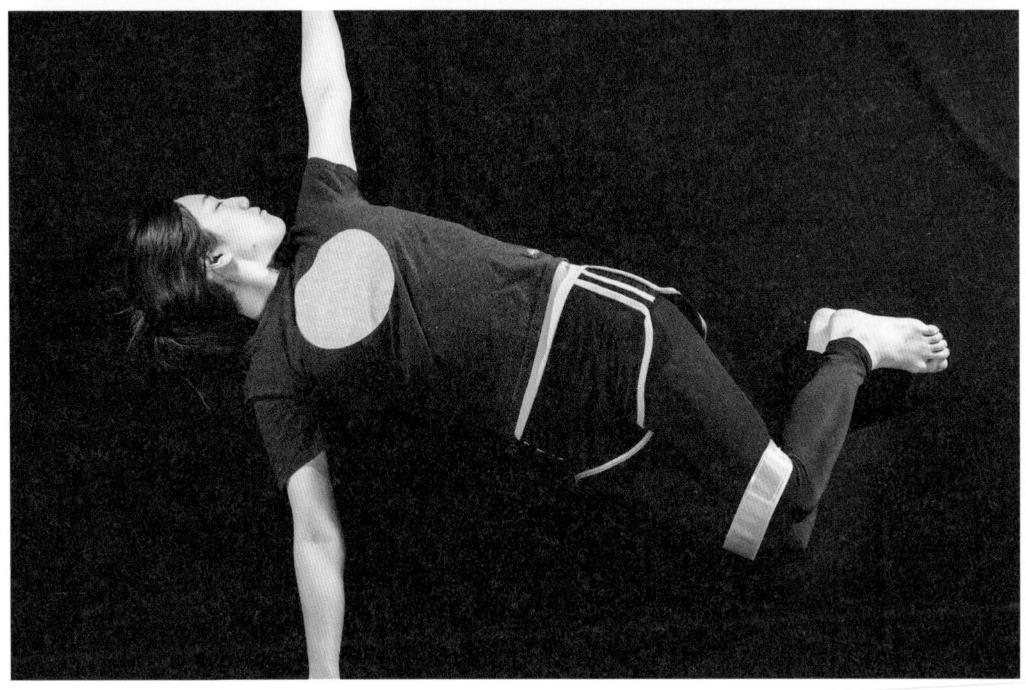

3. 목(경추) 운동의 중요성

경추는 두뇌에서 내려가는 척추신경의 시발점이기도 하며 온몸의 신경을 두뇌로 연결해 주는 통로이기도 하다. 그러므로 목 운동은 대단히 중요하다.

경추의 척주 관절면은 대체로 평탄하며 전방을 향하여 약간 비스듬히 기울어져 있다.

후두골과 경추의 각도는 17도가량 뒤로 넘어가 있는 것이 정상이다. 그리고 경추 1번과의 간격은 4~9mm가 정상이다.

환추(경추 1번)와 축추(경추 2번)의 변형은 직접적으로 두개골에 영향을 미치게 되어있으며, 경추 4, 5, 6, 7번 디스크의 증상들은 대부분 경추 부위의 후만으로 인하여 오는 것이다. 따라서 후만된 목뼈를 원위치로 바로잡아주고 목을 뒤로 젖혀주는 운동을 시켜주면 어떠한 목디스크 환자라도 빨리 호전되는 것을 볼 수 있다.

주의해서 볼 것은 후만된 경추가 좌측이나 우측 어느 쪽으로 기울었느냐에 따라서 아픈 부위가 결정된다는 것이다.

경추의 상부에 이상이 오게 되면 만성두통이나 불면증, 고혈압 등 뇌 질환의 원인이 되기도 한다. 이것은 혼자만의 운동으로는 치유가 힘들며 보조자가 필요하다. 경추 하부의 운동을 열심히 하면 목디스크 증상을 예방하고 치유할 수 있다. 특히 대추 부위(경추 6, 7번, 흉추 1, 2번)에 이상이 오게 되면 전신 무력증이나 전신 류머티즘성 관절염, 심장병의 원인이 되기도 한다.

목 운동은 전문가의 지시를 받아 열심히 하면 전신 무력증 및 류머티즘성 관절염도 예방하고 치료할 수 있다. 또한 목의 유연성과 활력을 길러주고 앞으로 발생할지도 모를 목 부상을 예방할 수 있다.

1) 목 운동

치료사는 목의 근육을 유연하게 하고 그 근육의 힘을 길러주기 위해 목 운동을 하도록 권고한다. 이 운동을 알맞게 조절해서 계속하면 목 상태가 향상될 수 있고 앞으로 발생할지도 모를 목 질환을 예방할 수 있다. 목 운동을 할 때는 긴장을 풀고 천천히 하도록 해야 하며 또 자연스럽게 호흡하도록 해야 한다.

2) 유연성 기르기

(1) 앞으로 숙이기

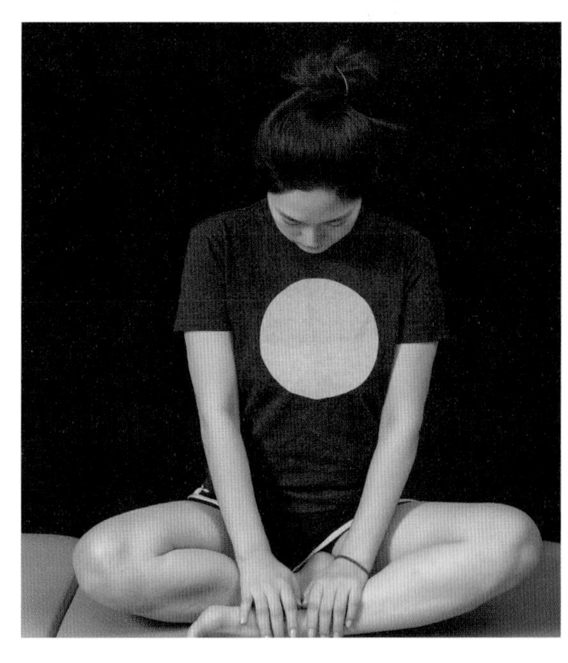

온몸의 힘을 빼고 머리와 목 근육의 긴장을 풀고 머리를 앞으로 천천히 숙인 후 8~10초 정도 그대로 거행한다. 머리의 무게가 목 근육에 영향을 미치도록 해야 한다. 1회에 7~10회, 하루 3~5회 정도 한다.

(2) 뒤로 젖히기

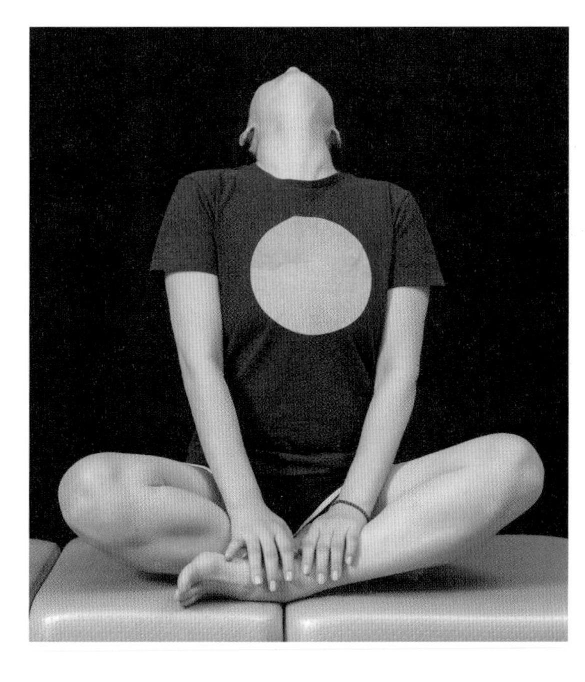

머리와 목 근육의 긴장을 풀고 온몸이 이완된 상태에서 머리를 천천히 뒤로 젖히면서 머리의 무게가 뒤쪽 경추 근육에 영향을 미치도록 하여 8~10초 정도 그대로 지탱하게 한다. 1회에 7~10회, 하루 3-5회 정도 한다.

(3) 목 옆으로 기울기 운동

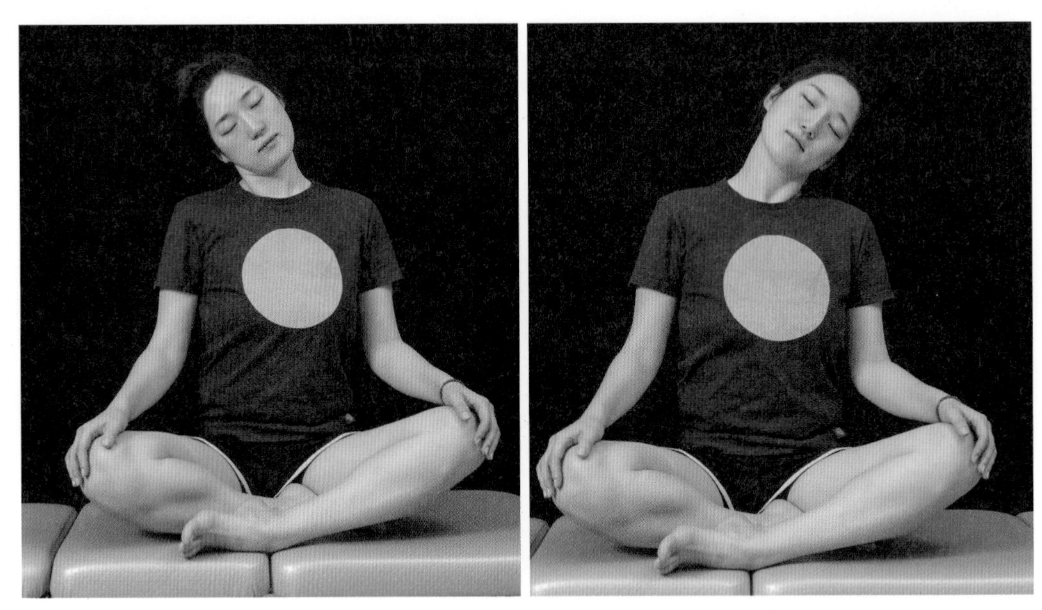

온몸의 힘을 빼고 머리와 목의 긴장을 풀고 완전히 이완된 상태에서 머리를 좌측과 우측으로 반복해서 최대한 어깨에 닿을 정도로 기울인 채 8~10초 정도 지탱하여 준다. 운동 횟수는 1회 7~10번씩, 1일 3~5회 정도 한다.

(4) 목 돌리기 운동

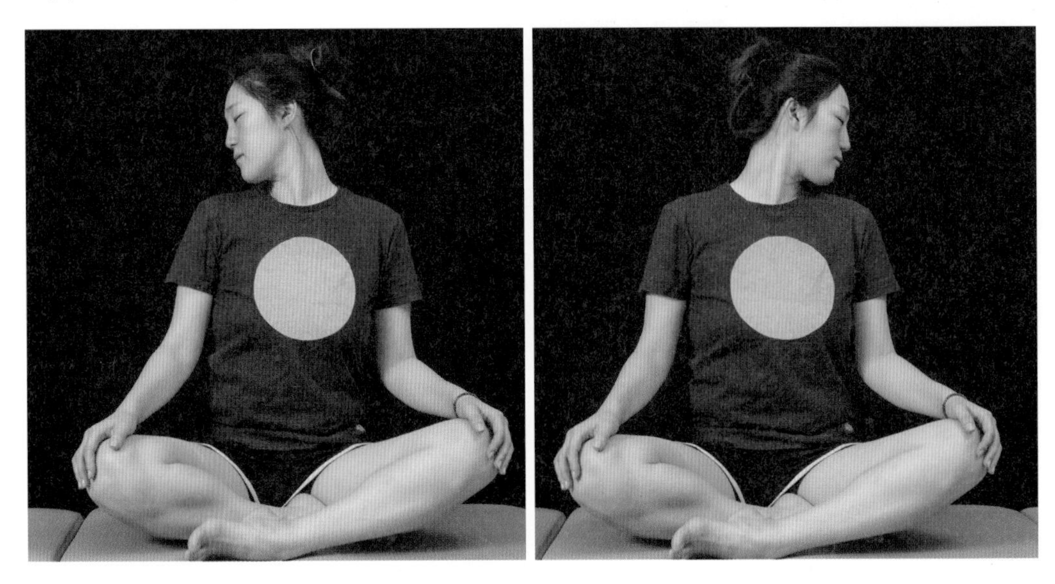

머리와 목의 긴장을 풀고 머리를 숙이거나 젖히지 말고 머리를 똑바로 한 채 목을 좌우로 천천히 움직여 준다.
목을 돌리는 과정에서 턱이 어깨에 닿을 때까지 최대한 돌려주어야 한다. 1회 8~10회씩, 하루 3~5번 정도 운동한다.

(5) 목의 힘 기르기 운동

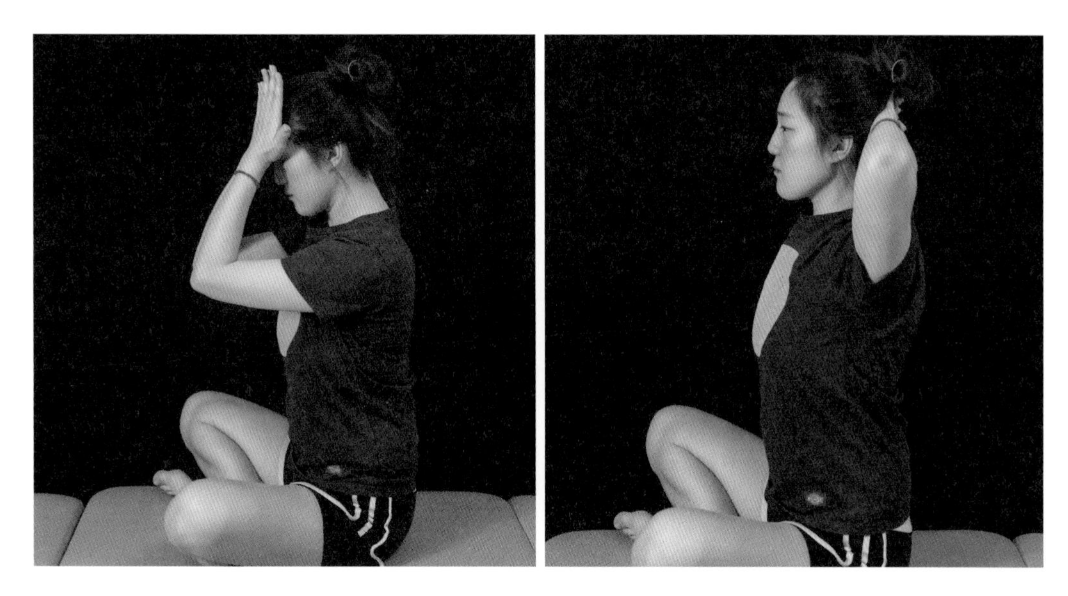

머리가 앞으로 숙여지지 않도록 양손 바닥을 이마에 대고 목과 머리에 힘을 주어 양손 바닥 쪽으로 이마를 8~10초 정도 내리누른다.
두 손으로 머리 뒤쪽을 감싸 쥐고 머리 뒤쪽을 향해 목과 머리에 힘을 주어 뒤쪽으로 밀어내려 한 상태에서, 손은 더는 뒤로 못 밀려 나가게끔 꼭 버티고 있어야 한다. 반복해서 1회 8~10번씩, 1일 3~5회 정도 한다.

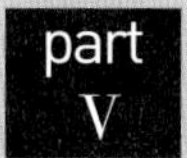

바른 자세의 중요성

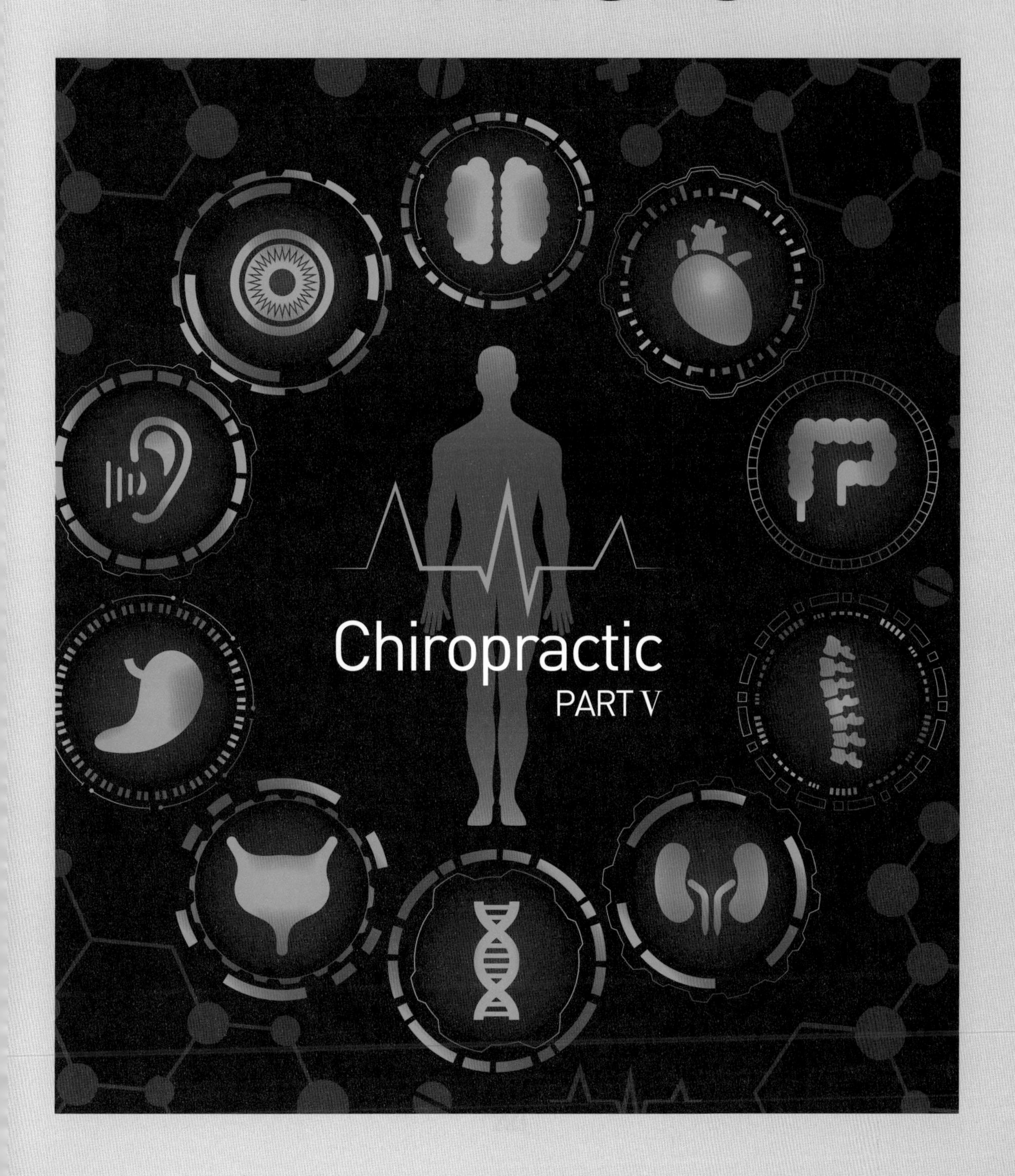

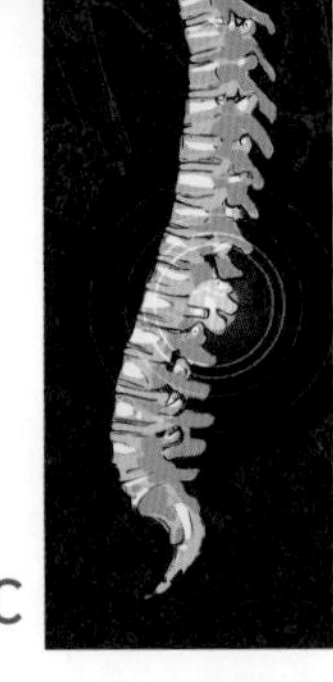

Chiropractic PART IV

바른 자세의 중요성

올바른 자세와 올바른 골격을 유지하는 것은 건강의 기본이며 장수의 비결이다. 그러므로 올바른 자세를 갖는다는 것은 매우 중요하다. 서거나 앉거나 누워 있을 때도 올바른 자세를 습관화해야 한다.

올바른 자세의 습관이란 척추, 골반, 다리까지 가지런히 하여 몸의 균형을 올바르게 유지하는 것으로, 아무런 고통이나 질병 없이 건강한 신체를 갖게 되는 요소이며 행복의 근원이 된다.

우리 인체는 효과적인 동작을 위해 각 신체의 부분이 인접한 부분과 적합한 관계를 형성해야 한다.

인체의 목에서부터 허리까지 내려와 있는 척추는 생명선이다. 척추 한 마디 한 마디의 작은 구멍에서 말초신경이 나와서 인체의 모든 기관이 정상적으로 운행되도록 한다. 그런데 자세 불량으로 척추가 변위하게 되면 각 기관에 기능장애가 오게 되며 생명력의 단축을 초래하게 된다. 그러므로 항상 올바른 자세를 갖는 것이 매우 중요하다.

우리는 항상 몸과 마음을 분리해서 생각해서는 안 된다. 항상 올바른 마음, 올바른 자세를 가짐으로써 즐거운 마음으로 일해야 한다. 올바른 마음의 자세와 건전한 생활 태도는 건강의 비결이며 행복의 근원이다.

우리가 아무리 인체 교정을 잘하고 교정 운동을 열심히 한다고 해도 그 사람의 평상시 자세가 나쁘거나 생활 습관이 나쁘면 아무 소용이 없다. 그러므로 올바른 자세를 갖는 것은 매우 중요하다.

1. 방바닥에 앉는 자세

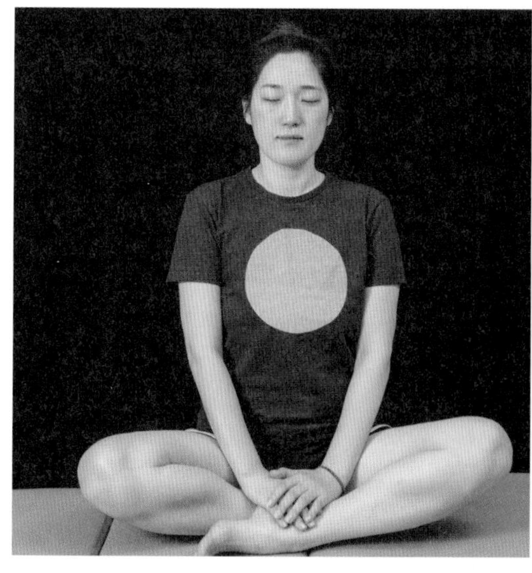

정좌하고 앉는 자세

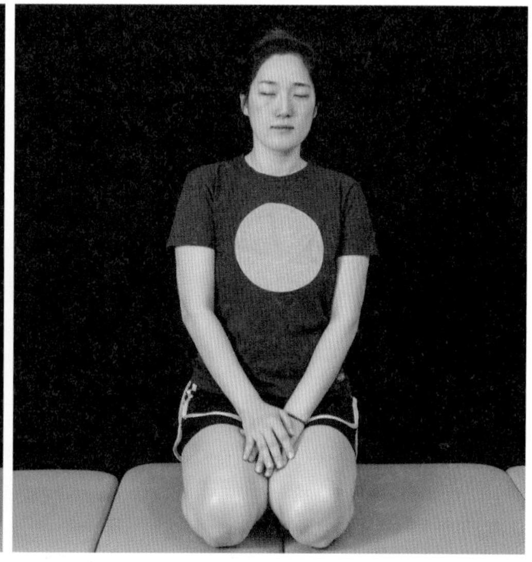

무릎 꿇고 앉는 자세

방바닥에 앉는 올바른 자세는 정좌를 하든지 무릎을 꿇고 앉는 자세가 좋다. 일반적으로 여성들이 다리를 옆으로 꼬고 앉거나 몸을 비틀어 앉는 습관은 좋지 않다.

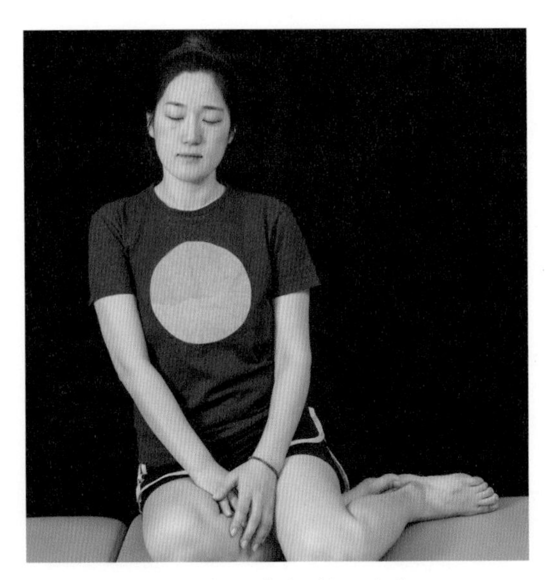
바르지 못하게 앉는 자세

2. 의자에 앉는 자세

바른 자세는 발을 모으고 양 무릎을 붙이고 어깨를 반듯이 하고 앉는 자세이며, 허리를 구부리거나 뒤로 기대어 앉아도 된다.

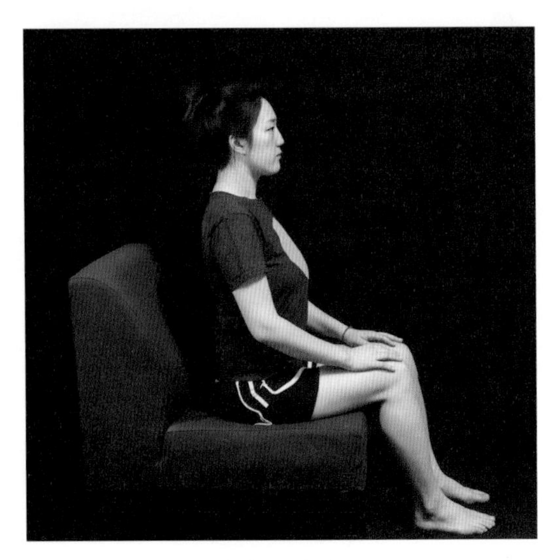
바른 자세

아래 〈사진 1〉과 같이 의자에 앉을 때 다리를 꼬고 앉아 있게 되면 골반이 삐뚤어지게 되어 있으며, 〈사진 2〉와 같이 앉아 있는 자세는 척추가 옆으로 비틀어지게 되어 있다. 〈사진 3〉과 같이 앉아 있는 자세는 척추가 후만이 되거나 척추가 경직되어 굳어지는 현상이 될 수 있으므로 바른 자세를 갖는 것이 좋다.

사진 1

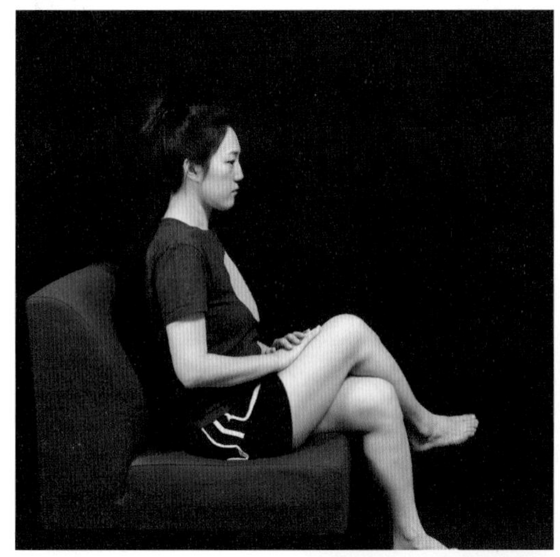

사진 2

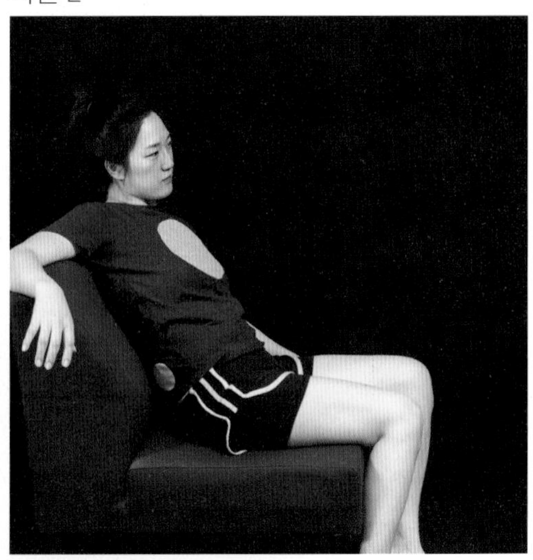

사진 3

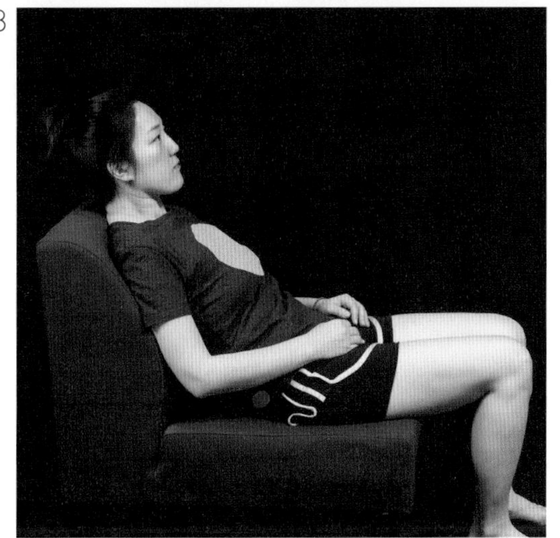

바르지 못한 자세

3. 누워서 잠잘 때의 자세

사람이 누워 있거나 잠을 잘 때 똑바르게 누워서 자는 사람은 그리 많지 않다. 한쪽 다리는 펴고 다른 쪽 다리는 바짝 구부리고 몸을 비틀어서 자는 사람, 비스듬히 누워서 TV를 시청하는 사람, 엎드려서 책을 보는 사람, 엎드려서 목을 옆으로 비틀어서 자는 사람 등 누워 있는 자세는 각양각색이다.

불량한 자세는 몸의 균형을 깨뜨릴 뿐 아니라 각종 신경통이나 질병의 원인이 된다. 그러므로 바른 자세로 누워 있거나 잠을 자는 것이 무엇보다 중요하다.

아래 사진처럼 반듯이 누워서 무릎 위를 끈으로 묶고 잠을 잔다.

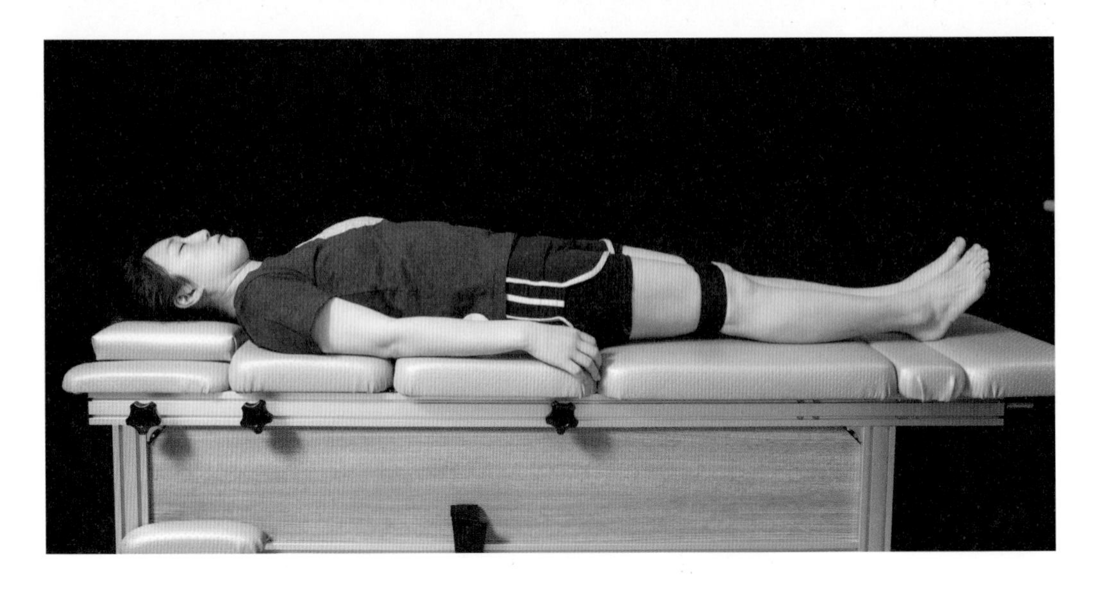

이것은 골반이 벌어져 있는 사람, 다리가 벌어져 있는 사람, 양 무릎이 서로 닿지 않는 사람에게 매우 좋은 자세다.

이렇게 다리를 묶고 자게 되면 골반이 좁아질 뿐 아니라 교정도 되므로 골반이 삐뚤어져 있는 사람에게 꼭 필요한 자세이다. 요추디스크 증상이나 좌골신경통 환자는 필히 이런 자세로 잠을 자야 나을 수 있다. 다리를 묶고 자게 되면 골반이 원위치로 되돌아가려는 습성, 즉 자연 치유력에 의하여 자동으로 교정된다.

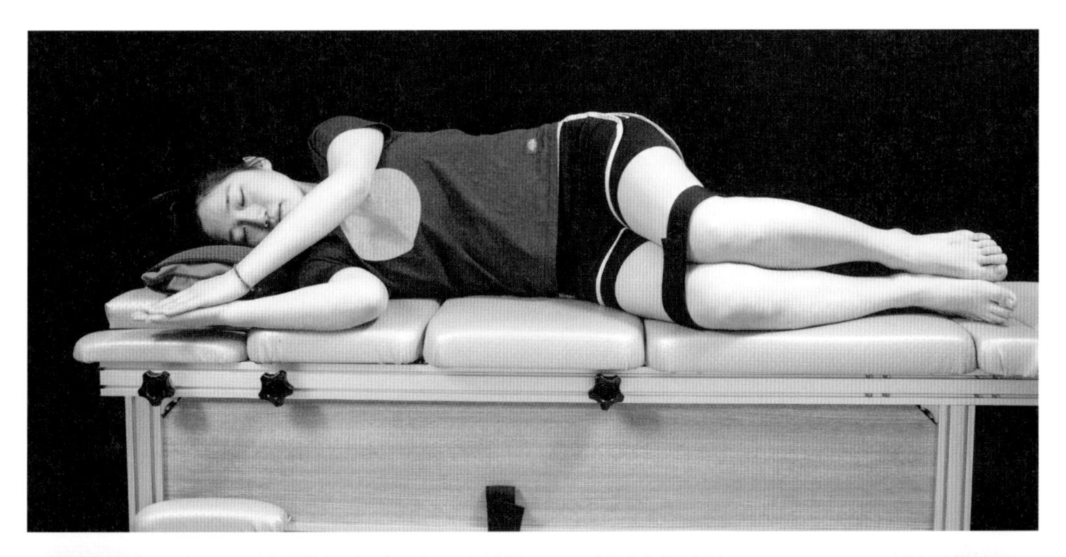

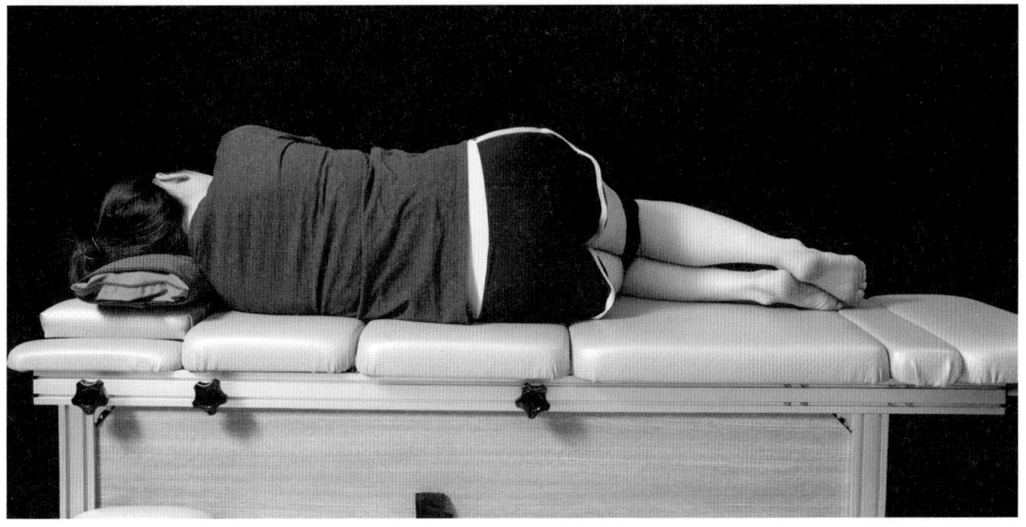

〈사진 상〉 〈사진 하〉와 같이 다리를 묶은 상태에서 무릎을 구부리고 좌측이나 우측으로 누워서 잠을 자는 것이 좋다.

처음에는 다리를 묶고 자게 되면 매우 불편하고 괴롭지만 2~3일 정도만 계속하면 오히려 묶고 자는 것이 더 편하게 된다.

요추디스크 환자나 좌골신경통, 무릎관절염 환자는 정확한 골반 교정과 척추 유연성 운동에 대한 정확한 처방 그리고 평상시의 올바른 자세만 철저히 지키면 요통 치료나 다리 통증에 관한 웬만한 치료는 모두 해결될 수 있다.

한편 좌골신경통이 매우 심한 사람은 무릎 위와 발목 윗부분 두 군데를 묶고 자는 것이 더 효과적이다.

결국 척추 교정의 3대 요소는 교정, 운동, 자세이다. 아무리 교정과 운동을 열심히 해도 자세가 바르지 못하면 치유되기 어렵다.

아래 사진처럼 다리를 한쪽은 펴고 다른 한쪽은 구부리고 골반을 비틀어서 자는 습관을 지닌 사람은 골반뿐만 아니라 요추 자체도 삐뚤어지게 되어 좌골신경통이나 요추디스크의 원인이 되기도 한다.

치료 방법은 골반이 삐뚤어지지 않게 원상으로 해놓으면 된다. 다리를 묶고 자게 되면 골반과 다리가 같이 돌기 때문에 골반이 삐뚤어질 염려가 없으며, 원상으로 되면 아픈

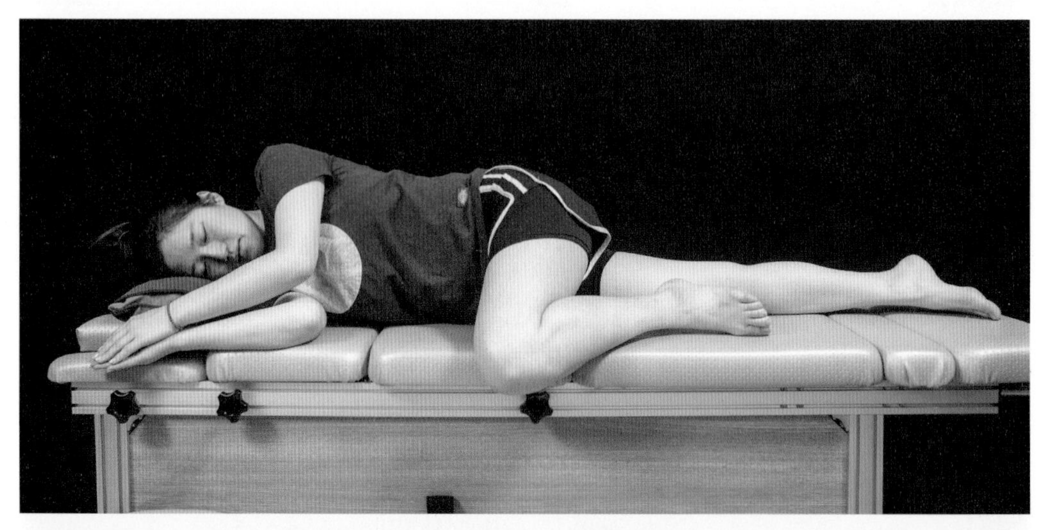

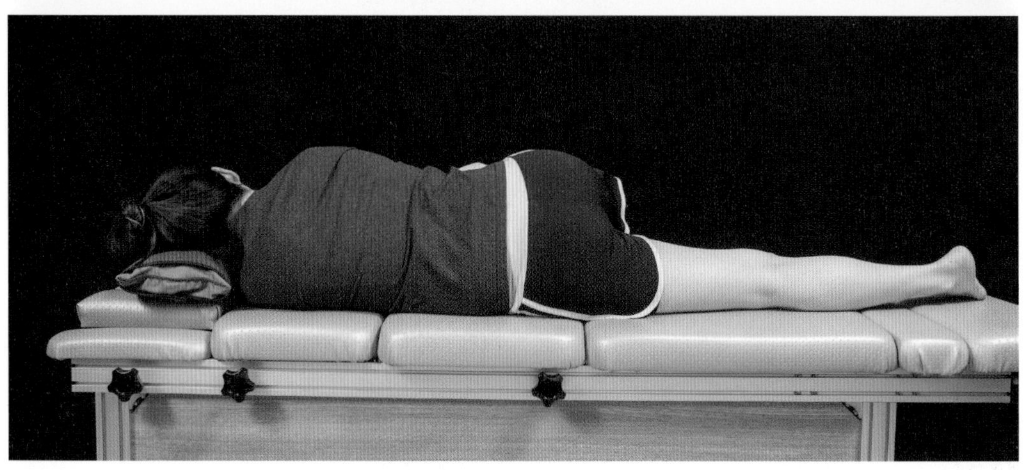

통증도 치유된다. 그래서 잠을 자거나 누워 있을 때도 바른 자세가 매우 중요하다.

침대와 베개의 선택도 올바른 자세에 해당한다고 볼 수 있다. 문명의 발달에 따라 너무 푹신한 침대에서 생활하다 보니 대추 부위(경추 7번과 흉추 1번 사이)가 거북등처럼 튀어나온 사람이 많이 있다. 대추 부위의 변형은 전신의 신경 장애를 일으킨다. 그것의 신경이 원활하게 통해야 온몸이 원활하게 작용한다.

다시 말해서 대추 부위의 변형은 푹신한 침대에서 자는 습관 때문에 생기는 병증으로 푹신한 침대는 자연에 위배되는 기구에 해당한다. 자연에 가까운 딱딱한 침대가 좋다. 푹신한 침대는 신체의 골격 변형을 일으키고 나아가 골격 변형은 여러 가지 신경 장애의 병증을 일으킨다. 그래서 반드시 딱딱한 평상 침대나 방바닥에서 잠을 자고 솜 베개나 라텍스 베개는 베지 말라는 것이다. 푹신한 베개는 두개골의 변형을 초래해 불면증이나 두통의 원인이 된다. 반면에 단단한 베개를 베면 머리 무게로 두개골이 자연스럽게 교정된다. 자연에 역행해서 생긴 병증은 다시 자연 그대로 돌아가면 낫는다. 대추 부위 변형에 의한 전신 무력증은 신체의 균형이 정상화되면 자연스럽게 낫는다.